제3판

# 조직학 실습

박경아 · 이원택 · 박승화
이종은 · 정호삼 공저

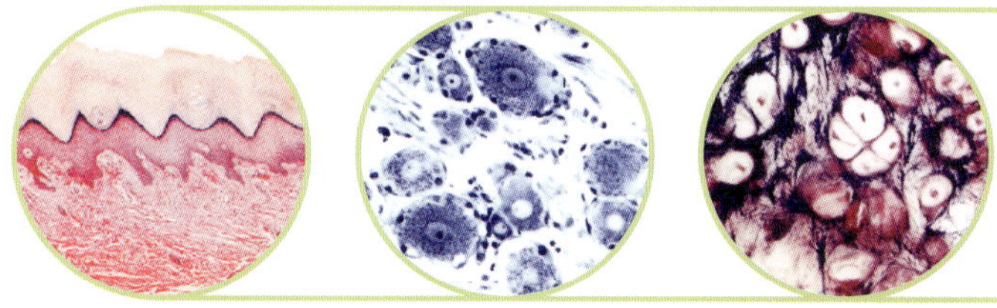

## 총론

KOREA 고려의학

# 머 리 말

조직학은 의학교육의 기초 학문 중의 하나로 큰 비중을 차지하고 있다. 조직학은 형태학의 한 분야로 정상적인 신체의 구조를 다루고 있어, 질병의 형태학적인 면을 다루는 병리학을 공부하기 위한 밑바탕이 되는 학문이며, 여러 가지 임상 과목을 이해하기 위한 기초가 되는 분야이다. 또한 조직학은 우리가 눈으로 볼 수 있는 구조를 연구하는 육안해부학과, 눈으로 볼 수 없는 분자 수준의 생화학이나 분자생물학을 연결시켜 주는 징검다리가 되는 학문이기도 하다. 그 외에도 우리 몸의 기능을 연구하는 생리학은 구조에 바탕을 둘 수밖에 없으며 따라서 조직학은 생리학을 이해하기 위해 튼튼한 기초를 마련해 주는 분야이다.

조직학의 지식은 이론을 공부하는 것만으로는 불충분하며, 이에 대한 올바른 지식의 습득을 위해서는 많은 시간의 실습을 통한 정확한 관찰과, 교수경험이 풍부한 선생님들의 충분한 지도가 필요하다. 그렇지만 현재의 의과대학에서는 충분한 시간과 선생님의 지도가 어려운 실정이다. 또한 과거의 교수자 중심의 교육에서 학생들이 원하는 교육으로 전환기에서 스스로 충분히 학습할 수 있는 교재가 더욱 필요하다.

저자들은 이 분야의 교수경험을 바탕으로 배우는 입장에서 조직학실습에 필요한 자세한 지침이 될 수 있는 교재를 만들어 보기 위해 1982년에는 "인체조직학 실습"을 발간하였고 1987년에는 이를 대폭 보완하여 "조직학 실습"으로 펴내었으며, 1993년에는 "조직학 실습" 제2판을 발간하였다.

이번 개정판은 사진을 모두 **컬러**로 바꾸어 시각세대에 맞는 실습 교재로 보완하고자 하였고 **아포토시스** 등 새로운 개념을 넣었으며 이해하기 어려운 부분을 쉽게 풀어 설명하려고 노력하였다. 그렇지만 자세한 실습 표본의 설명과 표본을 관찰하기 위한 지식의 요약 등 장점은 그대로 살렸다.

이 책은 전과 같이 총론편과 각론편의 두 편으로 나누었다. 총론편은 실습을 위한 기초적인 지식과 세포 및 네 가지 기본조직을 중심으로 엮었고, 각론편은 각 기관의 조직학적인 특징을 다루었으며, 그 앞에는 기관 전체의 구성에 대한 일반적인 원칙에 대해 기술하였다.

이 책이 나오기까지 교정에 많은 수고를 아끼지 않은 연세의대 해부학교실의 안수경 강사와 교실원들에게 사의를 표하며, 아울러 이 책의 출판을 맡아 수고해주신 고려의학의 모든 임직원들께도 감사를 드린다.

2001년 2월
저자 씀

# 일러두기

1. 이 책에 나오는 조직학 및 해부학 용어는 대한해부학회에서 펴낸『해부학용어 제3판, 계축문화사, 1989』을 기본으로 하였다.
2. 대부분의 교과서에서 널리 쓰이고 있는 사람 이름이 붙은 인명어(eponym)의 경우에는 이를 그대로 채용하고 괄호속에 해부학용어의 학명을 병기하였다.
   보기 : Kupffer cell → 쿠퍼세포(Kupffer cell, 별모양큰포식세포)
   Purkinje cell → 푸르키니에세포(Purkinje cell, 조롱박신경원)
3. 이 책에 나오는 외래어는 문교부 제정 외국어 표기법에 따랐고, 외래어라는 것을 확실히 나타나기 위해 고딕체로 표기하였다. 해부학 용어 중 외래어의 표기는 문교부 고시 외국어표기법에 따라 맞지 않는 경우에는 고쳐 적었다.
   보기 : 닛슬소체 → 니슬소체, 피라밋 → 피라미드
4. 일부 관용적으로 중고등학교 교과서 등에서 널리 사용되는 용어 중에서 우리말 해부학용어의 뜻이 불명확하거나 다른 용어와 혼동을 주는 경우에는 관용적인 외래어로 표기하였으나, 뜻이 명확하거나 관용적 표현이 학명과 관계없는 일본식 용어인 경우에는 해부학용어를 따랐다.
   보기 : 사립체 → 미토콘드리아, 연접 → 시냅스 (junction → 연접)
   리소솜 → 용해소체, 소포체 → 형질내세망, 인 → 핵소체
5. 『해부학용어』에 없는 용어의 경우, 『이우주 편 의학대사전 (1990)』의 표기를 따르는 것을 원칙으로 하였다. 그러나 중고등학교 교과서에 관용적으로 나오는 용어는 그대로 사용한 경우도 있다. 또한 용어의 일부가 해부학용어의 제정 기준에 맞지 않을 경우에는 해부학용어의 제정원칙을 참고하여 저자들이 용어를 만들어 사용하였다.
6. 약어는 사용하지 않는 것을 원칙으로 하였으며 영어 약어는 영어 용어 뒤에 표기하였다. 단 표본의 경우 'H.'는 사람(human)의 약어이며 H-E는 '헤마톡실린-에오신(hematoxylin- eosin)' 염색, 'PAS'는 과요오드산-쉬프 반응(periodic acid-Schiff reaction)의 약어이다.
7. 제3판에서도 제2판과 같이 전자현미경 소견은 넣지 않았고 학생들이 직접 실습하는 광학현미경 소견만을 넣었으며 각 장의 서두에는 광학현미경 실습에 필요한 최소한의 지식을 요약하여 기술하였다.
8. 실습은 표본을 위주로 진행하도록 하였다. 대부분의 경우 저배율소견과 고배율소견을 따로 기술하였다.
9. 특히 총론 부분에 있어서 실습 표본은 대표적인 것으로 골라 실었으나 다른 표본으로 실습하여도 무방하다.
10. 흔히 쓰이지 않는 특수염색표본과 덜 중요하다고 생각되는 표본은 참고표본으로 넣었다.
11. 사진은 모두 컬러로 넣었다.
12. 사진에 사용된 실습표본은 대부분 연세대학교 해부학교실에서 모은 것이다. 표본은 될 수 있는 한 사람과 원숭이의 조직을 사용하는 것을 원칙으로 하였으나 경우에 따라서는 다른 동물 표본을 사용하기도 하였다.

# 차 례

# 실습 준비

조직학은 해부학의 한 갈래로 현미경해부학(microscopic anatomy)이라고도 한다. 현미경을 사용하여 정상 인체의 미세한 구조를 탐구하는 과정이 조직학이며 이를 위해 조직학 실습 시간에는 실습실에서 현미경을 사용하여 표본을 관찰하게 된다. 학생들은 현미경을 사용하는 방법을 잘 익혀야 하며, 실습 표본 제작 과정에 대한 기초적인 이해가 있어야 한다.

조직학 실습실은 여러 사람이 모여 실습을 하는 장소이므로 다른 학생들에게 방해가 되지 않게 행동해야 한다.

## 조직학실습실 수칙

1. 실습실 내에서는 다른 학생에게 방해가 되지 않도록 항상 정숙히 하며, 정해진 휴식시간 이외에는 자리를 뜨지 않도록 한다.
2. 깨끗한 가운을 항상 착용하며, 밖으로 나가기 전에는 주위를 깨끗이 정리하여 실습실을 청결하게 유지하도록 한다.
3. 실습실 내에서는 교과서 및 필기도구 이외의 것, 즉 외투, 우산, 혹은 가방 등의 지참을 금한다.
4. 할당된 현미경은 주의하여 다룬다(현미경 사용 방법 - 현미경의 관리 참조).
5. 관찰을 하지 않고 있을 경우, 특히 휴식시간에는 현미경의 조명등을 끄도록 한다.
6. 할당된 표본은 주의하여 다루도록 하며, 시간이 끝나면 반납한다. 대여표본(loan collection)인 경우에는 대여기간 동안 파손 및 분실되지 않도록 각자 보관을 철저히 하며 학기말에는 반드시 반납하여야 한다. 특히 시간이 끝났을 경우에는 조명등을 끄고 표본이 재물대에 남아 있는지를 반드시 확인하여 분실하지 않도록 한다.

# 현미경 사용 방법

## 1. 현미경의 구조

광학현미경은 광학부(optical part)와 기계부(mechanical part)로 구성되어 있다.

### 가. 광학부 또는 렌즈계통(Lens system)

1) 대물렌즈(Objectives)

대물렌즈는 현미경의 광학부에서 가장 중요한 부분으로 관찰하려는 물체의 미세한 부분을 확대시켜 접안렌즈 조리개의 위치에 상을 맺게 하는 역할을 한다. 대물렌즈에는 배율(magnification)과 개구수(numerical aperture)가 표시되어 있으며 경통의 길이 및 표본의 덮개유리(coverglass)의 두께가 함께 표시되어 있는 경우도 있다. 렌즈의 배율은 4×, 10×, 20×, 40×, 45×, 60× 및 100× 등 다양하다.

2) 접안렌즈(Eye-pieces, Oculars)

접안렌즈 조리개의 위치에 맺은 상을 다시 확대시키는 렌즈이다. 접안렌즈의 배율은 보통 10× 또는 12.5×가 대부분이며 현미경사진(photomicrography)등 특수한 경우에 사용되는 2×, 5×의 접안렌즈가 있다.

현미경의 확대율은 접안렌즈와 대물렌즈의 배율을 곱한 것이며 이것은 길이의 배율이다. 즉 접안렌즈의 배율이 10×, 대물렌즈의 배율이 45× 라고 한다면 1 의 길이는 450 으로 보인다. 여러 대물렌즈와 접안렌즈의 결합(combination) 중 편의상 확대율이 10×~50× 정도를 저배율(low power), 100×~200× 정도를 중배율(medium power), 400×~500× 이상을 고배율(high power) 이라고 부른다.

3) 집광렌즈(Condensor lens)와 재물대하 조리개(Substage diaphragm)

조명장치에서 나오는 광선을 모아 표본으로 보내는 렌즈계통이 집광기(condensor)이며 재물대(stage)와 조명등(illuminator) 사이에 위치한다. 집광렌즈는 빛을 평행하게 위로 올려 줘 시야에 골고루 빛을 비추어 주는 역할을 한다. 이 집광렌즈의 위에는 조리개가 있어 재물대의 표본으로 가는 빛의 양을 조절할 수 있다. 조리개를 조이면 초점의 심도(depth of focus)가 깊어져 초점이 맞는 범위가 넓어지며, 통과하는 빛은 적어 어둡게 된다. 조리개를 너무 조이면 산란효과(diffraction effect) 때문에 명확한 상을 맺지 못한다. 조리개를 열면 초점이 맞는 부위는 좁아지며 통과하는 빛이 많아 시야는 밝아진다.

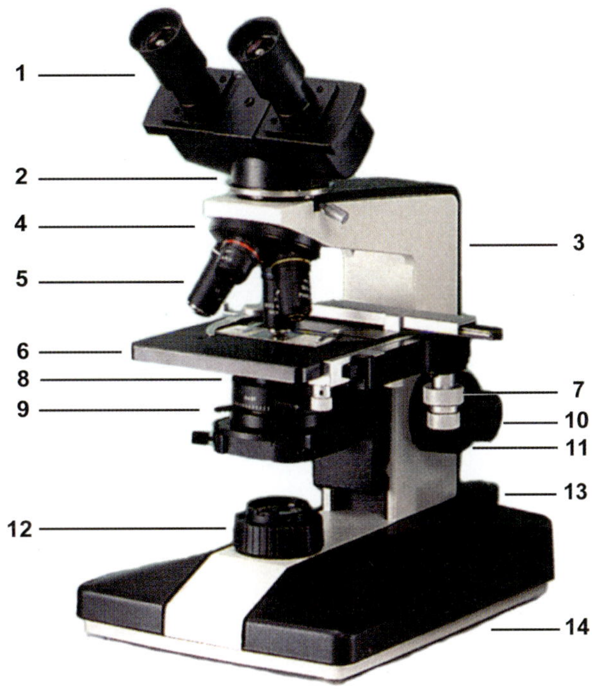


1. 접안렌즈(oculars)
2. 경통(body tube)
3. 현미경팔(경완, arm)
4. 선회대물렌즈대(revolving nose-piece)
5. 대물렌즈(objectives)
6. 기계적 재물대(mechanical stage)
7. 표본이동장치 나사(coaxial control)
8. 집광기(condensor)
9. 재물대하 조리개(substage diaphragm)
10. 미동나사(fine adjustment)
11. 조동나사(coarse adjustment)
12. 조명등(illuminator)
13. 조명조절스위치(illuminator switch)
14. 경대, 받침대(base)

그림 가. 현미경의 구조

집광기를 위쪽으로 올리고 내릴 수 있는 나사가 집광기의 옆에 붙어 있다. 이 집광기와 나사와 조리개를 적당히 조절하여 시야에 들어오는 표본의 밝기를 조절한다.

### 나. 기계부(Mechanical part)

1) 현미경받침(경대, Base, Foot)

현미경의 가장 아랫부분이며 모든 무게를 지지하게 되어 있다. 또한 대부분의 경우 조명계(illuminating system)가 자리잡고 있다. 조명은 거울의 반사로 자연광을 이용하는 경우와 인공광(artificial light)을 쓰는 경우가 있으며, 자연광은 기상조건에 따라서 쓰지 못하는 경우가 있으므로, 요즈음의 현미경은 인공광을 주로 이용한다. 현미경사진을 촬영할 경우와 같은 특수한 경우 시야에 골고루 조명을 하기 위하여 **쾰러**(Köhler) 조명계를 채택하는 경우도 있다. 조명계에는 보통 청색 **필터**가 있어 빛의 색이 자연 상태와 같게 해준다. 조명계를 켜고 밝기를 조절하는 **스위치**도 현미경 받침 부분에 있다.

2) 현미경팔(경완, Arm)

현미경받침의 뒤쪽에서 수직방향으로 나와있는 기둥으로 위쪽은 앞쪽으로 굽어 있다. 아래쪽에는 앞쪽으로 재물대(stage)가 달려 있고 위쪽 앞쪽에는 경통(body tube)이 붙어 있으며, 측면에는 초점을 맞출 수 있는 조동나사(coarse adjustment) 및 미동나사(fine adjustment)가 달려있다.

3) 경통(Body tube)

광학계통이 부착되어 있는 부분으로 현미경팔의 위쪽에서 앞쪽으로 달려 있는 부분이다. 위쪽에는 접안**렌즈**가 부착되는 접안**렌즈**관(ocular tube)이 있으며, 아래에는 대물**렌즈**대(nose-piece)가 붙어 있다. 요즈음 현미경의 경통은 옛 현미경에 비해 짧고 직경이 크다.

4) 접안렌즈관(Ocular tube)

접안**렌즈**를 부착시킬 수 있는 관으로 경통의 위쪽에 붙어있다. 한쪽 눈으로만 볼 수 있는 단안접안**렌즈**관(monocular tube), 두 눈으로 볼 수 있는 양안접안**렌즈**관(binocular tube)이 있으며, 양안접안**렌즈**관에 사진접안**렌즈**관(phototube)이 붙어 있는 삼접안**렌즈**관(trinocular tube)이 있다. 최근에는 **비디오 카메라**로 연결할 수 있는 장치와 **컴퓨터**로 **디지털** 영상을 보낼 수 있는 장치가 부착되어 있는 접안**렌즈**관도 나오고 있다.

5) 대물렌즈대(Nose-piece)

경통의 아래쪽에 여러개의 대물**렌즈**를 부착시킬 수 있는 구조로써 돌아갈 수 있는 구조로 되어 있어 선회대물**렌즈**대(revolving nose-piece) 라고도 한다. 보통 4개에서 5개의 대물**렌즈**를 부착시킬 수 있다.

6) 재물대(Stage)

표본을 놓을 수 있는 곳이며 나사를 돌려 기계적으로 표본을 옮길 수 있는 구조로 되어 있는 것은 기계적 재물대(mechanical stage) 또는 표본이동장치라고 한다. 대부분 두 개의 나사가 있어 하나는 전후로 표본을 이동시키며 다른 하나는 좌우로 표본을 이동시킨다.

## [참고] 현미경의 렌즈에 관하여

현미경의 **렌즈**는 상이 크고 명확하게 맺혀져야 하며, 성능이 좋은 **렌즈**는 분해능(resolving power)이 크고 수차(abberation)가 잘 보정되어 있다.

1) 분해능(Resolving power)

**렌즈**에 의해 상이 확대될 때 명확한 상을 맺는데 있어 가장 중요한 요소로서 이것은 두 점 사이를 구분할 수 있는 가장 짧은 거리, 즉 **분해한계**(limit of resolution)에 반비례한다. 예를 들면 0.3 ㎛ 떨어져 있는 두 점을 확실히 구분할 수 있는 **렌즈**의 분해한계는 0.3 ㎛ 이며 이 두 점을 분해한계가 0.5 ㎛ 인 **렌즈**로 관찰하면 하나의 점으로밖에 나타나지 않는다. 분해한계는 대물**렌즈**의 개구수(numerical aperture, NA)에 반비례하며 관찰에 사용되는 빛의 파장에 비례하므로 **렌즈**의 개구수(NA)가 클수록, 그리고 짧은 파장의 빛을 사용할 수록 명확한 확대상을 얻을 수 있다.

$$R = \frac{K\lambda}{NA}$$

그러나 광학현미경 관찰에 사용되는 가시광선의 파장에는 큰 차이가 없으며 **렌즈** 제작상 NA를 크게 할 수 있는데에는 제약이 있으므로 분해한계는 일정한 한계치를 넘지 못한다.

개구수(numerical aperture)란 대물**렌즈**의 앞부분과 관찰되는 물체 사이의 굴절율(n)에 대물**렌즈**의 최대수용각의 1/2 (μ)의 **사인**(sine)값을 곱한 것이다.

$$NA = n \sin \mu$$

보통 **렌즈**와 물체 사이의 매질은 공기이므로 그 굴절율은 1 이고 대물**렌즈**의 이론적 최대수용각은 180° 이기 때문에 sin μ = sin 90° = 1 이므로 최대의 NA 는 1.0 이다. NA 를 이 이상으로 올리기 위해서는 공기보다 굴절율이 큰 **렌즈**기름을 매질로 하여야 하므로 100배 정도의 고배율 대물**렌즈**는 **렌즈**기름을 매질로 쓰게끔 설계되어 있는 유침대물**렌즈**(oil immersion lens)이다.

그러므로 광학현미경으로 관찰할 수 있는 최대의 분해능을 갖는 **렌즈**의 분해한계는 가시광선의 파장을 400 nm 의 보라색광선이라고 하고 최대의 NA 를 1.5 의 유침대물**렌즈**라 하면 K 는 상수로 그 값이 0.61 이므로 분해한계 R 은 0.61 × 400 /1.5 = 162.7 nm 정도이다.

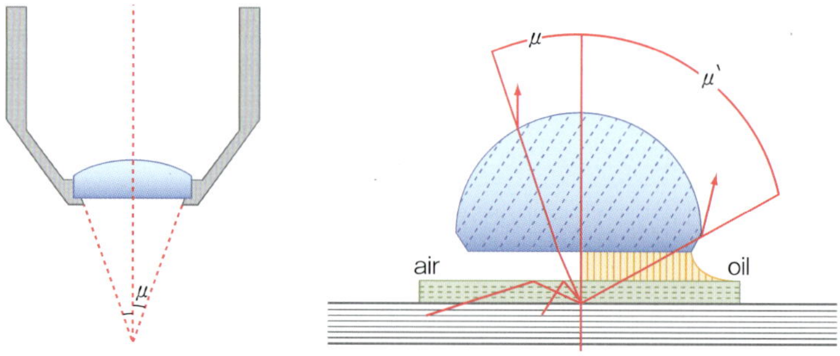


그림 나. 왼쪽 그림은 대물렌즈의 최대수용각(μ)을 나타낸 것으로, 이 값이 클수록 렌즈의 개구수(NA)가 커지고 분해능이 높아진다. 오른쪽 그림은 유침렌즈가 보통 렌즈에 비해 최대수용각이 더 큰 이유를 그림으로 나타낸 것이다.

2) 수차(Abberation)

**렌즈**는 표본의 상을 그대로 확대하는 것이 이상적이나 몇가지 결점이 있어 완전하게 확대할 수 없다. 이러한 **렌즈**의 결점을 수차(abberation)라고 한다.

가. 수차의 종류

1. **구면수차**(Spherical abberation): **렌즈**의 중심부와 주변부로 오는 빛이 같은 파장일 경우 한 점에서 초점을 이루어야 되나 **렌즈**가 대칭구면이기 때문에 이들 사이에는 약간의 차이가 생겨 명확한 상이 얻어지지 않는다. 이를 구면수차라고 한다.

2. **색수차**(Chromatic abberation): 가시광선의 파장은 넓은 범위에 걸쳐 있어(400~750 nm) 색에 따라 차이가 있으므로 파장이 다른 광선들은 한 점에 초점을 이루지 못한다. 이와 같이 가시광선 파장의 차이에 의해 초점이 흐려지는 경우를 색수차라고 한다.

3. **시야만곡수차**(Abberation of field curvature): 시야의 중앙부와 주변부의 초점이 일치하지 않는 경우이다.

나. 수차의 교정

수차를 교정하기 위해서는 대체적으로 여러 개의 **렌즈**를 조합하여 교정한다. 구면수차는 **렌즈**를 특수하게 비대칭적으로 연마한 비구면**렌즈**(aspherical lens)로도 교정이 가능하다.

여러 개의 **렌즈**를 조합하여 쓸 경우 투과하는 광선의 양은 상당히 감소한다. 통과하는 광선의 양을 증가시키기 위해서는 불화**나트륨**(NaF)으로 **렌즈**를 만들거나 **렌즈**표면에 불화**나트륨**의 피막을 씌운다(coating).

수차교정에 따른 대물**렌즈**의 종류는 다음과 같다.

1. 색수차보정렌즈(Achromatic lens, achromats): 비교적 간단한 구성으로 되어 있는 렌즈로 청색과 적색이 한 초점에 이르도록 색수차 보정이 되어 있고, 두 파장의 가시광선 중 한 파장에 대한 구면수차의 보정이 되어 있다. 보통 학생들이 사용하는 렌즈는 색수차보정렌즈이다.

2. 고도색수차보정렌즈(Apochromatic lens, apochromats): 청색, 녹색, 적색의 세가지 가시광선이 한 초점에 이르도록 색수차 보정이 되어 있고 두 파장의 가시광선에 대한 구면수차의 보정이 되어 있는 렌즈이다.

3. 만곡보정렌즈(Flat field lens, Planar objectives): 시야만곡을 보정하여 시야의 중앙부와 주변부의 초점이 일치하도록 설계된 렌즈이다.

4. 색수차만곡보정렌즈(Planachromatic lens, Planachromats): 색수차와 시야만곡이 보정되어 있는 대물렌즈이다.

5. 고도색수차만곡보정렌즈(Planapochromatic lens, Planapochromats): 고도색수차보정렌즈이며 시야만곡이 보정되어 있는 렌즈이다.

보통의 접안렌즈는 색수차보정대물렌즈와 같이 사용될 수 있지만 만곡보정대물렌즈와는 같이 사용할 수 없다. 그러나 만곡보정접안렌즈(plan compensating oculars)는 만곡보정대물렌즈와 같이 쓸 수 있도록 설계된 접안렌즈이며, 보통의 색수차보정 대물렌즈와도 같이 쓸 수 있다.

## 2. 현미경 관리

### 가. 현미경의 운반과 보관

현미경을 운반할 때는 한손으로 경완(arm)을 잡고 다른 한손으로는 현미경받침대(base)를 받치며 현미경을 가슴 쪽으로 끌어안듯이 하여 진동 및 충격을 주지 말아야 한다. 또한 현미경을 운반할 경우에는 책 등 다른 준비물은 실습실에 두고 현미경만을 운반하여야 한다.

현미경의 보관은 지정된 장소에서 하며 습기와 먼지가 없는 곳이 이상적이다. 특히 먼지를 피하기 위하여 현미경 덮개(cover)는 반드시 씌워 놓아야 한다.

### 나. 현미경의 손질

현미경은 습기와 먼지에 약한 결점이 있다. 습기가 많으면 렌즈의 부착부에 접착제로 사용되는 발삼(balsam)에 진균류(곰팡이)가 생겨 관찰에 큰 지장을 초래하며 기계부에는 부식의 위험이 있다. 먼지가 많으면 렌즈와 기계부, 특히 움직이는 곳에 부착되어 고장의 원인이 된다. 그러므로 현미경은 항상 덮개를 씌우거나 상자에 넣어 직사광선, 습기, 먼지가 없는 곳에서 보관하며 습기를 제거하기 위하여 실리카 겔(silica gel) 이나 염화칼슘(calcium chloride) 등의 제습제

(dessicant)를 사용한다. 또한 유기용매(organic solvent)나 산(acid) 등, 금속을 부식시키거나 **렌즈**에 유해한 화공약품도 접촉되지 않도록 주의하여야 한다.

1) 렌즈의 손질

1. **렌즈**는 현미경에 있어 매우 중요한 부분이므로 자주 손질하여 최상의 상태를 유지하여야 한다. 그러나 지나치게 손질하는 것은 오히려 좋지 않을 수가 있다. 그러므로 관찰할 때 더러워지지 않게 주의하는 것이 매우 중요하다.
2. **렌즈**의 표면은 손으로 만져서는 안된다. 지문이나 손에 묻은 기름때는 잘 지워지지 않으며 관찰시 초점이 불명확하게 된다.
3. **렌즈** 표면에 묻은 먼지는 바람을 불어 넣어 터는 솔(blower brush)을 사용하여 털어낸다.
4. **렌즈**의 표면을 닦을 경우에는 반드시 **렌즈** 닦는 종이(lens paper) 를 사용한다.
5. **렌즈**에 묻은 기름기는 **알코올**(alcohol)로 제거하는 것이 좋다. **자일렌**(xylene)을 사용하여 닦기도 하지만 **자일렌**은 **렌즈**의 접착제로 사용되는 **발삼**(balsam)을 용해시키기 때문에 아주 적은 양을 **렌즈** 닦는 종이(lens paper)에 적셔서 사용한다. 특히 유침**렌즈**(oil immersion lens)를 사용하고 난 후에는 반드시 **렌즈**에 묻은 기름을 완전히 제거하여야 한다.
6. **렌즈**의 이상으로 인하여 관찰이 잘 되지 않는 경우에는 현미경을 관리하는 관리자에게 말하여 고치도록 하여야 한다.

2) 기계부의 손질

1. 기계부에 묻은 먼지는 바람을 불어 넣어 터는 솔(blower brush)이나 부드러운 가죽헝겊으로 먼지를 제거한다.
2. 습기가 묻었을 경우에는 신속히 마른 헝겊으로 제거한다.

## 3. 현미경 관찰방법(Microscopic observation)

현미경은 표본이 기울어지지 않도록 편평한 실험대 위에 놓아야 하며 현미경받침대(base)의 두 끝이 바깥쪽을 향하도록 한다. 대물**렌즈**와 표본간의 심한 접촉은 **렌즈**와 표본의 파손을 가져오므로 조동 나사(coarse adjustment)는 조심스럽게 돌려야 한다. 표본은 반드시 저배율(low power)로 우선 관찰한 후 고배율(high power)로 관찰해야만 한다.

관찰의 순서는 다음과 같다.

1. 처음에 표본을 받으면 표본의 번호를 확인하고 표본의 위치를 육안으로 본 후 재물대의 중

앙에 표본이 오도록 한다. 잘못하면 표본에 붙어 있는 라벨(label) 이 관찰될 수도 있다.

2. 먼저 저배율로 표본을 관찰한다. 우선 조동나사를 사용하여 표본과 대물렌즈와의 거리가 약 1/4 인치(inch), 즉 7 mm 정도 되게 조절한 다음, 접안렌즈를 통하여 표본을 관찰하면서 조동나사를 사용하여 상이 분명해질 때까지 경통(body tube)을 천천히 올린다. 더욱 정확한 상은 미동나사를 사용하여 찾는다.
3. 고배율로 표본을 관찰할 경우 조동나사를 천천히 돌려 대물렌즈와 표본이 거의 닿을 정도로 맞춘 후에 미동나사로써 렌즈를 천천히 위로 올려가면서 정확한 상을 찾는다.
4. 유침대물렌즈(oil immersion objective)를 이용하여 경검할 경우에는 먼저 표본에 한 방울 정도의 유침렌즈기름(cedarwood oil)을 떨어뜨린 다음 대물렌즈가 유침렌즈기름에 담겨 표본 면과 거의 닿을 정도로 한 후에 미동나사를 조절하여 렌즈를 천천히 위로 올리면서 확실한 상을 찾는다. 사용 후에는 반드시 알코올(alcohol) 또는 자일렌(xylene)을 한방울 정도 적신 렌즈 닦는 종이(lens paper)로 대물렌즈에 묻은 유침렌즈기름을 제거한다.
5. 단안접안렌즈관이 있는 현미경으로 관찰할 경우에도 두 눈을 모두 뜨고 관찰해야 하며, 왼쪽 눈은 접안렌즈에 대고 오른쪽 눈은 실습책을 관찰하며 그림을 그린다.
6. 관찰시 재물대하조리개(substage diaphragm)를 적절히 조절하여 투과되는 빛의 양을 조절한다. 저배율일 경우에는 투과되는 빛의 양이 많으므로 조리개를 줄이고 고배율일 경우에는 투과되는 빛의 양이 적으므로 조리개를 열어 적당한 밝기로 맞추어 관찰한다.
7. 휴식시간 혹은 부득이한 사정으로 자리를 비울 경우에는 반드시 조명계(illuminator system)를 끈다.
8. 관찰이 끝난 경우에는 조명계를 끈 후 표본이 재물대위에 있는지 반드시 확인하고 조명계 연결 전기선을 정리한 다음 반납한다. 특히 표본을 재물대위에 둔 채로 반납하여 분실하는 일이 없도록 한다.

## 실습보고서의 작성

실습보고서를 작성하기 전에 먼저 교과서, 실습지침, 강의, 실습강의 등을 토대로 관찰의 요점을 파악해야 한다. 또한 표본을 관찰한 그대로 저배율부터 바로 그리기 시작할 것이 아니라, 저배율에서 고배율로 관찰하여 원하는 부위 또는 구조를 찾은 다음 그리기 시작하는 것이 좋다.

실습보고서 작성의 요령은 다음과 같다.

1. 표본의 명칭, 장기의 명칭, 염색, 동물의 종(species) 등을 기입한다.

2. 우선 표본을 관찰한 후 그림을 그리도록 한다. 관찰은 저배율로부터 고배율로 하며 표본을 이동시켜 가면서 표본의 모든 부분을 관찰한 후 원하는 부분을 찾고 고배율까지 관찰이 끝난 후에 저배율 관찰 소견부터 그리기 시작한다.
3. 확대가 필요한 부분은 화살표로 표시하여 옆 공간에 정확히 그린다. 확대 배율을 명시해 준다. 관찰하여 그림을 그릴 부위가 한 시야를 넘는 경우도 있으므로 시야(field)를 표시하는 원(circle)은 그리지 않는다.
4. 관찰하여 그림을 그릴 부위는 될 수 있는 대로 인공산물(artifacts, p.13)이 없는 부위를 선택해 그리는 것이 좋으며, 만약 그 부위를 꼭 그려야 할 경우에는 인공산물은 제외시켜 그리는 것이 좋다.
5. 표본은 일정한 두께가 있으므로 고배율하에서는 중첩상이 보이는 경우도 있기 때문에 미동나사(fine adjustment)로 초점을 정확히 조정하면서 가장 선명한 것만 선택하여 그린다.
6. 그림은 색연필을 사용하여 그린다. 색은 많을 필요는 없으며 대부분의 조직표본은 H-E 염색이므로 청색(blue), 적색(red), 보라색(violet), 분홍색(pink) 등이 많이 사용되고 기타 녹색, 갈색, 흑색 등을 준비하면 된다.
7. 그림은 점으로 보이는 구조는 점, 선으로 보이는 구조는 선으로 그리면 된다.
8. 필요한 부위의 정확한 명칭을 반드시 기입한다.

## 표본 제작 방법

조직학 실습을 하기 위해서는 다음과 같은 여러 과정을 거쳐 현미경으로 관찰할 수 있는 표본을 제작하여야 한다.

### 1) 고정(fixation)

세포에 산소 공급이 중단되면 세포 내의 가수분해효소(hydrolytic enzymes)들을 가두어 놓고 있던 막(membrane) 성분이 유지되지 못하여 가수분해효소들이 나와 세포질소기관들을 분해(digestion)하므로 세포의 구조가 모두 파괴된다. 이를 방지하기 위해 **포르말린**(formalin), **글루타르알데하이드**(glutaraldehyde), **피크린**산(picric acid), **중크롬산칼륨**(potassium dichromate)등의 고정시약(fixatives)을 사용하여 처리하면 세포내의 성분들은 더 이상 분해되지 않고 그 상태대로 유지된다. 이 과정을 고정(fixation)이라고 한다.

2) 포매(embedding) 및 박절(sectioning)

조직을 광학현미경으로 관찰하기 위해서는 그 두께가 빛을 투과할 수 있을 정도로 충분히 얇아야 한다. 이를 위해서 조직을 균일한 두께로 얇게 절단하는 박절기(microtome)가 고안되어 쓰이고 있다.

조직은 얇게 절단할 수 있을 정도로 단단하지 않고 모양도 불규칙하기 때문에 먼저 **파라핀**(paraffin)이나 **셀로이딘**(celloidin)과 같은 물질을 조직 내로 침투시킨 다음, 이를 굳혀 적당한 크기로 잘라 박절기를 이용하여 절단한다. **파라핀** 등의 물질을 조직에 침투시켜 얇게 절단할 수 있는 조직으로 만드는 과정을 포매(embedding)라고 한다.

포매과정을 거치지 않고도 조직을 얼려 딱딱하게 만든 후 지온에서 조직을 동결박절기(crytome)를 사용하여 박절하는 동결절단(cryosectioning) 방법도 있으며, 때에 따라서는 박절기의 칼의 진동을 이용해서 포매되지 않은 조직을 절단하는 진동절단기(vibratome)도 특수한 목적을 위해 쓰인다.

3) 염색(staining)

조직을 빛이 투과할 정도로 얇게 자르게 되면 조직성분의 대비정도(**콘트라스트** contrast)는 매우 낮아져, 현미경으로 관찰했을 경우 조직 내의 여러 구조가 구별되어 보이지 않는다. 조직성분의 **콘트라스트**를 높이기 위해 조직성분을 염색(staining)하는 방법이 고안되어, 현재에는 특수한 경우를 제외하고는 염색하지 않고 표본을 관찰하는 경우가 매우 드문 실정이다.

일반적인 조직표본의 염색에는 **헤마톡실린**(hematoxylin)과 **에오신**(eosin)의 두 종류의 염료를 사용하여 세포의 핵과 세포질을 쉽게 구별할 수 있게 염색하는 방법이 많이 쓰이며, 이 외에도 관찰하려는 구조에 따라 특수한 염료를 사용하여 관찰하는 특수염색방법도 사용된다.

가장 일반적인 **헤마톡실린**(hematoxylin)-**에오신**(eosin) 염색표본의 제작과정은 다음과 같다.

1. 신선한 조직을 정해진 기간동안 고정액에 넣어 고정(fixation)한다. 동물에 있어서는 미리 심장혈관계통을 통해 고정액을 관류(perfusion)시켜 고정하기도 한다.
2. 충분히 고정된 조직을 물로 세척(washing)하여 과도한 양의 고정시약을 제거한다.
3. 수분과는 혼합되지 않는 **파라핀**(paraffin)을 조직으로 침투시켜 포매(embedding)하기 위하여 조직을 농도차가 있는 **알코올**(graded alcohol)을 이용하여 탈수한다. 탈수(dehydration)는 저농도의 **알코올**용액에서 고농도의 알코올용액으로 점진적으로 처리한 후, 순수한 100% **알코올**과 **벤젠**(benzene)으로 처리하는 과정에서 이루어진다.
4. 유기용매인 벤젠에 용해시킨 **파라핀**을 탈수된 조직으로 침투시킨 다음, 고온(60℃)에서 액체상태인 순수한 **파라핀**으로 처리하여 완전히 침투시킨다.

5. 조직을 함유한 **파라핀**을 저온에서 식혀 고체상태로 만든 후 적당한 크기로 잘라서 다듬는다(trimming).
6. 박절기에서 적당한 두께(보통 3~20 ㎛)로 절단한다.
7. 접착제로 처리한 유리 **슬라이드**에 박절된 조직을 올려놓는다.
8. 조직의 **파라핀**을 **자일렌**과 같은 유기용매로 제거한다.
9. 염색액은 대부분 수용액이므로 조직이 붙은 **슬라이드**를 고농도의 **알코올**에서 저농도의 **알코올** 수용액으로 처리하여 함수(hydration)시킨다.
10. **헤마톡실린**(hematoxylin) 수용액으로 일차염색을 한다. 처음에는 진하게 염색한 후 알코올 용액으로 과도하게 염색된 표본의 염색정도를 적당하게 맞추는 분별(differentiation) 과정을 거쳐 염색한다.
11. **에오신**(eosin)으로 이차염색을 한다.
12. 표본은 수분을 함유한 상태이므로 진균류(곰팡이) 또는 세균이 번식하여 파괴될 수 있다. 이를 방지하여 반영구적인 표본을 만들기 위해 다시 농도차가 있는 **알코올**을 이용하여 탈수한 후 수지(**발삼** balsam 또는 합성수지 synthetic resin)와 같은 접착제를 사용하여 덮개유리(cover glass)를 씌운다.
13. 모든 과정이 끝나면 표본 **슬라이드**의 한 쪽에 표본을 알아볼 수 있는 표시를 한 후 관찰한다.

## 인공산물 (artifacts)

조직표본에서 관찰되는 구조는 실제 생체상태의 구조와 동일한 것이 이상적이지만, 표본제작 과정에서 고정 시약(fixation reagent)등 여러 시약의 영향에 의해서, 또는 탈수, 포매, 박절, 염색 등 여러 과정 중 일부가 불완전하여 생체에서는 나타나지 않는 구조가 나타나는 경우가 흔히 있으며, 이를 인공산물(artifact)이라고 한다. 학생들은 이와 같이 잘못된 구조를 실제로 있는 구조로 착각하는 경우가 있으므로 흔한 몇가지의 인공산물의 내용을 알아두어야 한다.

### 1) 위축(Shrinkage)

표본을 제작할 때 들어가는 여러 가지 시약에 의해 세포와 조직이 위축되어 빈 공간의 형태로 나타나는 경우가 있다. 주로 세포와 주위 조직 사이가 벌어져 있다. 내강에 면하는 상피세포가 없는 점에서 실제의 내강과 구별된다.

2) 균열(Cracking)

**파라핀**으로 포매하여 박절된 조직을 **슬라이드**에 올려놓는 과정에서 조직이 너무 펴져서 조직에 균열이 생기는 경우가 있다. 빈 공간의 모양이 불규칙하며 공간 양쪽의 조직이 일치한다.

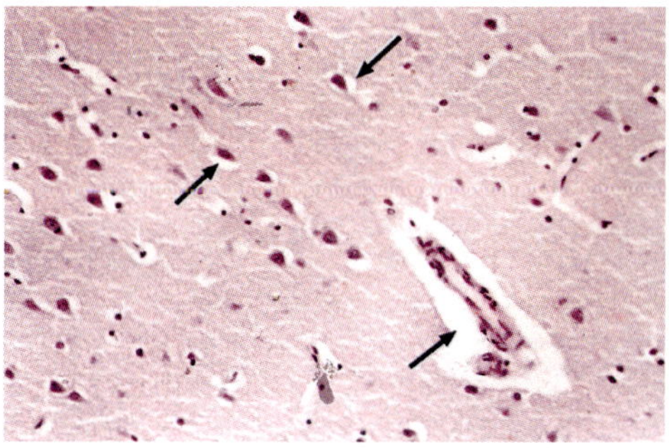
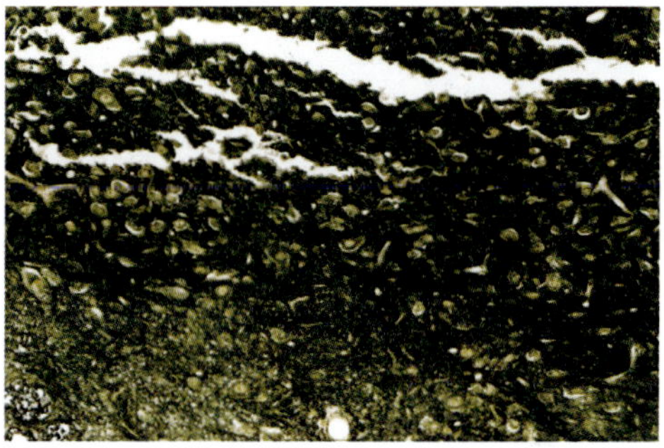

위축(shrinkage, 왼쪽)과 균열(cracking, 오른쪽)

3) 주름(Folds and Wrinkles)

박절된 조직을 **슬라이드**에 올려놓는 과정에서 조직이 완전히 펴지지 않고 일부분이 접혀져 주름이 생기는 경우가 있다. 특히 조직이 크거나 조직 내의 내강이 큰 경우 주름이 잘 생긴다.

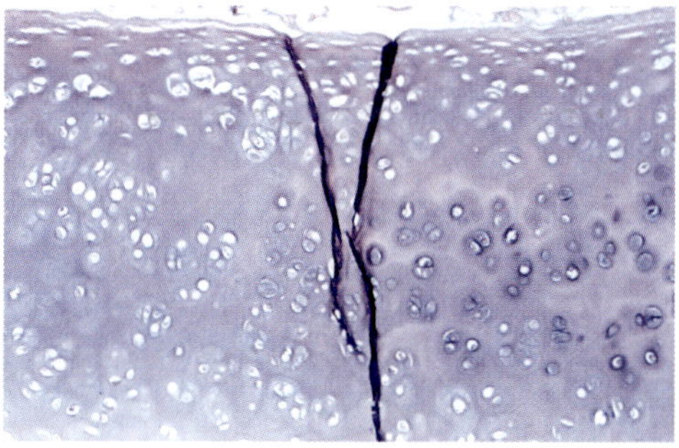
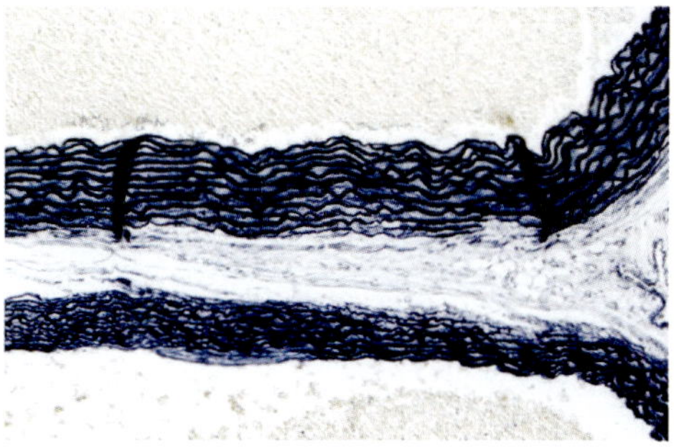

주름(folds & wrinkles)

4) 조직의 중복(Duplication)

박절된 조직을 **슬라이드**에 올려놓는 과정에서 떨어져 나온 조직의 일부가 조직 위에 중복되어 나타나는 경우이다. 두 조직의 세포가 겹쳐져 나타난다.

5) 침전물(Precipitates)

염료가 침전되어 조직위에 나타나는 경우로 산성 **포르말린**(acidic formalin) 등 여러 가지 고정액으로 고정한 후 이를 적절하게 제거하지 않은 경우, 침전물의 입자가 생길수 있다. 또한 혈액도말 표본을 염색할 경우에도 염색액이 너무 농축되면 침전물의 입자가 쉽게 생긴다.

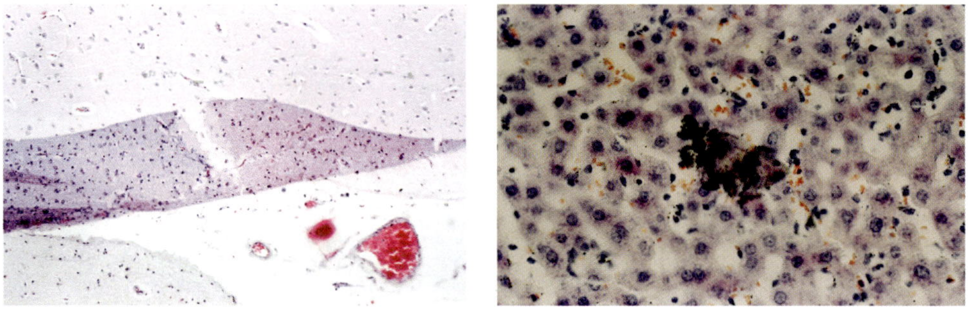

조직의 중복(duplication, 왼쪽)과 침전물(precipitates, 오른쪽)

6) 박절기의 칼날에 이가 빠진 경우(Nick in knife)

박절기(microtome)의 칼이 잘 연마되어 있지 않고 칼날에 이가 빠진 경우 곧게 연속해서 조직이 없는 형태의 특징적인 결함이 나타난다.

7) 기포형성

탈수가 잘 되지 않은 조직 위에 덮개유리를 씌웠을 경우, 또는 덮개유리를 잘못 씌웠을 경우 흔히 나타나며, 조직의 경계 부분에서 기포를 흔히 볼 수 있다.

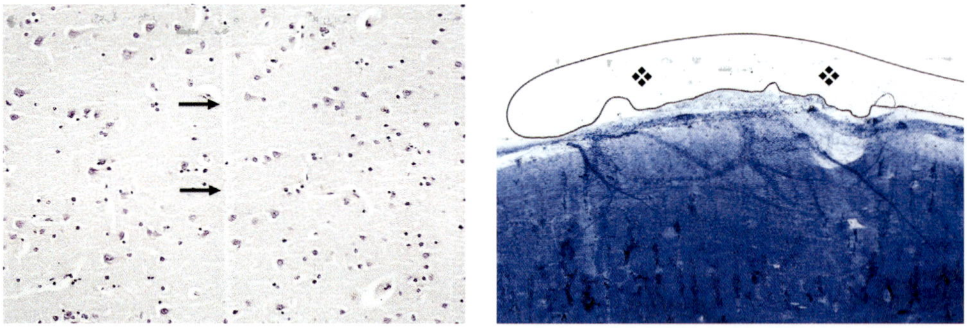

박절기 칼날에 이가 빠져 생긴 자국(nick in knife, 왼쪽)과 기포(air bubble, 오른쪽)

8) 세포내 공포형성

동결절편 제작시 수분 입자가 모여 동결되어 세포내 공포가 생기는 경우이다.

9) 초점의 불일치

조직이 박절될 때 균일한 두께로 박절되지 않거나 슬라이드 위에 균일하게 펼쳐지지 못했을 경우 초점이 일치하지 않는 부분이 나타날 수 있다.

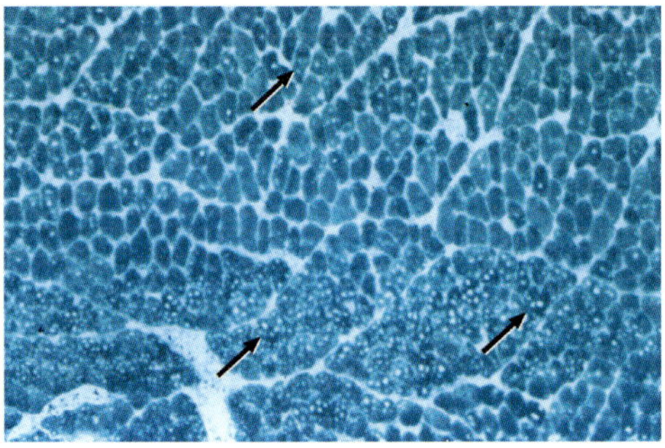

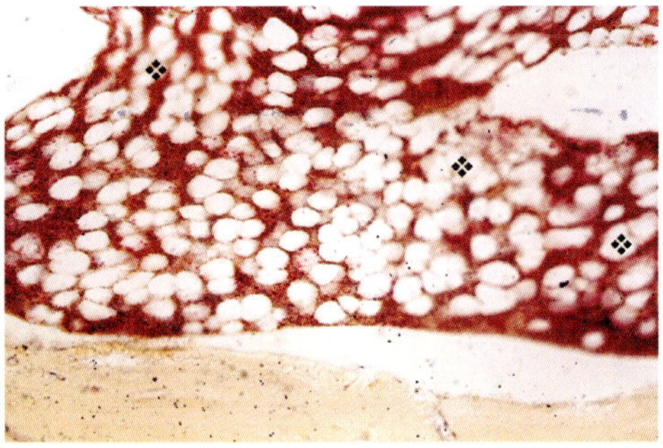

세포 내에 형성된 공포(vacuole, 왼쪽)와 초점이 불일치된 경우(오른쪽)

# 1 세포 (The Cell)

모든 생물체를 구성하는 구조적, 기능적인 기본단위는 세포(cell)이며 인체 역시 세포로 구성되어 있다. 세포는 독자적으로 생명현상을 수행할 수 있으며, 모든 생명체는 세포와 이에서 유래된 생성물로 구성되어 있다. 또한 모든 세포는 그 전단계 세포의 분열에 의해 형성된다.

## 세포의 구조

인체의 모든 세포는 세포막(cell membrane)에 의해 둘러싸여 있다. 세포막은 전자현미경에서는 바깥쪽과 안쪽 가장자리에 위치한 전자밀도가 높은 두 층과 그 사이의 전자밀도가 낮은 층이 있는 삼중단위막(trilaminar unit membrane) 구조로 관찰된다. 그 성분은 서로 마주보는 두 층의 인지질(phospholipid)이 기본을 이루고 그 사이사이에 단백질성 물질이 떠 있는 구조로 해석되고 있다. 전자밀도가 높은 층은 인지질의 친수성부분(hydrophilic portion)이며 전자밀도가 낮은 중간층은 인지질의 소수성부분(hydrophobic portion)이다. 인체의 세포는 진핵세포(eukaryotic cell)로 세포막 안에 있는 원형질(protoplasm)에는 핵막에 둘러싸인 핵(nucleus)이 있으며, 핵을 제외한 나머지 원형질은 세포질(cytoplasm)이 된다.

핵은 대부분의 세포에 하나가 있으며 이중막(double membrane)인 핵막(nuclear membrane)에 의해 싸여 있다. 핵막의 안쪽인 핵질(nucleoplasm)에는 유전물질인 **디옥시리보**핵산(DNA)으로 구성된 염색질(chromatin)과 **리보솜 리보**핵산(ribosomal RNA, rRNA)을 생성하는 부분인 핵소체(nucleolus)가 있다. 염색질과 핵소체에는 산성인 핵산(nucleic acid)이 존재하기 때문에 염기성염료(basic dye)가 쉽게 결합하여 염기호성(basophilia)을 나타낸다(일반적인 세포의 염색성 참조). 드물게 적혈구(RBC)와 같이 핵이 없는 세포가 있으며, 골격근세포(skeletal muscle cell)나 뼈파괴세포(osteoclast)와 같이 핵이 여러 개 있는 다핵세포(multinucleated cell)도 있다.

원형질(protoplasm)에서 핵을 제외한 부분인 세포질(cytoplasm)에는 여러 종류의 세포질소기관(cytoplasmic organelles)이 있으며 세포질포함물(inclusions)도 있다. 세포질포함물은 세포내에 저장되는 화학성분이거나 노화물질이 남아있는 것으로 **글리코겐**과립(glycogen granule), 지방방울(lipid or fat droplet), 색소과립(pigment granule) 등이 여기에 속한다.

세포질소기관은 세포막과 같은 삼중단위막 구조로 이루어진 막성세포질소기관(membranous organelles)과 섬유형태의 구조인 세사성세포질소기관(filamentous organelles)으로 분류할 수 있다.

막성세포질소기관으로는 이중막으로 구성되어 있으며 독자적인 고리형의 DNA (circular DNA)를 함유한 **미토콘드리아**(mitochondria), 복잡하게 얽혀진 관상 소포로 이루어진 구조인 형질내세망(endoplasmic reticulum), 한쪽이 오목한 층판형태의 구조인 **골지**복합체(Golgi complex), 가수분해효소(hydrolytic enzymes)를 함유한 용해소체(lysosome) 등이 대표적이며, 이밖에 과산화효소(peroxidase)를 함유한 과산화소체(peroxisome)와 핵막이 떨어져 나와 생성된 구조로 생각되는 나이테층판(annulate lamellae) 등도 막성세포질소기관에 속한다.

**미토콘드리아**는 **시트르**산회로(citric acid cycle, **크레브스**회로 Krebs cycle, 삼**카복시**산회로 TCA cycle)와 산화적인산화반응(oxidative phosphorylation)의 효소들을 함유하고 있어 **아데노신**삼인산(ATP)을 생성하여 세포의 에너지 공급원으로 작용한다. 또한 **스테로이드** 합성에 필요한 효소도 함유하고 있다.

형질내세망은 표면에 **리보솜**(ribosome)이 부착되어있는 과립형질내세망(rER)과 **리보솜**이 없는 무과립형질내세망(sER)으로 나누어진다. 과립형질내세망에 부착된 **리보솜**에서는 전령 RNA (mRNA)에 의해 전달된 암호(code)가 번역(translation) 과정을 거쳐 **아미노**산이 서열에 따라 결합되어 **폴리펩타이드** 사슬이 합성된다. 세포 밖으로 분비될 단백질 또는 다른 세포소기관의 성분이 될 단백질의 **폴리펩타이드** 사슬은 과립형질내세망의 안쪽으로 들어가 세포의 다른 성분으로부터 분리(segregation)되며, 초기당질화(initial glycosylation)와 변형(modification)도 여기에서 일어난다. 과립형질내세망의 분비단백질은 운반소포(transport vesicle)를 거쳐 **골지**복합체(Golgi complex)의 형성면(forming face, 볼록면 convex face, **시스**면 cis face)으로 이동하며, **골지**복합체에서는 단백질이 농축(concentration)되고 당질화(glycosylation), 황산화(sulfation), 인산화(phosphorylation) 등이 일어난다.

무과립형질내세망(sER)은 **스테로이드** 합성에 필요한 효소들을 함유하고 있으며 산화(oxidation), 결합(conjugation), **메틸**화(methylation) 등 일련의 과정을 통해 **알코올**(alcohol)이나 살충제와 같은 독성물질을 중화(neutralization)하거나 해독(detoxification)하고 일부 **호르몬**의 대사에도 관여한다. 또한 **글리코겐**(glycogen)을 분해하기도 한다.

용해소체는 여러 종류의 가수분해효소(hydrolytic enzymes)를 함유하고 있는, 막으로 싸여 있는 구형의 소포(vesicle)로 포식소포(phagocytic vacuole) 등 여러 막성구조와 융합하여 그 내부의 물질을 분해하는 세포질내분해작용(intracytoplasmic digestion)에 관여한다. 포식소포는 세포 밖에서 들어온 이물질을 함유한 이물질포식소포(heterophagocytic vacuole)와 세포 내부의 노폐물을 함유한 자가포식소포(autophagic vacuole)로 나눌 수 있다. 아직 분해할 물질이 없이 가수분해효소만을 함유한 용해소체를 일차용해소체(primary lysosome)라고 하며 분해할 물질을 함유한 용해소체를 이차용해소체(secondary lysosome)라고 한다. 분해산물은 대부분 세포질로 분비되어 다시 쓰이지만 일부 용해되지 않는 분해산물은 용해소체 내에 남아 있으며, 이들 용해되지 않는 분해산물을 함유한 용해소체를 잔여소체(residual body)라고 한다.

표 1-1. 세포의 구성성분

- 핵(nucleus)
  - 핵막(nuclear membrane, nuclear envelope)
  - 핵질(nucleoplasm)
    - 염색질(chromatin)
    - 핵소체(핵인, nucleolus)
    - 핵액(nuclear sap, karyolymph)
- 세포질소기관(cytoplasmic organelles)
  - 막성세포소기관(membranous organelles)
    - 형질내세망(endoplasmic reticulum)
      - 과립형질내세망(rough endoplasmic reticulum)
        - 리보솜(ribosome)
      - 무과립형질내세망(smooth endoplasmic reticulum)
    - 골지복합체(Golgi complex)
    - 용해소체(lysosome)
    - 미토콘드리아(사립체, mitochondria)
    - 나이테층판(annulate lamellae)
    - 과산화소체(peroxisome)
  - 세사성세포소기관(filamentous organelles)
    - 미세사(microfilament)
    - 중간세사(intermediate filament)
    - 미세소관(microtubule)
    - 중심소체(centriole)
  - 세포질포함물(cytoplasmic inclusions)
    - 글리코겐과립(glycogen granule)
    - 지방방울(lipid or fat droplet)
    - 색소과립(pigment granule)
  - 세포기질(cytoplasmic matrix)

핵과 막성세포질소기관과 같이 단위막으로 둘러싸여 있는 구조와 세포막 등 단위막으로 구성된 구조를 생물학적막계통(biological membrane system)이라고 하기도 한다.

세사성세포소기관은 미세소관(microtubule), 미세사(microfilament), 중간세사(intermediate filament)로 구성되어 있다. 이들은 세포 형태의 뼈대구조를 이루고 세포의 운동과 물질전달에 관여한다고 알려져 있다. 미세소관은 직경 20 nm정도의 관상구조로 **투불린**(tubulin)이라는 단백질로 구성되어 있다. **투불린**은 조건이 적절한 경우에는 중합(polimerization)되어 전형적인 미세소관을 형성한다. 중심소체(centriole), 기저소체(basal body), 섬모(cilia), 편모(flagella)의 기본 구조는 미세소관으로 구성되어 있다. 섬모와 편모의 내부에는 중심소체에서 기원된 미세소관으로 이루어진 축세사(axoneme)가 있으며 축세사의 기저부에는 역시 미세소관으로 구성된 기저소체가 있다. 세포분열시 중심소체에서 생성되는 유사분열방추(mitotic spindle, 방추사 spindle fiber)도 미세소관으로 구성되어 있는 구조이다.

미세사는 **액틴**(actin)이라는 단백질로 구성되어 있으며 직경이 5~7 nm 정도인 가는 세사성 구조로 세포내이입(endocytosis), 세포외유출(exocytosis), 미세융모(microvilli, 일부 세포의 표면에 있는 손가락 모양의 돌기)의 수축(contraction) 등 형질막(plasmalemma)과 연관된 기능 및 세포이동(migratory activity)에 관여한다고 알려져 있다. 근육에서는 수축운동에 관여한다.

중간세사는 직경이 10 nm 정도의 세사성 구조로 한가지 성분으로만 이루어진 미세사나 미세소관과는 달리 여러 종류의 서로 다른 단백질로 구성되어 있으며 세포의 종류에 따라 함유하고 있는 중간세사의 종류도 서로 다르다. 상피세포에는 **케라틴**(keratin) 성분의 중간세사가 있으며, 중간엽(mesenchyme)에서 기원된 세포에서는 **바이멘틴**(vimentin) 중간세사가 발견된다. 근육세포에는 **데스민**(desmin) 중간세사가 있으며, 신경세포에는 신경세사(neurofilament)가 있고 신경아교세포에는 아교세포원섬유산성단백질(glial fibrillary acidic protein, GFAP) 성분의 중간세사가 있다.

세사성세포소기관은 세포에서 뼈대구조를 이루므로 이를 세포골격(cytoskeleton)이라고도 한다.

세포 내의 구조는 광학현미경 하에서 나타나지 않는 것이 많으며, 광학현미경 하에서 관찰하기 위해서는 특수염색을 해야하는 것이 대부분이다. 몇 가지 흔히 쓰이는 특수염색법에서 나타나는 세포의 구조와 그 성분은 표 1-2와 같다.

표 1-2. 세포내 구조를 관찰할 수 있는 특수염색 방법

| 특 수 염 색 | 구 조 | 염색성을 나타내는 성분 |
|---|---|---|
| PAS 반응염색 | 글리코겐과립(glycogen granule)<br>상피세포 점액질(mucin)<br>당질층(glycocalyx, cell coat)<br>연골기질(cartilage matrix)<br>기저막(basement membrane) | 탄수화물(carbohydrates)<br>글리코겐(glycogen)<br>단백당(proteoglycan)<br>당단백질(glycoprotein) |
| 포일겐(Feulgen)반응 | 염색질(chromatin) | 디옥시리보핵산(DNA) |
| 생체염료(vital stain)<br>트리판블루(trypan blue)<br>알리자린(alizarin) 등 | 이물질포식소포(heterophagic vacuole)<br>뼈기질(bone matrix) | |
| 초생체염료(supravital stain)<br>제이너스 그린(janus green)<br>뉴트럴 레드(neutral red) | 미토콘드리아<br>백혈구의 특수과립(specific granule) | |
| 메틸렌 블루(methylene blue) | 신경원(neuron) | |
| 수단(Sudan) 염료 | 지방과립(fat granule) | 지방(lipid) |
| 오스뮴산($OsO_4$) | 지방과립, 수초(myelin) | 지방(lipid) |
| 룩솔 패스트 블루<br>(luxol fast blue) | 수초, 지방과립 | 지방(lipid) |
| 은(silver) | 골지 복합체<br>장내분비세포과립(granule of enteroendocrine cell)<br>신경세사(neurofilament) | |

## 일반적인 세포의 염색성

일반적인 세포의 염색에는 **헤마톡실린-에오신**염색(hematoxylin-eosin stain, H-E stain)이 가장 흔히 사용된다. **헤마톡실린**(hematoxylin)은 천연염료이며 일종의 매염염료(mordant dye)로 작용하여 전처치에 따라 여러 가지 물질들을 염색할 수 있지만 보통의 경우에는 **염기성염료**(basic dye)로 작용하여 염기호성인 성분을 염색한다. **염기호성**(basophilia)이란 염기성염료에 잘 염색되는 성질을 말한다.

세포에서 염기호성으로 나타나는 구조는 **염색질**(chromatin)과 **핵소체**(nucleolus), **과립형질내세망**(r-ER) 등으로 이의 주성분인 DNA와 RNA의 인산기(phosphate radical)가 음전하를 띠고 있어 염기성염료의 양전하와 결합하기 때문이고, 이 이외에 황산화**글라코스아미노글라이칸**(sulfated glycosaminoglycan)의 황산기(sulfate group)도 강한 음전하를 띠고 있어 이러한 물질이 많은 **비만세포**(mast cell) 또는 **염기호성백혈구**(basophil)의 **과립**이나 **연골기질**(cartilage matrix)도 강한 염기호성으로 나타난다.

**이질염색질**(heterochromatin)은 염색질을 이루는 염색실(chromatin fiber)이 고농도로 밀집되어 있는 부위이기 때문에 염기호성으로 짙게 염색되며, 진정염색질(euchromatin)은 염색실이 밀집되어 있지 않고 풀어져 있으므로 염색이 잘 되지 않는다. **핵막**의 주위에는 염색질이 비교적 높은 농도로 밀집되어 있기 때문에 핵막 자체는 염색되지 않지만 핵막의 경계부분은 짙게 염색되어 뚜렷하게 구분된다. **바소체**(Barr body)와 북채(drum stick)역시 불활성화된 X 염색체가 밀집된 채로 있는 일종의 이질염색질이므로 짙게 염색된다. 과립형질내세망(r-ER)이 많은 세포, 즉 단백질을 많이 합성하는 세포의 세포질은 염기호성이다.

**에오신**(eosin)은 **산성염료**(acid dye)로 작용하여 산호성인 성분을 염색한다. **산호성**(acidophilia)이란 산성염료에 잘 염색되는 성질을 말하며 **에오신**호성(eosinophilia)이라고도 한다. 세포에서 비교적 강한 산호성을 나타내는 성분은 적혈구(red blood cell)의 **헤모글로빈**(hemoglobin)과 **미토콘드리아**(mitochondria), 근원섬유(myofibril) 정도이며 세포질의 구성단백질은 대부분 약한 산호성을 나타낸다. 세포외물질(extracellular substance) 중에서는 **콜라젠**(아교질 collagen)이 산호성을 나타낸다.

표 1-3. 염기호성구조와 산호성구조

| | | 구 조 | 염색성을 나타내는 성분 |
|---|---|---|---|
| 염기호성구조 | 핵 | 염색질(특히, 이질염색질) | 디옥시리보핵산(DNA) |
| | | 핵소체(neucleous) | 리보핵산(RNA) |
| | 세포질 | 과립형질내세망(r-ER) | 리보핵산(RNA) |
| | | 비만세포와 염기호성백혈구의 세포질과립 | 황산화 글라이코스아미노글라이칸 (sulfated glycosaminoglycan) |
| | 기 타 | 연골기질(cartilage matrix) | 황산화 글라이코스아미노글라이칸 (sulfated glycosaminoglycan) |
| 산호성구조 | 세포질 | 적혈구(RBC) 세포질 | 헤모글로빈(hemoglobin) |
| | | 근원섬유(myofibril) | 마이오신(myosin), 액틴(actin) |
| | | 미토콘드리아(mitochondria) | |
| | 기 타 | 아교섬유(collagen fiber) | 콜라젠(collagen) |

## 세포의 크기와 형태

인체 세포의 크기와 모양은 조직의 종류에 따라 매우 다양하다. 혈액 내의 작은**림프**구(small lymphocyte)와 같이 작은 세포는 그 직경이 4~5 ㎛에 이르며 신경세포(nerve cell) 중에는 길이가 1 m 에 달하는 긴 세포질돌기(cytoplasmic process)를 가진 것도 있다.

세포의 정확한 크기는 접안**렌즈**에 부착하는 **마이크로미터**(micrometer)를 사용하여 측정할 수 있으나, 실습시 대략적인 세포의 크기는 다음과 같은 몇 가지 방법으로 가늠할 수 있다.

1. 이미 잘 알려진 세포의 크기와 비교한다. 예를 들면 어느 표본에서나 쉽게 볼 수 있는 적혈구(red blood cell, RBC)의 직경은 약 7.5 ㎛ 이며 작은**림프구**의 직경은 4~5 ㎛ 이므로 어떠한 세포의 핵이 적혈구의 크기와 비슷하고 세포 전체는 적혈구의 두배 정도라면 그 크기는 대략 핵의 직경이 7.5 ㎛ 세포 전체의 직경은 15 ㎛ 이다.
2. 배율에 따른 시야(field of view)의 직경을 중심으로 세포의 크기를 가늠할 수 있다. 현미경을 두 눈을 다 뜨고 관찰할 경우 시야의 직경은 약 15 cm 정도의 원이며 100 배의 배율일 경우에는 직경 1500 ㎛ 가 시야에 들어 오고 400 배의 경우에는 직경이 약 375 ㎛, 1000 배로 관찰했을 경우에는 150 ㎛ 정도가 한 시야에 들어 올 수 있다.
3. 세포를 지적할 때 사용하는 **인디케이터**(indicator)의 길이, 또는 폭을 미리 **마이크로미터**를 사용하여 재어 놓고 이와 비교할 수도 있다.

각 세포의 정상적인 크기는 어느 정도 알아 둘 필요가 있다. 세포는 기능에 따라 크기가 변동될 수 있어 조건에 따라서는 **위축**(atrophy)되어 크기가 작아질 수 있고 **비대**(hypertrophy)되어 커질 수도 있다. 골격근세포(skeletal muscle cell)는 운동을 많이 하면 비대되고, 오랫동안 쓰지 않으면 위축된다. 샘세포(gland cell)도 활발하게 물질을 분비할 경우와 분비하지 않는 경우 그 크기가 달라진다.

세포의 종류에 따라서 핵과 세포질의 비(proportion)는 각각 다르다. 또한 같은 종류의 세포에 있어서도 기능적 상태에 따라 이 비율은 변화될 수 있으며 병적인 상태, 특히 종양세포(tumor cell)에 있어서는 핵과 세포질의 비가 매우 증가된다.

세포의 모양은 구형(spherical shape), 타원형(elliptical shape), 방추형(spindle shape), 원주형(columnar shape), 원통형(cylindrical shape), 별모양(stellate shape) 등 매우 다양하며 조직 또는 기관에 따라 각기 고유의 형태를 하고 있다. 그러므로 세포의 형태를 관찰하여 조직 또는 장기를 진단할 수 있다.

* 한 종류의 조직 또는 세포가 다른 종류의 조직으로 변화되는 것을 화생(metaplasia)이라 한

다. 예를 들면 연골조직(cartilage)이 뼈조직(bone)으로 변화되는 경우나 한 종류의 상피(epithelium)가 다른 종류의 상피로 변화되는 경우를 말한다.

## 세포분열 (Cell Division)

모든 생물은 분열을 통해 성장하고 생명을 유지하며 다음 세대로 형질을 계승시킨다. 일반적으로 다세포동물의 세포는 생명이 한정되어 있기 때문에 계속적으로 새로운 세포로 대치되어야 한다.

인체와 같은 동물세포는 유사분열(mitosis)을 통해 성장하고, 생식세포는 감수분열(meiosis)로 다음 세대에 유전자를 계승시킨다.

세포분열은 핵분열(karyokinesis)과 세포질분열(cytokinesis)로 나뉘며, 세포질분열이 없이 핵분열만 일어날 경우에는 이핵세포(binucleated cell) 또는 다핵세포(multinucleated cell)가 형성된다.

### 1. 유사분열(Mitosis)

#### 가. 핵분열(Karyokinesis, Nuclear division)

일반적으로 핵분열의 과정은 전기(prophase), 중기(metaphase), 후기(anaphase), 종기(telophase)의 네 단계로 나뉘어지며, 핵분열에서 형성된 딸핵(daughter nucleus)이 다음 분열할 때까지의 기간을 중간기(interphase)라고 한다.

핵분열이 일어나려면 중간기의 어느 시점에 유전물질인 **디옥시리보**핵산(DNA)이 두 배로 증가되어야 하는데 이 시기를 합성기(synthetic phase, S phase)라고 하며 이후 약간의 휴지기가 있은 후 분열된다. 모든 세포는 이러한 과정을 반복하며 분열이 끝난 후 DNA의 합성이 되기 전까지의 기간을 G1기(G1 phase, 합성전기), DNA의 합성이 일어나는 시기를 S기(S phase, 합성기), 합성이 끝난 후 분열되기 전 까지의 기간을 G2기(G2 phase, 합성후기), 분열되는 기간은 M기(M phase, 유사분열기)라고 하며 M기 후에는 다시 G1기가 계속된다.

이와 같이 반복되는 세포의 생활사를 **세포주기**(cell cycle)라고 한다. G1기에서 세포는 더 이상 다음 시기로 진행하지 않는 경우도 있으며 이를 G0기(G0 phase, 정지기)라고 한다. G0기에서도 경우에 따라서는 다시 G1기로 들어가 세포주기의 다음 과정으로 진행되기도 한다.

1. **전기**(Prophase) - 전기는 염색체(chromosome)가 관찰됨으로써 시작된다. 염색체는 풀어져

있던 염색실(chromatin fiber)이 점차 심하게 꼬여진 나선구조가 되면서 관찰되기 시작한다. 염색체는 두 개의 염색분체(chromatids)로 되어 있고 염색실이 점차 농축되면서 짧아진다. 핵소체(nucleolus)는 점차 크기가 작아지다가 없어지게 되며 핵 주위의 세포질에 있는 중심소체(centriole)는 분리되어 핵의 양극 쪽으로 이동한다. 이후 핵막(nuclear membrane)이 소실된다.

2. 중기(Metaphase) - 염색체가 핵의 중앙부 적도판(equatorial plate)에 배열되며 중심소체에서 유사분열방추(방추사 mitotic spindle or spindle fiber)가 형성되어 염색체의 중심절(centromere)과 연결되게 된다.
3. 후기(Anaphase) - 각각의 염색체는 두 개의 염색분체(chromatids)로 나누어져 유사분열방추에 의해 핵의 양극쪽으로 이동된다.
4. 종기(Telophase) - 핵막이 형성되어 다시 두 개의 핵으로 완전히 나누어진다. 양극으로 끌려간 염색분체의 염색실은 풀어져 그 형태를 잃고 진정염색질로 되며 농축된 상태로 남아있는 이질염색질 부위를 제외하고는 광학현미경으로 관찰되지 않는다.

표 1-4. 유사분열(mitosis)

| | | 염색질 또는 염색체 | 중심소체 | 방추사 | 핵소체 | 핵막 |
|---|---|---|---|---|---|---|
| 핵 분 열 | 전 기 | 염색실의 농축, 염색체의 형성 (2개의 염색분체로 됨) | 분리되어 양극으로 이동 | 중심소체에서 형성 | 점차 크기가 작아지다가 소실 | 전기 말에 소실 |
| | 중 기 | 염색체가 적도판에 배열 | + | + | - | - |
| | 후 기 | 염색분체가 양극으로 이동 | + | + | - | - |
| | 종 기 | 염색분체가 길어지고 점차 풀어져서 진정염색질로 됨 | 분열로 2개가 됨 | 소실 | - | 출현 |
| 세포질 분열 | | 후기에 세포질의 중앙부가 만입되기 시작하며 종기에는 분리된 핵을 둘러싸게 되어 새로 형성된 세포질로 완성된다. | | | | |

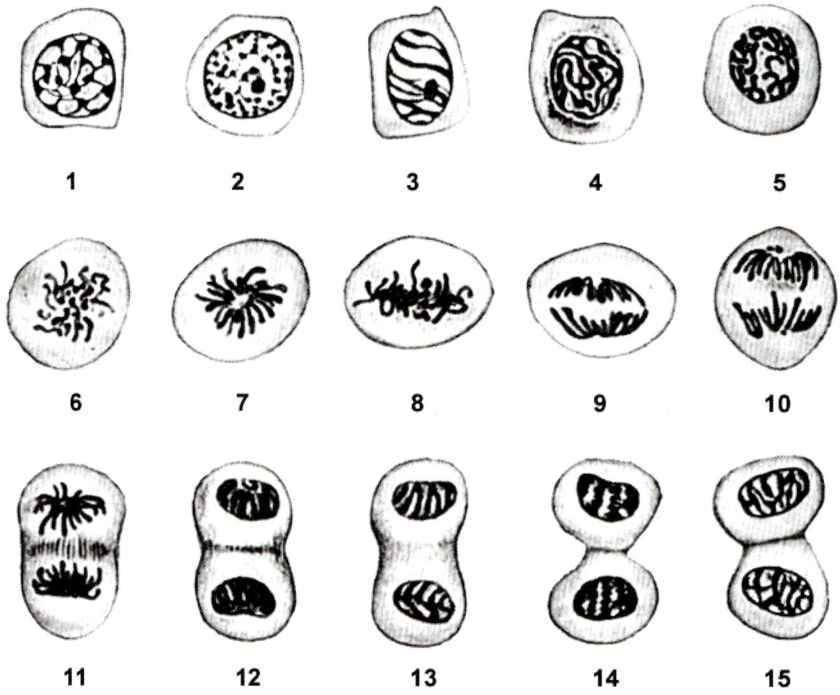

그림 15-1. 유사분열(mitosis), 마우스 표피세포. (Ortiz-Picon의 연구에서 인용)
1~6 : 전기(prophase), 7~8 : 중기(metaphase), 9~10 : 후기(anaphase), 11~15 : 종기(telophase)

### 나. 세포질분열(cytokinesis)

후기와 종기에 세포질의 중앙부는 만입되어 핵이 두 개로 나누어진 다음에는 두 핵을 따로 둘러싸게 된다. 핵분열 후에도 얼마동안은 두 세포질 사이에 얇은 연결부위가 존재하다가 결국은 완전한 두 개의 세포로 분열된다.

## 2. 감수분열(Meiosis)

감수분열은 생식세포인 난자(ovum)와 정자(sperm)에서 볼 수 있는 분열의 형태로 염색체는 한번 분열하는 동안 핵분열이 두 번 이루어져 염색체의 수가 반으로 감소하는 과정을 말한다. 두 번의 핵분열 중 첫 번째의 분열은 **제1차 감수분열**(first meiotic division), 두 번째의 분열은 **제2차 감수분열**(second meiotic division)이라고 한다.

### 가. 제1차 감수분열(First meiotic division, Meiosis I)

보통의 세포와 같이 제1차 감수분열의 전에는 세포주기의 S 기와 $G_2$ 기를 거쳐 분열기로 이행된다. 제1차 감수분열은 다시 전기, 중기, 후기, 종기로 나누어지며 이 중 전기는 매우 길어 난자에 있어서는 10년에서 50년 까지나 된다.

#### 1) 일차전기(Prophase I)

가) 세사기(Leptotene stage) - 염색체를 이루는 염색실이 광학현미경에서 얇은 섬유로 나타날 정도로 꼬여 있는 시기이다.

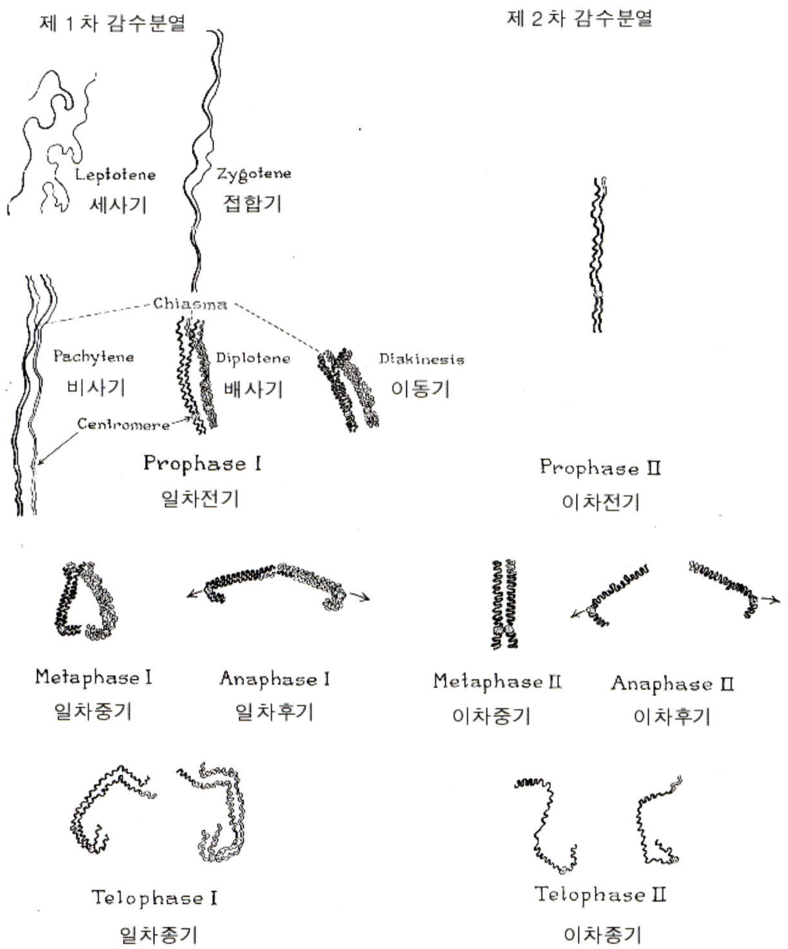


그림 1-16. 감수분열(meiosis)

나) **접합기(Zygotene stage)** - 같은 크기의 염색체끼리 쌍을 지어 배열되는 시기이다. 사람의 44개의 보통염색체(autosome)는 같은 번호의 염색체(상동염색체 homologous chromosome)끼리 성염색체(sex chromosome)는 성염색체끼리 짝을 지어 배열된다. 짝을 이룰 경우에는 두 염색체의 같은 부분이 1대 1로 대응되며 이를 연접(synapse)을 이룬다고 한다. 세사기의 염색체가 쌍을 이루므로 세사기보다는 굵은 섬유형태로 관찰된다.

다) **비사기(Pachytene stage)** - 각각의 염색체가 종으로 나누어져 2개의 염색분체가 되어, 쌍을 이룬 염색체는 4개의 염색분체로 구성되어 있게 된다. 그러므로 접합기보다 굵은 섬유 형태로 관찰된다. 이 경우 두 염색체는 염색분체의 한 부위에서 연결되며 이 부위를 교차(chiasmata)라고 한다.

라) **배사기(Diplotene stage)** - 비사기의 염색체가 점차 나선형으로 복잡하게 꼬여 굵어지고 짧아지게 된다. 교차는 그대로 유지되어 있다.

마) **이동기(Diakinesis)** - 쌍을 이룬 염색체는 비사기보다도 굵어지고 짧아지며 교차부분을 제외한 나머지 부분은 서로 떨어져 약간 이동하게 된다.

2) 일차중기(Metaphase I)

이동기의 염색체쌍이 핵의 적도판 부분에 늘어 서게 된다. 이 경우 적도선상에는 중심절이 있게 되는 것이 아니라 교차부위가 있게 된다.

표 1-5. 감수분열 (meiosis)

| | | | 염색질 또는 염색체 | 방추사 | 핵소체 | 핵막 |
|---|---|---|---|---|---|---|
| 일차감수분열 | 일차전기 | 세사기 | 염색실이 가늘게 꼬여 염색체 형성 | + | + | + |
| | | 접합기 | 같은 크기의 염색체끼리 쌍으로 배열 | + | + | + |
| | | 비사기 | 각 염색체가 종으로 이분됨. 교차 형성 | + | + | + |
| | | 배사기 | 염색체 길이가 짧아짐 | + | — | + |
| | | 이동기 | 중심절 분리(교차부위는 제외) | + | — | + |
| | 일차중기 | | 염색체쌍의 교차부위가 적도판에 배열 | + | — | — |
| | 일차후기 | | 양극으로 이동(23 개의 염색체) | + | — | — |
| | 일차종기 | | 2개의 분열세포가 형성됨 | + | — | — |
| 이차감수분열 | 이차전기 | | 감수분열에서 형성된 세포는 휴지기 없이 전기가 되고 곧 중기로 이어진다. | — | + | + |
| | 이차중기 | | 적도판에 염색체 배열 | + | — | — |
| | 이차후기 | | 양극으로 이동 | + | — | — |
| | 이차종기 | | 4개의 딸세포 형성 (n) | — | + | + |

3) 일차후기(Anaphase I)

각각의 염색체의 중심절(centromere)에 유사분열방추가 붙어 양극 쪽으로 잡아당기게 되면 교차부위에서 염색체가 갈라져 양극 쪽으로 이동된다. 교차부위 원위단의 염색체는 서로 교환되며 중심절 부위가 갈라지지 않기 때문에 양쪽으로 끌려 간 염색체의 수는 23개씩이다.

4) 일차종기(Telophase I)

세포가 분열되어 두 개의 딸세포(daughter cell)로 나누어지며 각각의 세포의 염색체의 수는 23개로 반감되고 짧고 두꺼워진 염색체는 약간 풀어지게 된다.

### 나. 제2차감수분열(second meiotic division, meiosis II)

일차종기에서 짧은 휴지기를 거친 후 DNA 의 합성이 없이 곧 이차감수분열로 넘어간다. 이차감수분열은 체세포분열과 거의 같은 과정이다.

1) 이차전기(Prophase II)

짧은 시기이며 이미 염색체는 체세포의 전기의 마지막과 같은 단계에 있기 때문에 곧 이차중기로 넘어 간다.

2) 이차중기(Metaphase II)

적도판에 23개의 염색체가 배열되고 유사분열방추가 중심절에 와서 붙게 된다.

3) 이차후기(Anaphase II)

중심절 부위가 갈라져 양극 쪽으로 이동된다.

4) 이차종기(Telophase II)

핵막이 다시 나타나 두 개의 딸핵(daughter nucleus)이 되며 나누어진 염색분체의 염색실은 풀려 보통의 세포와 같게 된다.

## 핵형(Karyotype)

핵형이란 유사분열 중기의 염색체를 전체의 길이와 중심절의 위치를 중심으로 분류(덴버 분류법 Denver classification)하여 늘어 놓은 것으로, 사람의 23 쌍의 염색체는 A 에서 G 까지의 7

개군으로 나누어진다. 중심절의 위치에 따라 염색체를 중앙중심절염색체(metacentric chromosome; 1, 3, 16, 19, 20번 염색체), 끝중심절염색체(acrocentric chromosome; 13, 14, 15, 21, 22, Y 염색체), 결중앙중심절염색체(submetacentric chromosome; 2, 4, 5, 6, 7, 8, 9, 10, 11, 12, 17, 18, X 염색체)로 구분하기도 한다.

쌍을 이룬 염색체 중의 하나는 부계에서 나온 염색체이며 다른 하나는 모계에서 온 염색체이다. 성염색체인 Y 염색체는 남자에서만 나타나며 쌍을 이루지 않는다.

각각의 염색체를 좀 더 확실하게 구별하기 위해서는 **밴딩**(banding)을 하여 염색체에 존재하는 고유한 **밴드**(band) 를 구분하여 정확한 핵형 분석을 하며, 일반염색으로는 구별할 수 없는 전좌(translocation) 또는 역위(inversion) 등의 염색체 이상을 분석하기도 한다.

**밴딩**의 방법은 염색체 전체에 걸쳐 나타나는 **밴드**를 관찰하기 위한 G **밴딩**(G banding), Q **밴딩**(Q banding), R **밴딩**(R banding) 등이 있고 염색체의 일부 특수한 부위에 있는 **밴드**를 관찰하기 위한 CTP (telomeric) 또는 Nucleolus organizing region (NORs) 등의 방법도 쓰이고 있다.

그림 1-3 은 정상 남성의 G-**밴딩**(G-banding) 핵형(karyotype)이다.

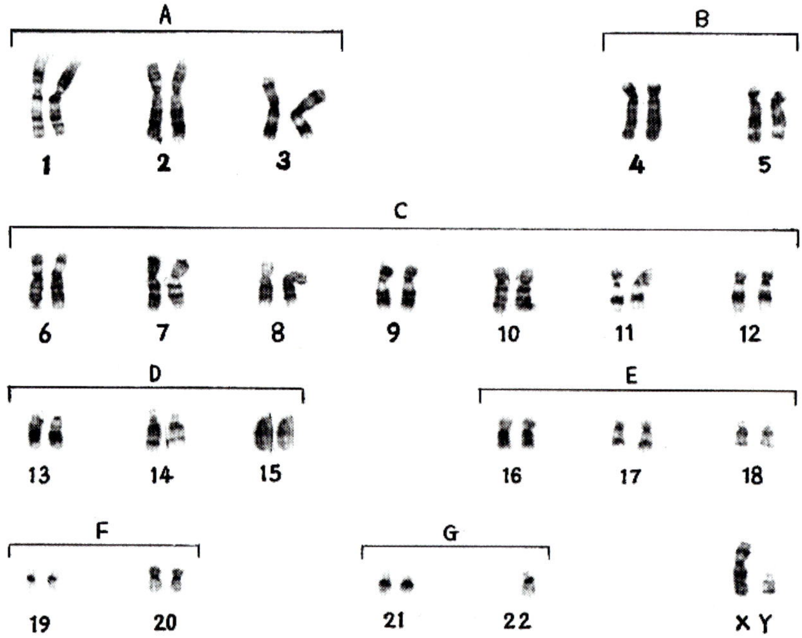


그림 1-17. G 밴딩(G-banding)에 의한 정상 남성의 핵형(karyotype)

## 세포와 조직

인체를 구성하는 세포의 종류는 매우 다양하며 이 다양한 세포중에서 비슷한 기능과 형태를 한 세포의 집단을 **조직**(tissue)이라고 한다. 조직은 크게 **상피조직**(epithelial tissue), **결합조직**(connective tissue), **근육조직**(muscular tissue), **신경조직**(nervous tissue)의 네 가지 기본조직(4 primary tissue)으로 분류된다. 이들 네가지 조직이 적절히 모여 **기관**(organ)을 형성하며, 서로 연관된 기능을 하는 몇 종류의 기관이 모여 **기관계통**(organ system)을 이룬다.

기관 또는 조직의 표본을 만들어 관찰하면 조직 내에는 세포만 존재하는 것은 아니며 세포 사이에 **세포외물질**(extracellular substance) 또는 **세포사이물질**(intercellular substance)이 존재한다. 세포외물질에는 세포에서 만들어진 형태가 있는 **세포외기질**(extracellular matrix)과 그 사이에 조직액(tissue fluid)이 있다. 조직액은 조직표본을 만드는 과정 중에 빠져 나가며 염색도 되지 않아 관찰되지 않고 나머지 세포외기질만이 관찰된다. 세포외기질에는 섬유형태의 섬유성물질(fibrous substance)과 특별한 형태가 없는 무형질(amorphous ground substance)이 있다. 섬유성물질은 **콜라젠**(아교질 collagen), 탄력소(elastin) 등의 섬유성단백질로 구성되어 있으며, 무형질은 단백당(proteoglycan)과 당단백질(glycoprotein)로 구성되어 있다(제4장 고유결합조직 참조).

조직에는 빈 공간이 관찰되는 경우가 있다. 이 중 신체의 외부가 공간으로 나타나는 경우는 **외계**(external space)라고 하며, 조직 내의 혈액, 조직액 또는 공기가 들어 있던 공간은 **내강**(lumen)이라고 한다.

## 조직 구조의 입체적 해석

조직학 표본에서는 삼차원적 입체구조인 세포나 조직의 이차원적인 평면상만을 관찰할 수 있다. 따라서 조직표본을 관찰하여 조직의 전체적인 구조를 올바르게 이해하기 위해서는 조직편의 박절로 나타나는 단면상으로부터 그 입체적 구조를 유추할 수 있어야 한다.

일반적으로 조직의 절단방향은 (1) 세로절단(longitudinal section), (2) 가로절단(transverse section), (3) 경사절단(oblique section)으로 나눌 수 있으며, 이에 따른 단면구조만 관찰해서는 원래의 입체적인 구조의 형태와 크기를 쉽게 알수 없는 경우가 많다.

알기 쉽게 삶은 계란을 예로 들면 그 잘라진 면에 따라 크기와 형태에 차이가 있다. 이를 재구성하기 위해서는 전체구조의 연속절편(serial section)을 만들어 절편 하나하나를 일일이 추적하여 모형을 만들어야 한다.

그렇지만 우리는 장기 또는 조직의 육안 해부학적 형태나 해부조직학자들이 힘들여 연구해 놓은 입체구조를 이미 알고있기 때문에 이미 알려진 입체구조가 단면에서 어떻게 나타나는지를 이해하고, 평면상에 나타난 구조와 조직학적 지식으로 원래의 입체적 구조를 유추, 해석할 수 있으면 그것으로 충분하다.

이의 몇가지 예를 들면 다음과 같다.

## 1. 관(Tube, duct)

혈관, 소화관 등 인체에는 관 형태의 구조가 매우 많다. 똑바른 수직관을 가로절단하면 (그림 1-4, 왼쪽) 속에 내강(lumen)이 있는 동심원형 구조로 관찰되고 경사절단되면 동심타원형구조로 관찰된다. 세로절단된 경우에는 중앙부가 내강이고 양측이 직사각형인 구조로 나타난다. 관의 벽만 **정접절단**(tangential section)되면 내강이 없는 직사각형의 구조로 관찰된다. 구부러진 관의 경우(그림 1-4, 오른쪽) 절단위치와 방향에 따라 다양한 모양의 단면이 나타난다.

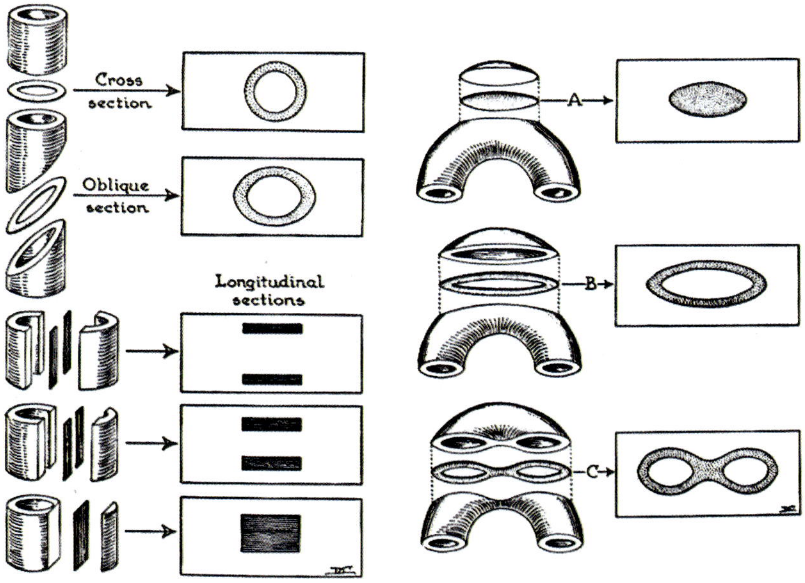


그림 1-4. 관(tube)을 절단한 모양. 왼쪽은 곧은 관(straight tube)이고 오른쪽은 굽은 관(곡관 curved tube)을 절단한 단면을 나타낸 것이다.

* 표본상으로 한 세포내에 두 개의 핵이 나타나더라도 반드시 핵이 두 개인 이핵세포라고 단정할 수 없다. 왜냐하면 세포핵이 곡관에서와 같이 구부러진 경우 C와 같은 위치에서 절단하면

두 개의 핵이 나타나기 때문이다.

## 2. 분할구(Partitioned sphere)

여러 장기들(예: 고환, 침샘, 췌장 등의 분비부)이 중격(septa)에 의해 여러 개의 작은 부분으로 분할되어 있다. 이 부분들이 모두 같은 크기와 형태라 해도 단면에 따라 다른 형태와 크기로 나타나는 경우가 있다. 실제로 **오렌지**를 잘라보면(그림 1-5, 왼쪽) 이를 알 수 있다.

## 3. 전선(Cables)

전선을 절단하면 그림 1-5 오른쪽 그림과 같은 형태로 나타난다. 신경섬유는 마치 전선과 같이 구성되어 있으므로 신경의 형태를 유추 해석하는데 도움이 될 것이다.

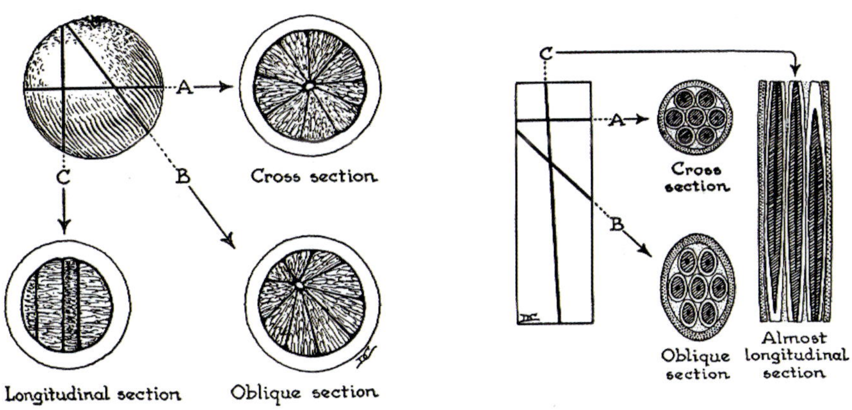


그림 1-5. 오렌지와 같이 분할된 구(분할구, 왼쪽)와 전선(오른쪽)의 단면

## 4. 세포열(Rows of cells)

단면에서 세포가 한줄로 늘어서있는 경우에도 입체적으로는 세포가 쌓여서 생긴 벽 구조를 이루고 있는 경우가 있다(그림 1-6).

모든 조직학적 표본을 관찰할 경우에는 항상 입체적인 구조를 염두에 두어야 한다.

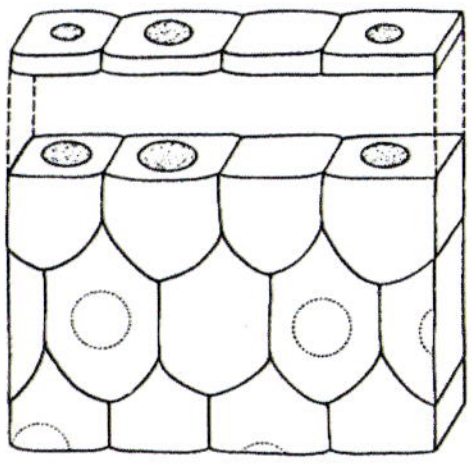

그림 1-6. 세포열

## 실습 1-가. 일반적인 세포의 형태

인체의 세포는 조직에 따라 그 크기와 형태가 크게 다르며 세포만이 아니라 세포사이물질도 있기 때문에, 처음 조직학적 관찰을 시작하는 학생이 표본에서 세포를 구별하기는 쉽지 않다.

그러므로 처음 조직학적 관찰을 시작할 경우에는 주로 세포로만 구성되어 있고 구성세포도 거의 같은 크기와 형태이며 어떠한 절단면에서도 형태가 동일한 조직부터 관찰해 나가는 것이 이상적이다. 간(liver)조직에서 주로 관찰되는 세포는 간세포와 혈관 내피세포의 두 종류이며 이들 각각의 형태가 동일하고 어떠한 절단면에서도 형태가 비슷하기 때문에 처음 세포의 형태를 관찰하기 위해서 간조직 표본을 관찰하는 것이 좋다.

[표본] 간(*liver*), H., H-E

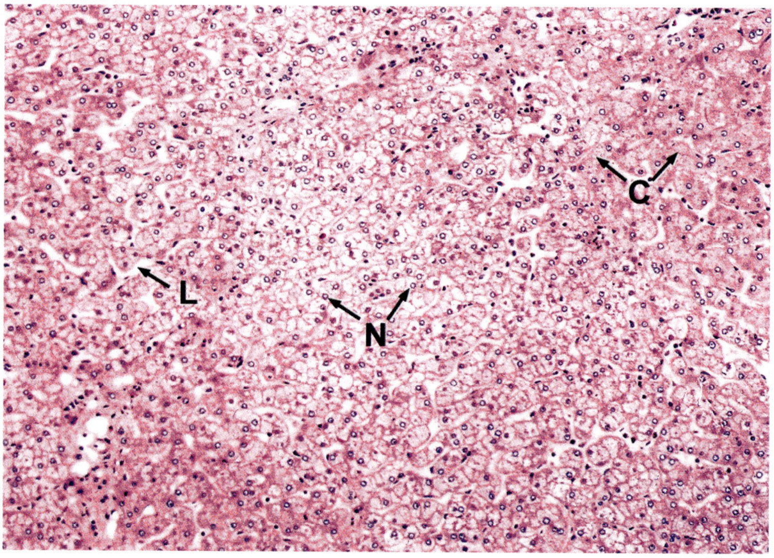


×100

N : 핵(nucleus) C : 세포질(cytoplasm) L : 내강(lumen)

저배율 소견

저배율로 관찰할 경우 간조직은 무수히 많은 염기호성인 청색 점상의 핵과 그 주위의 약한 산호성의 세포질이 열을 지어 있는 형태로 나타난다. 세포의 열 사이에는 공간이 보이며 이의 대부분은 혈관의 내강이다.

저배율에서는 간에 있는 세포의 형태를 확실하게 관찰하기는 어려우므로 고배율로 확대하여 관찰한다.

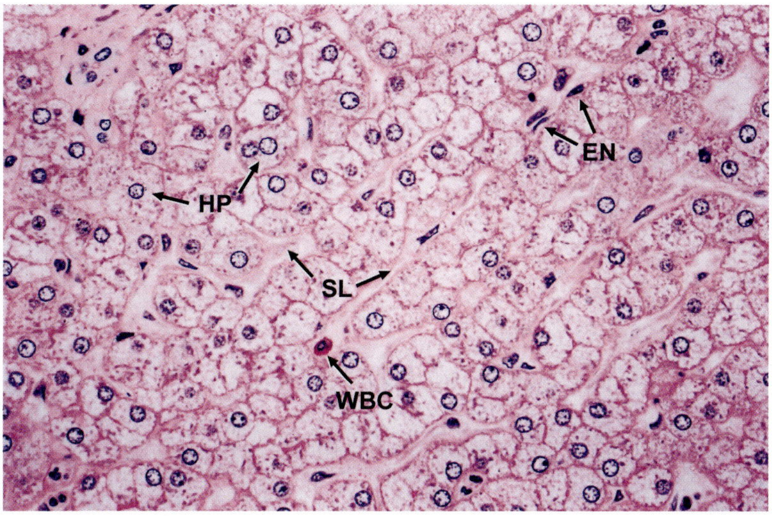


×400

HP : 간세포(hepatocyte)　　EN : 내피세포(endothelial cell)
WBC : 백혈구(white blood cell)　　SL : 동모양혈관(sinusoid)의 내강

고배율 소견

간에는 세포사이물질이 비교적 적으며 대부분이 세포와 그 사이의 공간(주로 혈관의 내강)으로 구성되어 있다. 세포에는 저배율로 관찰했을 때 열을 지어 나타나는 비교적 큰 세포인 간세포(hepatocyte)와 세포 사이의 공간인 혈관의 내강을 덮는 내피세포(endothelial cell)의 두 종류의 세포가 쉽게 관찰된다. 이 두 종류의 세포는 핵과 세포질의 형태와 크기에 큰 차이가 있다. 이 외에도 혈구세포(blood cell)와 큰포식세포(macrophage), 기타 약간의 결합조직세포들이 관찰된다.

(1) 간세포(Hepatocyte)

간조직에서 가장 쉽게 눈에 띄는 세포가 간세포이다. 크고 둥근 핵과 비교적 경계가 뚜렷한 세포질이 관찰되는 세포로 열을 지어 배열되어 있다.

간세포 핵의 형태 :

크고 둥글며 주로 진정염색질(euchromatin)로 구성되어 있어 염색이 잘 되지 않는 소포상핵

(vesicular nucleus)이다. 핵막 부위에는 염색질(chromatin)이 많이 농축되어 있기 때문에 진하게 염색되므로 세포질과 뚜렷하게 구별된다. 핵소체(nucleolus)는 뚜렷하며 보통 1~2 개가 있다.

핵이 두 개인 이핵세포(binucleated cell)가 비교적 많이(25 %) 관찰된다.

핵의 크기는 세포마다 일정하지 않으며, 단면에 따라 크기가 달라진다. 이는 핵이 절단되는 단면에 따라 크기가 달라지기 때문이기도 하지만 핵상이 다배수성(polyploidy)인 경우가 많아 정상보다 큰 핵이 자주 나타나는 때문이기도 하다(사배수성 tetraploidy - 70% 이상, 팔배수성 octaploidy - 1~2%).

* 다배수성(polyploidy)이란 정상적인 염색체의 수(2n, 23쌍) 보다 많은 수의 염색체가 하나의 핵 내에 있는 것을 말하며, 사배수성(4n)은 46쌍의 염색체, 팔배수성(8 n)은 92쌍의 염색체로 구성되어 있다.

간세포 세포질의 형태 :

세포질은 풍부한 편이며 세포질 내에 **리보솜**(ribosome)이 많아 약한 염기호성으로 관찰되는 경우도 있으나 **미토콘드리아** 등 다른 산호성 성분도 많기 때문에 보통의 경우에는 약한 산호성으로 관찰된다.

세포질 내에서는 염색이 잘 되지 않는 과립상의 구조가 나타나는 경우도 있는데 이는 **글리코겐**(glycogen)이나 지방(fat)의 과립이다.

(2) 내피세포(Endothelial cell)

간세포열 사이의 공간은 혈관의 내강으로 보통의 혈관에 비해 내강이 비교적 넓고 그 벽은 매우 얇아 동모양혈관(sinusoid)이라고 불리운다(심장혈관계통 cardiovascular system 참조). 이 부분을 자세히 보면 간세포 쪽으로 긴 타원형의 짙게 염색되는 핵이 보이는 작은 세포가 관찰된다. 이 세포를 내피세포(endothelial cell)라고 하며 모든 혈관의 내강의 안쪽을 싸고 있다.

내피세포 핵의 형태 :

핵은 긴 타원형이나 가로절단(transverse section) 또는 경사절단(oblique section)되어 원형이나 짧은 타원형으로 보이는 경우도 있다.

내피세포 세포질의 형태 :

세포질은 고배율에서도 뚜렷하게 관찰되지는 않으나 핵의 양쪽 끝에 얇게 이어져 있는 산호성의 구조로 나타난다. 너무 얇기 때문에 명확하게 관찰되지는 않는다.

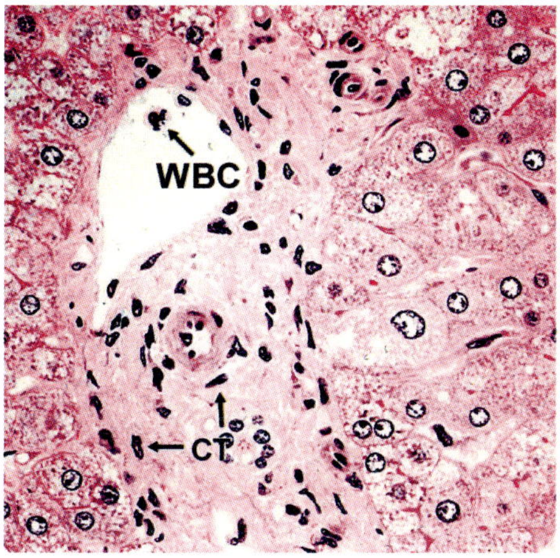


×400

WBC : 백혈구(white blood cell)
CT : 결합조직세포(connective tissue cell)

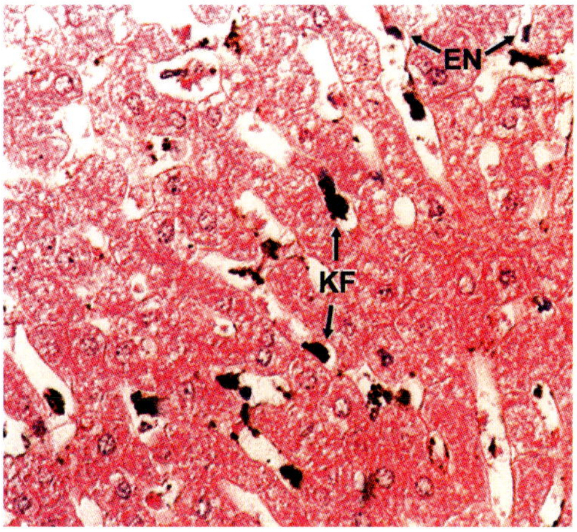


×400

KF : **쿠퍼**세포(von Kupffer cell)
EN : 내피세포(endothelial cell)

(3) 기타 세포

혈구세포 :

동모양혈관의 내강에서는 가끔 적혈구(erythrocyte, red blood cell, RBC)가 관찰되며 드물게 백혈구(leukocyte, white blood cell, WBC)도 관찰된다.

적혈구는 산호성으로 나타나는 원형의 세포로 핵은 없으며 중간 부분은 약하게 염색되고 바깥쪽은 짙게 염색되는 동심원상의 구조로 관찰된다(자세한 혈구세포의 형태는 '제7장 혈액 blood' 참조).

기타 결합조직세포 :

동모양혈관 벽의 내피세포 사이에 결합조직의 고정큰포식세포에 속하는 **쿠퍼**세포(von Kupffer cell, 별모양큰포식세포)도 있다. 그렇지만 특수염색을 하지 않으면 다른 세포와 구별하기 어려우며 포식능력이 매우 크기 때문에 먹물 등 이물질을 혈관으로 주입하면 이를 포식하여 뚜렷하게 관찰된다(실습 4-3-나 참조). 동모양혈관이 아닌 다른 혈관과 분비관(secretory duct)인 담관(bile duct)의 사이에는 섬유모세포(fibrocyte) 등의 결합조직세포가 있다(결합조직세포의 자세한 기술은 제4장 고유결합조직 connective tissue proper 참조).

## 실습 1-나. 핵의 형태의 변화

세포의 형태는 세포의 기능적 상태에 따라 변화한다. 특히 세포가 그 기능을 잃고 자연적으로 죽는 경우(**아포토시스** apoptosis)에는 핵 형태의 변화가 선행된다. **아포토시스**가 일어나는 핵은 이질염색질(heterochromatin)이 대부분을 차지하며 크기도 작아져 염기호성으로 짙게 염색되는 작은 구조로 변하게 된다. 이를 **핵농축**(pyknosis)이라고 한다. 농축된 핵은 점차 용해(dissolution)되어 결국 소실되며 이를 **핵용해**(karyolysis)라고 한다. 농축된 핵은 작게 분절(fragmentation)되어 더욱 작은 염기호성의 파편이 되는 경우도 있으며 이러한 현상은 **핵파쇄**(karyorrhexis)라고도 불리운다. **아포토시스** 과정으로 죽은 세포의 핵은 결국 소실된다. **아포토시스** 외에 산소 공급의 중단이나 병적 원인으로 나타나는 괴사(necrosis)는 다른 형태의 세포 사멸에 속한다.

[표본] 피부(*skin*), 두피(*scalp*), H., H-E

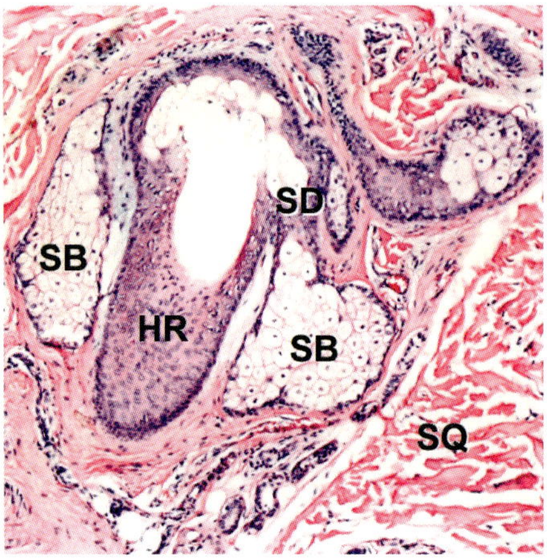


×40

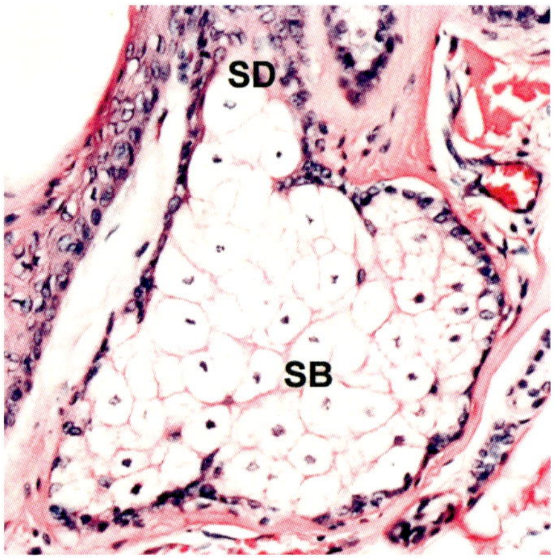


×100

HR : 털뿌리(hair root)
SB : 피지샘(sebaceous gland)
SD : 피지샘 분비관(secretory duct)
SQ : 피부하조직(subcutaneous tissue)

피지샘은 일종의 지방인 피지(sebum)를 분비하는 샘(gland)으로 세포 자체가 **아포토시스**되며 떨어져 나가 분비물이 되는 특수한 구조이다. 이 경우 샘의 아래쪽의 세포는 정상 세포의 구조를 하고 있으나 분비관 쪽으로 가까이 갈수록 **아포토시스** 양상으로 나타나게 된다.

저배율 소견

두피의 피부에는 많은 털(hair)이 있는 것이 특징적이다. 피부 내부에 있는 털의 구조를 털뿌리(hair root)라고 하며 털뿌리의 주위에는 피지샘(sebaceous gland)이 있다. 털뿌리의 중간부에는 피지샘의 입구가 있다. 피지샘(sebaceous gland)은 털뿌리의 주위에 열게 염색되는 세포집단으로 나타난다. 피지샘의 구성세포는 피지샘세포이며 분비관(secretory duct)은 털뿌리쪽으로 열려 있다.

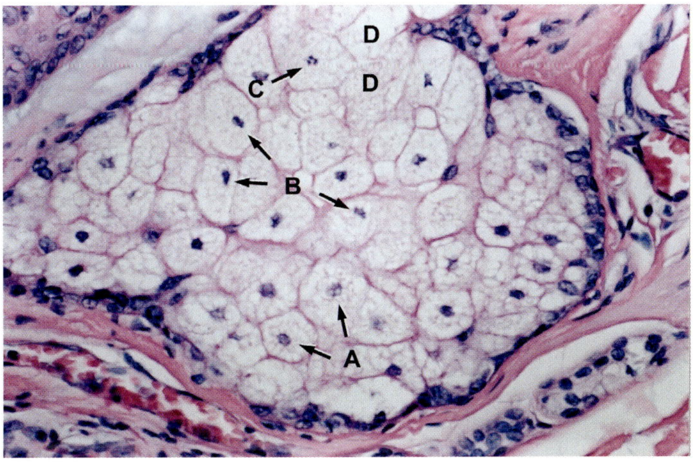


×400

A : 피지샘 기저부 세포의 핵
B : 핵농축(pyknosis)이 나타나는 중간부 세포의 핵
C : 핵파쇄(karyorrhexis) 현상이 나타난 피지샘 세포의 핵
D : 핵이 없어진 피지샘 세포

고배율 소견

분비부를 고배율로 확대해 보면 **아포토시스** 과정을 거쳐 떨어져 나가는 세포들이 관찰된다. 기저부에서 분비관 쪽으로 올라가면서 점차 세포의 형태가 변화한다. 기저부에는 핵이 둥글고 지방과립 사이에 약간의 세포질이 구분되는 세포들이 있다. 핵에는 진정염색질(euchromatin)이 많고 핵소체(nucleolus)도 관찰할 수 있다. 지방성분은 염색과정에서 용해되어 염색되지 않는다. 중간부분에는 핵이 농축(pyknosis)되어 짙게 염색되고 크기는 작아지는 세포들이 나타난다. 드물게는 농축된 핵이 여러 개의 작은 분절로 나누어져 핵파쇄(karyorrhexis)의 형태로 나타나기도 한다. 더 위쪽 분비관에 가까운 부분에는 핵이 소실되어 세포질만 남아 있는 세포들이 나타난다. 이 세포질만 남은 세포가 분비되어 피지(sebum)가 된다. 지방과립 사이의 세포질도 점차 사라져 분비관 쪽으로 가면 지방과립 사이의 세포질을 구분하기 어렵다. 피지샘 세포의 활성은 사춘기에 남성 **호르몬**의 영향을 받아 활발해진다.

## 실습 1-다. 유사분열(mitosis)

척추동물에서 분열하는 세포를 관찰하기는 배자조직(embryonic tissue)이 좋으며 신경관(neural tube)의 세포들은 내강에 면한 부위에서만 분열하므로 학생들이 쉽게 관찰할 수 있다.

[표본] 신경관(*neural tube*), 흰쥐 배자(*embryo*), H-E

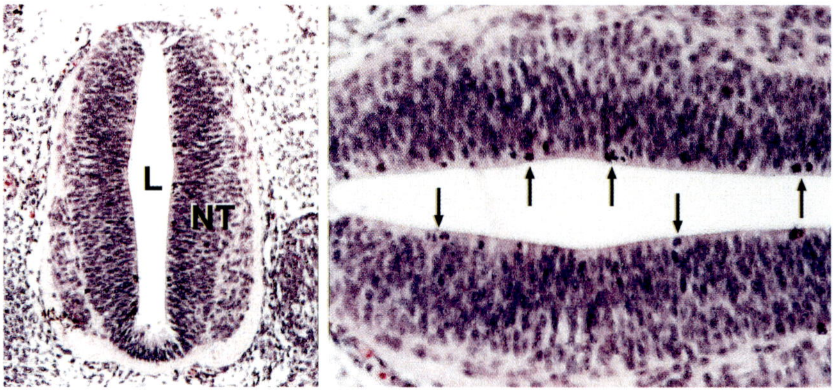


×40 ×100

NT : 신경관(neural tube) L : 신경관 내강(lumen) 화살표 : 분열중인 세포

저배율 소견

배자(embryo) 가로절단면의 등쪽(dorsal portion)에는 세로방향으로 위치하는 좁은 내강이 관찰된다. 이 내강의 주위에는 밀집된 세포들로 구성된 조직인 신경관(neural tube)이 위치한다. 신경관의 측면은 여러층의 세포로 구성되어 있으며 이 중 가장 내강에 면한 층에는 분열을 하는 세포들이 나타난다.

고배율 소견

신경관의 상피 중에서 내강에 면한 층(뇌실막층 ependymal layer)에는 활발하게 분열하고 있는 신경세포들이 위치해 있어 고배율에서는 분열 중의 세포들을 쉽게 관찰할 수 있다. 400 배에서 1000 배 정도의 배율에서는 전기, 중기, 후기, 종기의 세포들을 각각 구분할 수 있다.

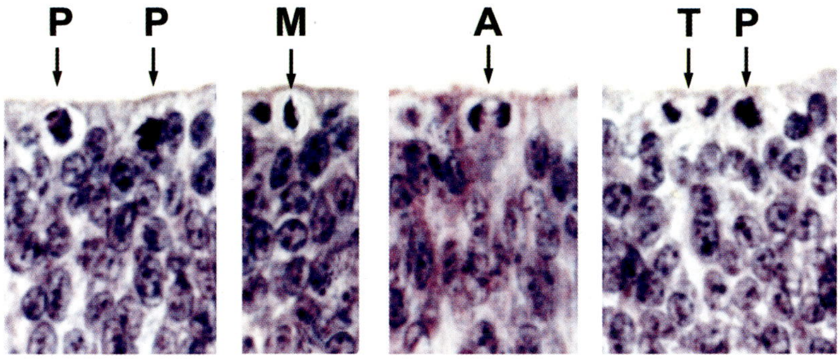


×1000

P : 전기(prophase) M : 중기(metaphase) A : 후기(anaphase) T : 종기(telophase)

(1) 전기(prophase)

가장 숫자가 많으며 짙게 염색되는 농축된 염색체가 관찰된다. 핵막(nuclear membrane)과 핵소체(nucleolus)는 소실되어 관찰되지 않는다.

(2) 중기(metaphase)

염색체가 세포의 중앙 적도판(equatorial plate)에 배열되어 있으며 자세히 관찰하면 이 곳에서 세포의 양극 쪽으로 유사분열방추 또는 방추사(mitotic spindle or spindle fiber)가 나와 있는 것을 볼 수 있다.

(3) 후기(anaphase)

중기에 적도판에 배열되어 있던 염색체가 양극쪽으로 이동하여 형성된 두 개의 염색분체군(group of chromatids)을 관찰할 수 있다.

(4) 종기(telophase)

완전히 나누어진 두 개의 딸세포(daughter cell)를 구분할 수 있다. 핵의 염색실은 아직 완전히 풀리지 않아 짙게 염색되며 핵의 크기도 보통세포에 비해 작다. 핵막을 구분할 수 있으며 두 딸세포의 세포질 사이에서는 새로 형성된 세포막이 관찰된다.

## 실습 1-라. 조직구조의 입체적 해석 (I) 구(sphere) - 소포(follicle)

갑상샘은 직경이 10~500 ㎛ 정도인 수많은(2,000만~3,000만) 구형(spherical shape)의 소포(follicle)로 구성되어 있다. 소포의 내부에는 **콜로이드**(colloid)가 있으며 이를 한 층의 세포가 싸고 있다. 소포의 외면에는 수많은 모세혈관(capillary)이 있다(참고 그림 참조).

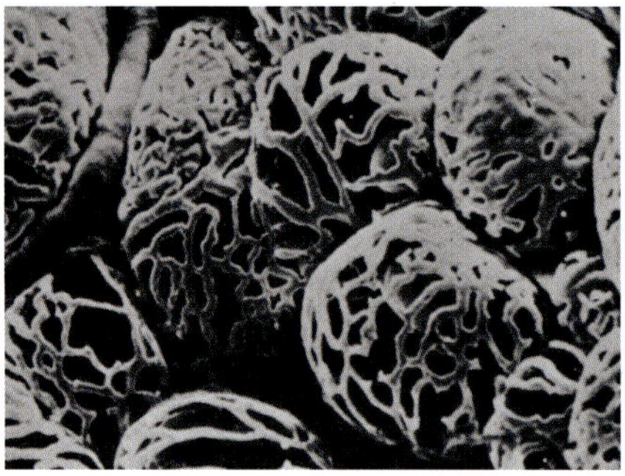

[참고 그림] 원숭이 갑상샘의 주사전자현미경(scanning electron microscopy) 사진. 혈관에 플라스틱(plastic)을 주입한 후 나머지 조직은 효소로 제거하였다. 혈관에 싸여 있는 구조가 갑상샘소포(thyroid follicle)이다. ('Fujita와 Murakami, 1974'에서 인용).

[표본] 갑상샘(*thyroid gland*), 원숭이(monkey), H-E

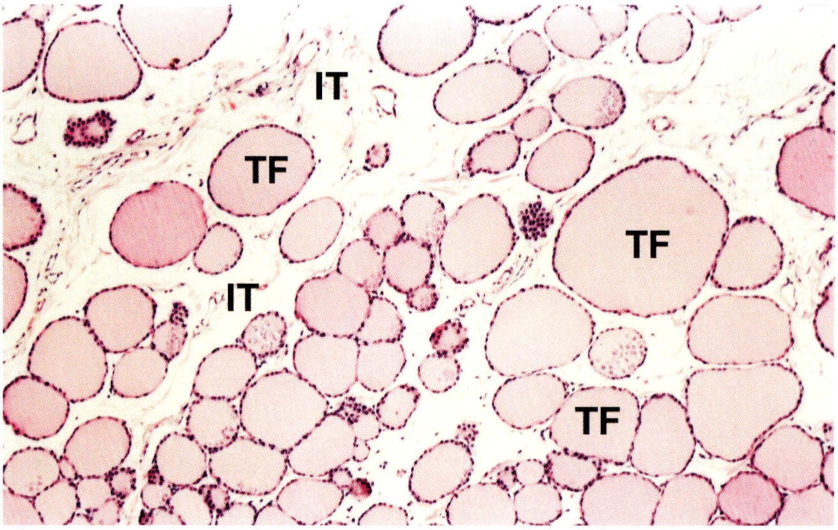


×40

TF : 갑상샘소포(thyroid follicle)　　IT : 간질조직(interstitial tissue)

저배율 소견

갑상샘의 단면에서는 산호성의 **콜로이드**(colloid)를 한층의 세포가 둘러싸고 있는 원형 또는 타원형의 구조가 무수히 많이 관찰된다. 이러한 구조는 구형인 소포(follicle)가 가로절단된 절단면이 나타난 것이다. 소포의 바깥쪽에는 많은 모세혈관(capillary)과 간질조직(interstitial tissue)이 있다.

표본에서 소포의 크기는 다양하다. 그 이유는 구의 단면이 잘리는 면에 따라 소포의 크기가 달라지기 때문이다(야구공을 잘랐을 경우의 단면을 생각해 보라). 소포의 형태는 보통 원형이나 타원형이지만 박절시 또는 **슬라이드**에 올려 놓을 때 밀려 일그러진 모양이 되기도 한다.

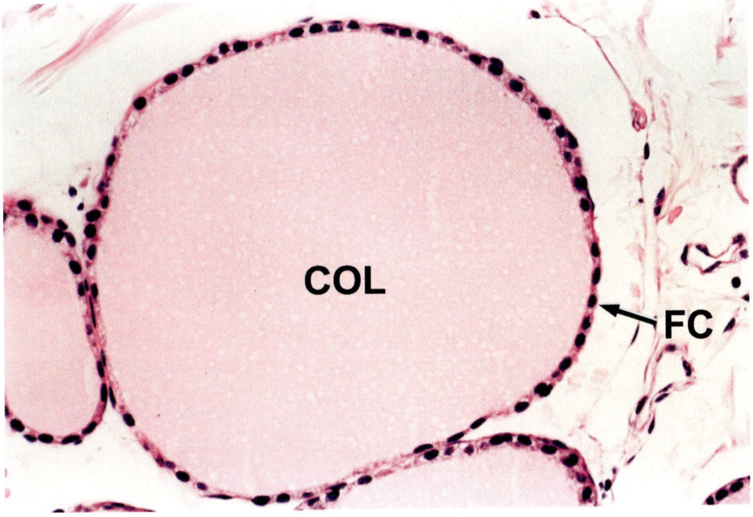


×400

COL : **콜로이드**(colloid) FC 소포세포(follicular cell)

고배율 소견

**콜로이드**의 주위를 둘러싸고 있는 세포를 소포세포(follicular cell)라고 하며 세포 전체의 형태는 정사각형 내지 밑변이 긴 직사각형이다. 핵은 뚜렷하며 세포의 중앙에 위치한다. 갑상샘호르몬을 활발하게 분비할 경우에는 진정염색질(euchromatin)이 많아 소포상핵(vesicular nucleus)으로 옅게 염색되어 관찰되며 세포질에는 **리보솜**이 풍부하여 약한 염기호성을 나타내지만 보통의 경우에는 핵은 진하게 염색되고 세포질도 적은 편이다.

## 실습 1-마. 조직구조의 입체적 해석 (II)
## 내면에 복잡한 돌기(process)와 움(crypt)이 있는 관상구조

[표본] 소장(*small intestine*), 원숭이(monkey), H-E

소장은 다른 관상장기에 비해 복잡한 구조를 하고 있다. 내면에는 돌출된 구조인 돌림주름이 있고 돌림주름의 표면에는 돌출된 구조인 융모(villi)와 안쪽으로 함입된 구조인 창자움(crypt)이 있다.

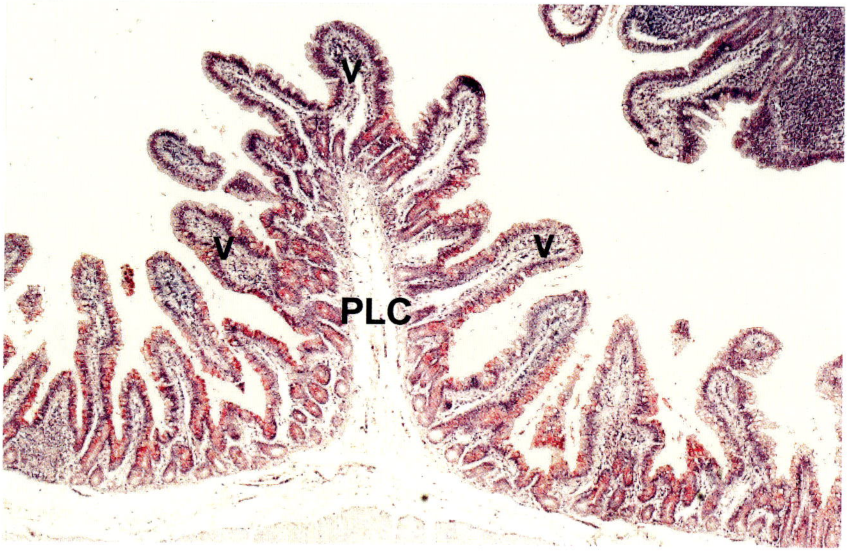


×40

PLC : 돌림주름(plica circularis)　　V : 융모(villi)

### 돌림주름(Plica circularis)

소장에는 돌림주름이라고 하는 육안으로도 보이는 구조가 내강쪽으로 돌출되어 있다. 돌림주름은 소장의 길이에 가로방향으로 위치하며 고리모양으로 내벽에 돌출되어 있다. 소장을 세로절단하면 돌림주름이 앞의 그림에서와 같은 형태로 나타난다. 소장의 부위에 따라서는 돌림주름이 없는 곳도 있다.

* 이 돌림주름을 융모(villi)와 혼동하면 안된다. 융모는 돌림주름의 표면에 있는 작은 돌기이다.

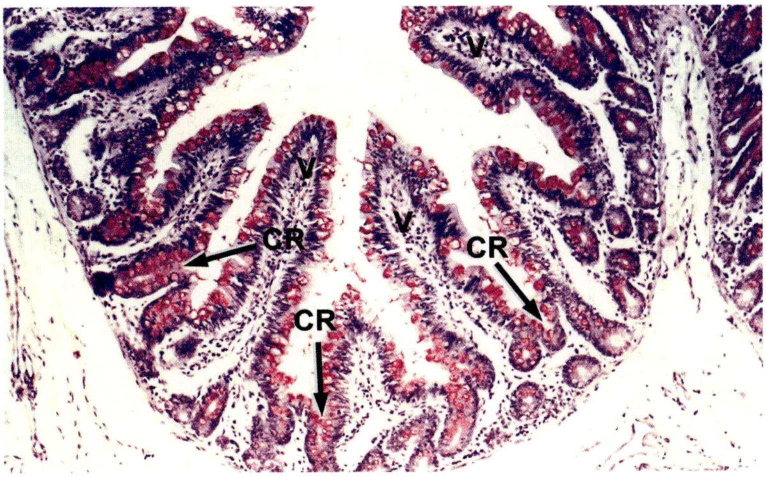


×40

V : 융모(villi) CR : 창자움(crypt)

융모(Villi)와 창자움(Crypt)

돌림주름이 있는 곳, 없는 곳을 막론하고 소장의 표면은 길이가 0.2-1 mm 정도의 돌출된 구조인 융모(villi)로 덮여 있으며 융모사이에는 0.1~0.3 mm 깊이의 함입된 구조인 움(crypt), 즉 장샘(intestinal gland, 또는 창자움 crypt of Lieberkühn)이 있다.

세로절단된 융모와 창자움

세로절단된 융모는 내강쪽으로 돌출되어 있으며 그 표면에는 긴 직사각형 형태의 상피세포(epithelial cell)가 상부에는 수직방향으로 하부에는 수평방향으로 배열되어 있다. 상피세포의 핵도 세포와 같은 방향으로 긴 타원형이며 세포의 중앙에서 융모의 중심쪽으로 위치해 있고 주위 세포의 핵과 함께 일렬로 배열되어 있다.

세로절단된 창자움은 표면에서는 융모와 경계가 불확실할 정도로 연속되어 있으며 내강이 중앙에 자리잡고 있다. 내강에 면한 세포의 형태는 융모 표면의 세포 형태와 거의 같다.

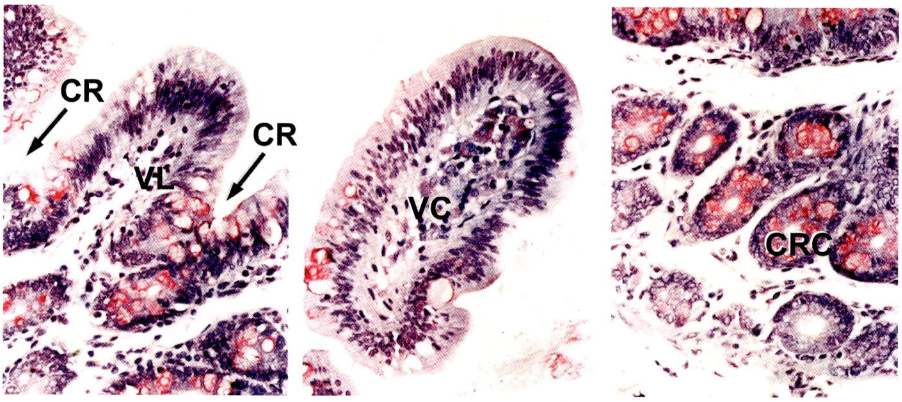


×400

VL : 세로절단(longitudinal section)된 융모(villi)
VC : 가로절단(cross section)된 융모(villi)
CR : 창자움(crypt)
CRC : 가로절단된 창자움

가로절단 또는 경사절단된 융모와 창자움

융모가 가로절단되면 중앙에는 결합조직이 있고 표면에는 상피세포가 있는 동심원형의 구조로 나타난다. 경사절단의 경우도 동일하지만 전체적인 모양은 동심타원형이다.

창자움이 가로절단되면 융모와는 반대로 중앙에 내강이 있고 그 둘레에 상피세포가 있는 동심원의 형태를 이루며 그 주위에는 결합조직이 관찰된다.

# 2 상피조직 (Epithelial Tissue)

상피조직은 **덮개상피**(covering epithelium)와 **샘상피**(glandular epithelium)로 크게 나눌 수 있다. 덮개상피는 신체의 외표면(external surface), 체강(body cavity), 기관(organ)의 내강(lumen) 등의 자유표면(free surface)을 덮고 있다. 덮개상피에서 기원된 샘상피는 여러가지 물질을 분비하는 세포로 구성되어 있어 분비상피(secreting epithelium)라고도 하며 다른 조직과 더불어 샘(gland)을 이룬다.

## 상피조직의 형태학적 특징

덮개상피의 형태학적 특징은 다음과 같다.

(1) 세포들이 밀집되어 있어 **세포사이물질**(intercellular substance)이 매우 적다. 따라서 H-E 염색에서 저배율로 관찰하면 **헤마톡실린**(hematoxylin)에 짙게 염색된 핵들이 다수 밀집되어 있어 다른 조직과 쉽게 구별할 수 있다.

(2) 각각의 세포는 일반적으로 **다면체**(polyheadron)의 형태이다. 상피세포(epithelial cell)를 자유표면 쪽에서 보면 세포의 경계는 대체적으로 **다각형**(polygon)의 형태로 관찰된다. 수직단면에서 형태가 달라지는 것은 다만 세포의 높이와 전체적인 크기가 달라지기 때문이다(상피세포의 형태에 따른 분류 p.48 참조).

* 상피세포가 아닌 다른 종류의 세포가 상피세포와 같이 다면체의 형태로 나타나는 경우가 있다. 이 경우 상피모양변성(epithelioid transformation)이 일어났다고 하며, 이와 같이 변형된 세포를 상피모양세포(epithelioid cell)라고 한다.

(예) 태반(placenta)의 탈락막세포(decidual cell)
치아(teeth)의 상아질모세포(odontoblast)
결핵(tuberculosis) 결절(granuloma)의 상피모양세포(epithelioid cell)

(3) 표층부(superficial portion) 세포의 자유표면(free surface)은 내강(lumen) 또는 외계에 면해 있으며, 기저부(basal portion)세포의 아래에는 **기저막**(basement membrane)을 사이에 두고 결합조직이 위치한다.

(4) 상피에는 **극성**(polarity)이 있다. 즉, 여러 층으로 구성된 상피에서는 자유표면 쪽의 상피세포와 기저부의 형태가 다르며, 한 층으로 구성된 상피의 상피세포에도 자유표면 쪽과 기저표면 쪽 세포소기관의 배열에 차이가 있다.

(5) 각 세포의 표면에는 특수한 구조들이 잘 발달되어 있으며 이를 **상피특수구조**(epithelial specialization)라고 한다.

일부 표층세포의 자유표면에는 **섬모**(cilia), **부동모**(stereocilia), **미세융모**(microvilli)가 나타난다. 세포 표면에 밀집된 미세융모는 광학현미경에서 상피 표면에 가로줄무늬로 나타나며, **줄무늬가장자리**(striated border), 또는 **솔모양가장자리**(brush border)라고 한다.

인접세포 사이(외측면 lateral surface)에는 **세포사이연접**(intercellular junction)이 발달되어 있으며 광학현미경 하에서는 **세포사이다리**(intercellular bridge) 또는 **종말막대**(terminal bar)의 형태로 나타나기도 한다.

기저면에는 기저주름(basal infolding), 절반부착반(hemidesmosome) 등의 특수구조가 있을 수 있으며 그 아래쪽에는 **기저막**(basement membrane)이 있다.

(6) 상피에는 원칙적으로 **혈관**이 분포되어 있지 않기 때문에 산소와 영양분은 인접한 결합조직의 혈관에서 확산(diffusion)에 의해 공급된다.

* 예외적으로 혈관이 분포되어 있는 상피로는 달팽이관(cochlear duct)의 혈관줄무늬(stria vascularis) 상피와 태반(placenta) 융모막상피(chorionic epithelium)의 모체층(maternal layer)이 있다.

## 상피조직의 기원 (Origin of Epithelial Tissue)

상피조직은 다른 조직과는 달리 **외배엽**(ectoderm), **중배엽**(mesoderm), **내배엽**(endoderm)의 세 층에서 모두 기원된다.

즉 신체의 표면을 덮거나 샘(gland)을 이루는 상피는 외배엽성(ectodermal)이며, 대부분의 관상장기(tubular organ)의 내면상피는 내배엽성(endodermal)이고, 체강(body cavity—복강 및 기타 장막강 serous cavity)과 혈관(blood vessels)의 내면상피는 중배엽성(mesodermal)이다.

## 상피조직의 형태학적 분류

상피는 이루고 있는 세포층의 수와 자유표면에 면해있는 상피세포의 형태에 따라 다음과 같이 분류한다.

(1) 이루고 있는 **세포층의 수**에 따라

1. **단층상피**(simple epithelium): 상피가 한 층의 세포로만 이루어진 경우
2. **중층상피**(stratified epithelium): 상피가 여러 층(두 층이상)의 세포로 이루어진 경우
3. **거짓중층상피**(pseudostratified epithelium): 상피가 실제로는 한 층으로 이루어져 있으나 여러 층으로 이루어진 것 같이 관찰되는 경우로 자세히 관찰하면 모든 세포는 기저막에 닿아 있으나 자유표면까지는 닿지 못하는 세포가 있어 여러 층으로 이루어진 것처럼 보인다.

(2) 자유표면에 면해 있는 **최외층 상피세포**의 형태에 따라

1. **편평상피**(squamous epithelium): 세포의 높이가 직경에 비해 아주 작은 비늘 모양의 세포로 핵이 있는 부분은 자유표면쪽으로 약간 돌출된 형태로 나타난다.
2. **입방상피**(cuboidal epithelium): 세포의 높이와 직경이 비슷한 세포이다. 핵은 중앙에 위치한다. 높이가 직경보다 작아 수직단면이 직사각형으로 보이는 경우에는 낮은 입방상피(low cuboidal epithelium)라고 한다.
3. **원주상피**(columnar epithelium): 세포의 높이가 직경에 비해 매우 큰 세포로 핵도 세포의 장축에 평행한 타원형이며 일반적으로 세포의 기저부에 위치한다. 세포의 높이가 직경에 비해 그리 크지 않을 경우에는 낮은 원주상피(low columnar epithelium)라고 한다.

이 두가지 분류방법을 조합하면 다음과 같이 상피를 분류할 수 있다. 단층과 중층상피는 편평, 입방, 원주상피의 세가지와 모두 조합되나 거짓중층상피는 원주상피 뿐이다. 그 외에 이행상피가 있어 모두 8가지로 상피가 분류된다.

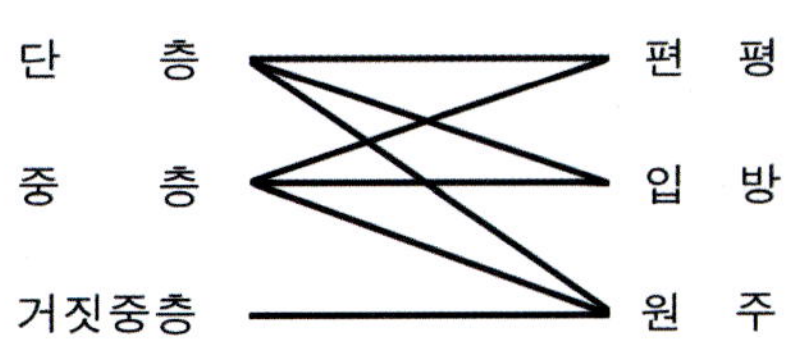


가. **단층편평상피**(simple squamous epithelium)

나. **단층입방상피**(simple cuboidal epithelium)

다. **단층원주상피**(simple columnar epithelium)
라. **중층편평상피**(stratifieed squamous epithelium)
마. **중층입방상피**(stratified cuboidal epithelium)
바. **중층원주상피**(stratified columnar epithelium)
사. **거짓중층원주상피**(pseudostratified columnar epithelium)
아. **이행상피**(transitional epithelium)

또한 단층원주상피와 거짓중층원주상피는 섬모의 유무에 따라 **섬모상피**(ciliated epithelium)와 **무섬모상피**로 세분되며, 중층편평상피는 **각질상피**(keratinized epithelium)와 **비각질상피**(non-keratinized epithelium)로 세분되기도 한다.

## 실습 2-가. 단층편평상피 (Simple Squamous Epithelium)

단층편평상피는 편평세포들이 밀집되어 한층의 상피판(epithelial sheath)을 형성한다. 각 상피세포는 높이에 비해 너비가 매우 큰 납작한 세포로 상피의 표면 쪽에서 보면 불규칙한 다각형으로 관찰되며 핵은 대체로 중앙부에 위치해 있다. 측면에서 관찰하면 소량의 세포질이 넓게 펴져있고 핵은 내강 쪽으로 돌출되어 있다.

[분포]
(1) 중배엽(mesoderm)에서 기원된 체강 또는 관상구조의 내면
- **중피**(mesothelium) : 장막강(serous cavity)을 덮고 있는 상피, 즉 복막(peritoneum), 흉막(pleura), 심막(pericardium) 등의 상피로서 중배엽에서 기원되었으므로 중피라고 한다.
- **내피**(endothelium) : 혈관, 심장, **림프**관(lymphatic vessel)의 내면을 덮는 상피이다.
- 신장(kidney) **보우만**주머니의 외벽(parietal layer of Bowmann's capsule)
- 중이강(middle ear cavity)의 내면
- 내이(inner ear) 막성미로(membranous labyrinth)의 내면
- 관절주머니(synovial cavity)의 내면

(2) 물질이 수동적으로 많이 투과되는 부위
- 폐포상피(alveolar epithelium)
- 내피(endothelium)
- **헨레**고리의 가는부분(thin segment of loop of Henle)

(3) 기타

· 샘(gland)의 일부 가장 작은 분비관(secretory duct)의 상피

### 실습 2-가-(1). 표면에서 본 단층편평상피(simple squamous epithelium, surface view) – 중피(mesothelium)

[표본] 장간막(*mesentery*), 흰쥐, 질산은(silver nitrate [일광노출])

흰쥐의 장간막을 **슬라이드** 위에 펴 놓은 후 질산은(silver nitrate)으로 염색하면 세포의 경계부분이 검은색으로 짙게 염색된다. 이와 같이 표본을 만들면 자유표면쪽에서 상피세포의 형태를 관찰할 수 있다.

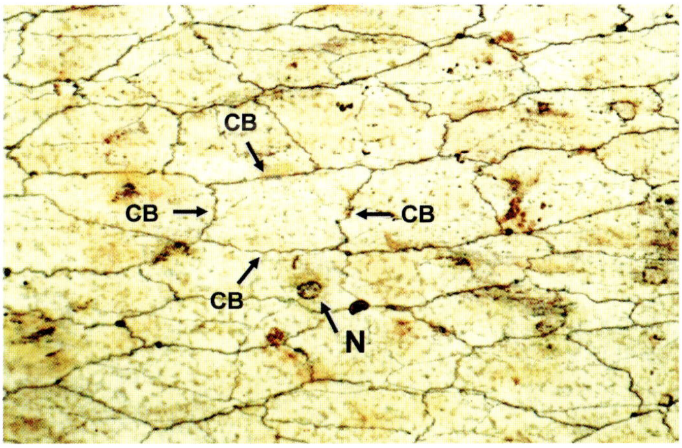


×400

CB : 세포경계(cell boundary) N : 핵(nucleus)

**단층편평상피세포**의 경계는 약간 불규칙하기는 하지만 전체적으로 **다각형**(polygon)의 형태로 나타난다. 세포질은 넓게 퍼져 있으며 핵은 중앙에 위치한다. 대조염색(counter stain)을 하면 핵을 쉽게 관찰할 수 있고 세포질이 얇기 때문에 상피의 하층에 있는 결합조직세포의 핵이 비쳐 보인다.

단층편평상피 뿐만 아니라 다른 종류의 상피에 있어서도 자유표면쪽에서 관찰하면 크기에만 차이가 있을 뿐 거의 동일한 형태로 나타난다.

## 실습 2-가-(2). 측면에서 본 단층편평상피(simple squamous epithelium, lateral view) - 내피(endothelium)

[표본] 혈관(*blood vessels*), H, H-E

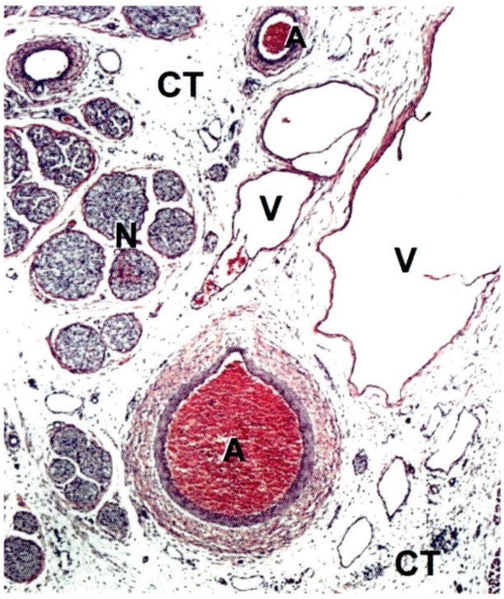


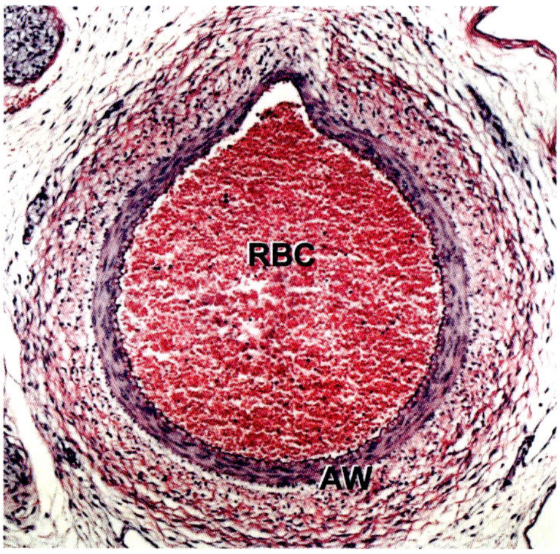


×40 ×100

A : 혈관(artery) V : 정맥(vein)
N : 신경(nerve) CT : 결합조직
AW : 동맥벽(arterial wall) RBC : 적혈구(red blood cell)

저배율 소견

혈관은 그 내강이 큰 것에서 부터 아주 작은 것 까지 다양하며, 동맥, 정맥, 모세혈관 등 혈관의 종류에 따라 형태의 변화도 심하지만 상피인 **내피**(endothelium)만은 동일한 형태로 관찰된다.

내피의 단층편평상피를 관찰하기 위해서는 우선 혈관을 찾을 수 있어야 한다. 이번 실습에 있어서는 비교적 찾기 쉬운 중간크기의 동맥(medium sized artery)에서 내피를 관찰하고자 한다.

중간크기의 동맥은 저배율(45×)에서는 내강이 평활한 타원형의 구조로 쉽게 찾을 수 있고 대부분 전체가 한 시야에 들어오지만 고배율(400×)에서는 일부만이 시야에 들어온다. 보통 혈관의 일부가 접히는 경우가 상당히 있다(특히 정맥에 있어서 심하다).

내강에 면한 한층의 세포만이 상피세포이며 그 주위를 둘러싸고 있는 여러층의 세포는 평활근세포(smooth muscle cell)이다.

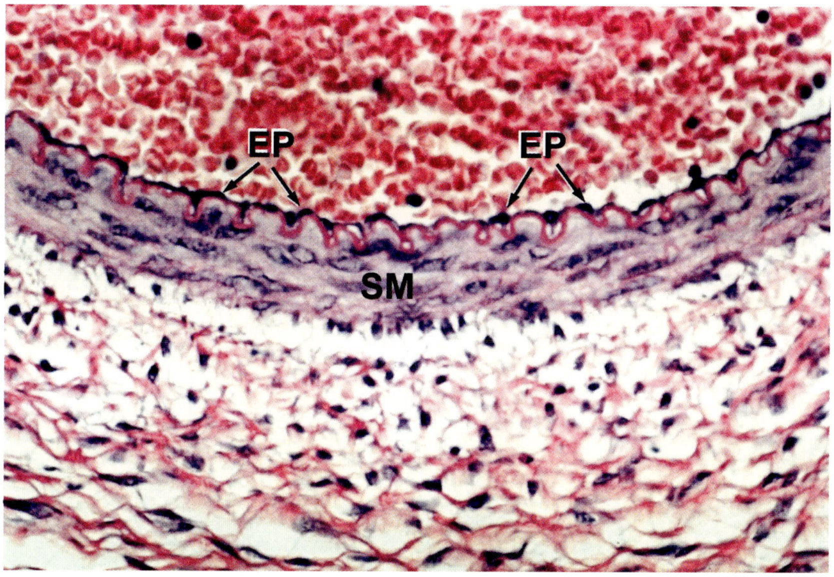


×400

EP : 상피세포(epithelial cell)    SM : 평활근세포(smooth muscle cell)

고배율 소견

고배율로 관찰되는 내피는 수직단면된 형태의 **단층편평상피**이며 얇은 세포질과 수평으로 누워있는 농축형(condensed type)의 타원형 핵이 관찰된다. 핵이 있는 곳이 세포질만 있는 부위보다는 두껍고 따라서 핵은 자유표면 쪽으로 약간 돌출된 듯한 형태로 나타나며, 가로 방향으로 절단되어 핵이 길게 보이는 세포도 관찰되고 세로 방향으로 절단되어 둥근 단면만 나타나는 경우도 있다.

세포질은 넓게 퍼져 있기 때문에 핵 부위가 절단되지 않아 세포질만 나타나는 세포가 상당히 많이 관찰된다. 세포질의 경계는 뚜렷하지 못하다.

## 실습 2-가-(3) 콩팥 보우만주머니의 외벽(Parietal layer of Bowmann's capsule, Kidney)

[표본] 콩팥(*kidney*), H, H-E

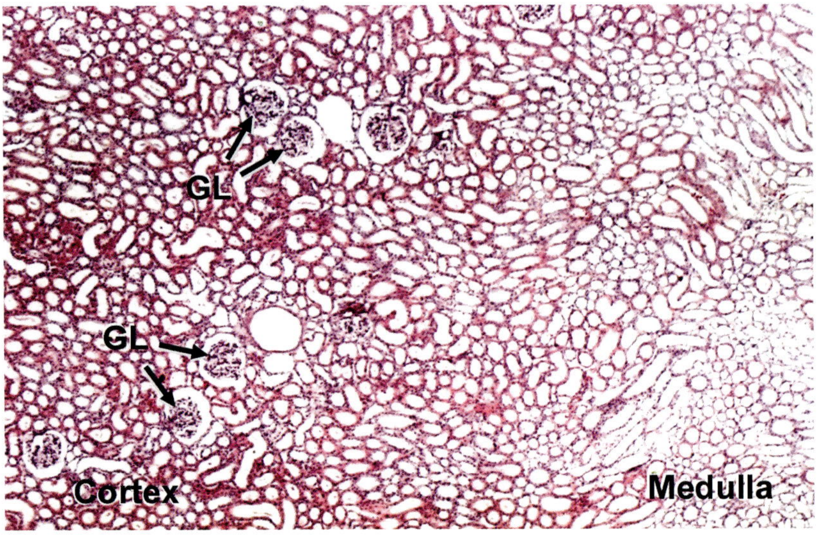


×40

GL : 사구체(glomerulus) CORTEX : 피질(cortex) MEDULLA : 수질(medulla)

단층편평상피는 신장에서는 **보우만**주머니의 외벽과 **헨레**고리의 가는부분(thin segment of loop of Henle)에서 관찰할 수 있다. **헨레**고리의 가는부분에서는 편평상피세포가 하나의 고리단면에 한 두 개 밖에 나오지 않고 모세혈관(capillary) 과의 구별이 어렵기 때문에 **보우만**주머니의 외벽에서 상피를 관찰하는 것이 좋다.

이를 위해서는 신장의 개략적인 구조를 알아야 한다.

저배율 소견

콩팥을 저배율로 관찰하면 바깥쪽의 피질(cortex)과 안쪽의 수질(medulla)로 크게 나누어지며 피질에는 **콩팥소체**(renal corpuscle, Malpighian corpuscle)가 있는 것이 특징적이다.

전체적으로 콩팥의 단면상은 가로절단 또는 경사절단된 무수한 관(콩팥세관 renal tubule)구조로 피질에서는 관 사이에 콩팥소체가 관찰된다. 콩팥소체의 중앙에서 관찰되는 밀집된 세포들로 구성된 원형 또는 타원형의 구조가 모세혈관(capillary)으로 구성된 사구체(glomerulus)이며 주위의 얇은 내강이 **보우만**공간(Bowmann's space, 요세관공간)으로 사구체를 싸고있는 이중막인 **보우만**주머니(Bowmann's capsule, 사구체주머니) 사이의 공간이다.

**보우만**주머니는 사구체와 밀착되어 있는 내벽(visceral layer)과 **보우만**공간을 사이에 두고 바깥쪽에 있는 외벽(parietal layer)으로 구성되어 있다. 그러므로 외벽은 콩팥소체의 가장 바깥쪽의 막이며 **보우만**공간에 면해 있는 한 층의 단층편평상피이다.

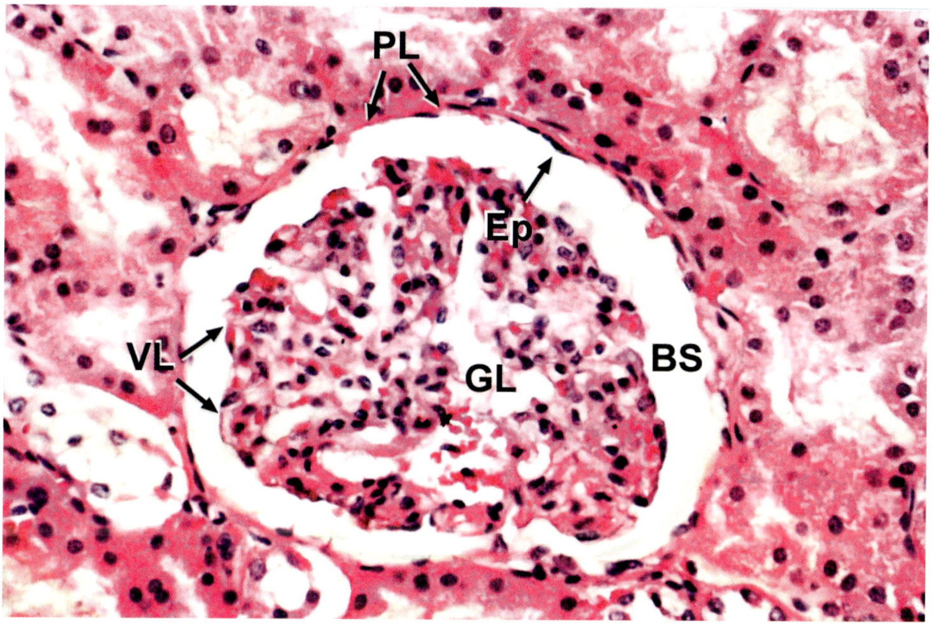


×400

BS : **보우만**공간(Bowman's space) Ep : 상피세포 GL : 사구체(glomerulus)
PL : **보우만**주머니의 외벽(parietal layer of Bowmann's capsule)
VL : **보우만**주머니의 내벽(visceral layer of Bowmann's capsule)

고배율 소견

**보우만주머니**의 **외벽**은 전형적인 **단층편평상피**로 **보우만**공간 쪽으로 약간 돌출된 농축형의 핵이 뚜렷하게 관찰되며, 그 사이에는 얇고 경계가 불명확한 세포질이 있다. 핵과 핵 사이는 가까운 경우도 있으며 상당히 멀리 떨어져 있는 경우도 있다. 핵이 멀리 떨어져 있는 경우는 핵 부위는 절단되지 않고 세포질만이 절단되어 나타나기 때문이라고 생각된다.

## 실습 2-나. 단층입방상피 (Simple Cuboidal Epithelium)

단층입방상피는 **입방세포**(cuboidal cell)가 한층의 막을 형성하고 있는 구조의 상피이다. 표면에서 보면 단층편평상피와 같은 다각형(특히 육각형)이나 측면에서 관찰하면 세포의 가로와 세로가 비슷하여 정사각형 또는 밑변이 긴 사다리꼴의 형태로 나타난다. 핵은 둥글고 세포의 중앙에 위치한다.

[표본]
- 갑상샘(thyroid gland)의 소포상피(follicular epithelium)
- 콩팥(kidney)의 콩팥세관(renal tubule)의 일부
- 난소(ovary)의 표면상피(germinal epithelium)
- 고환(testis)의 고환그물(rete testis)상피
- 태반(placenta)의 양막상피(amniotic epithelium)
- 수정체(lens)의 수정체상피(anterior epithelium)
- 망막(retina)의 색소상피(pigment epithelium)
- 뇌실(ventricel)의 맥락얼기(choroid plexus)상피
- 샘(gland)의 관(duct)과 분비부의 종말부(terminal portion of secretory unit)

### 실습 2-나-(1) 단층입방상피 (simple cuboidal epithelium)

[표본] 갑상샘(*thyroid gland*), 원숭이(monkey), H-E

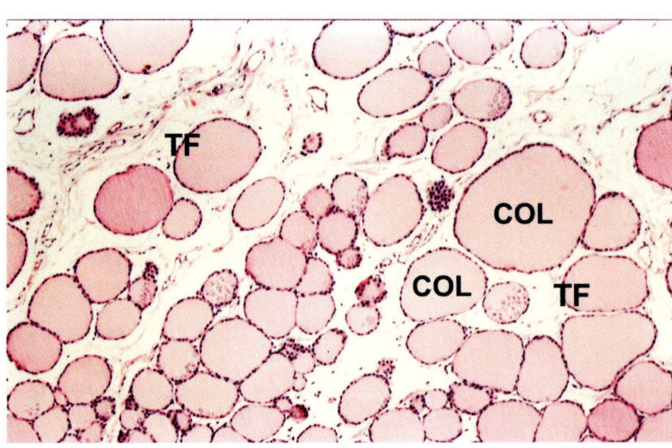


×40

TF : 갑상샘소포(thyroid follicle)　　COL : 콜로이드(colloid)

저배율 소견

갑상샘은 무수히 많은 구형의 소포(follicle)로 구성되어 있고 소포는 중앙에 약한 산호성으로 염색되는 **콜로이드**(colloid)를 한 층의 입방상피세포(cuboidal epithelial cell)가 둘러싸고 있는 구조로 관찰된다(실습 1-나-(1) 참조).

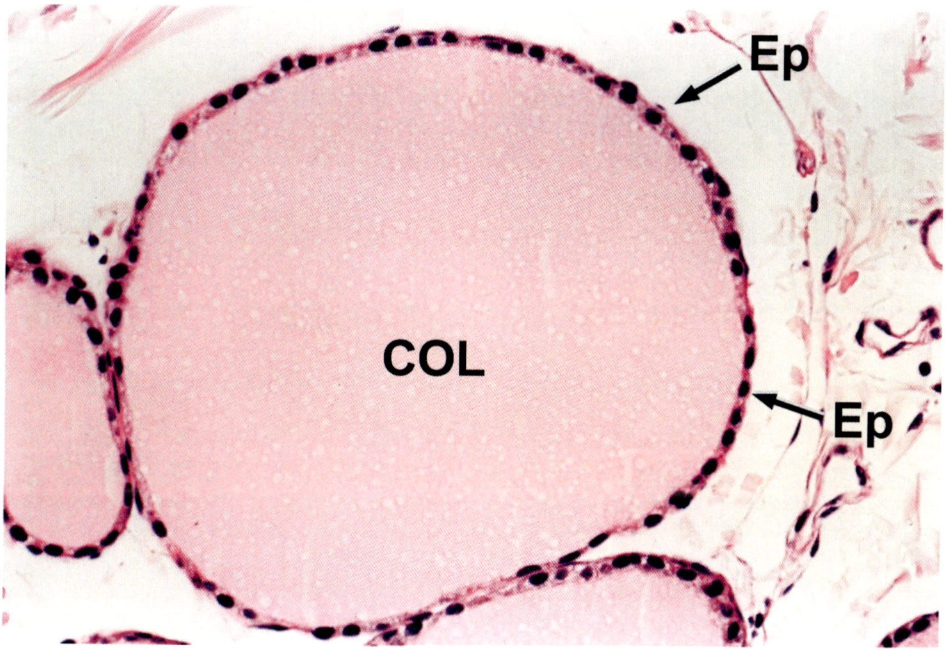


×400

Ep : 소포상피세포(follicular epithelial cell)　　COL : **콜로이드**(colloid)

고배율 소견

**콜로이드**를 둘러싼 한 층의 소포상피(follicular epithelium)는 수직절단된 단층입방상피의 형태로 나타난다. 세포의 모양은 정사각형 또는 밑변이 긴 직사각형의 형태이며 핵은 둥글고 중앙에 위치한다.

갑상샘 **호르몬**을 활발하게 생성하고 있는 세포는 키가 커 정사각형에 가깝고, 핵도 진정염색질(euchromatin)이 많아 옅게 염색된다. **호르몬**을 형성하지 않을 때의 소포세포는 밑변이 긴 직사각형 모양이 되고 핵도 이질염색질(heterochromatin)이 많아 짙게 염색된다.

## 실습 2-나-(2) 단층입방상피 (simple cuboidal epithelium)

[표본] 난소 표면상피(surface epithelium of ovary), H., H-E

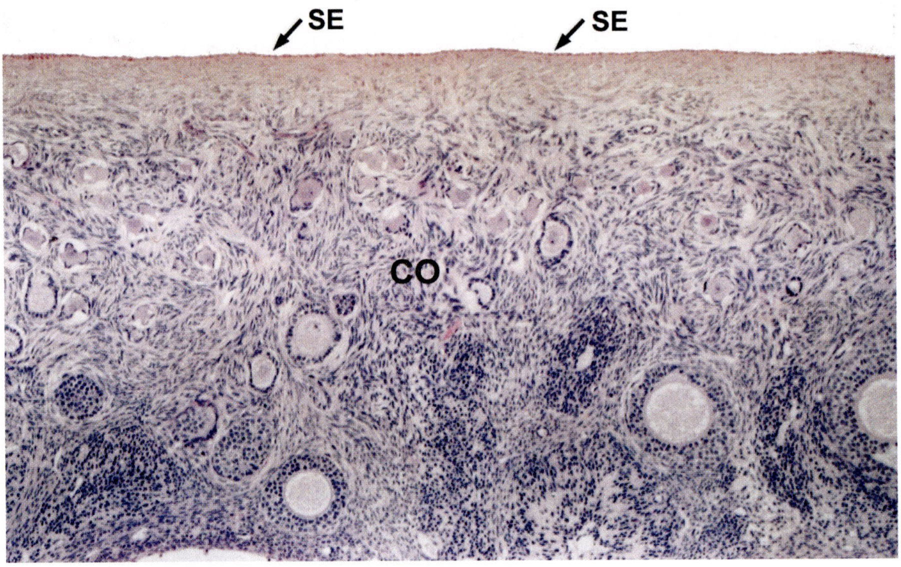


×400

SE : 난소표면상피(superficial epithelium of ovary)    CO : 난소피질(cortex of ovary)

저배율 소견

난소의 표면은 한 층의 단층입방상피로 싸여져 있으며 난소표면상피 또는 생식상피(germinal epithelium)라고한다.

* 난소표면상피를 생식상피(germinal epithelium)라고 부르는 경우도 있으나 생식상피에서 난자가 기원되지 않으므로 기능적으로도 표면상피는 생식상피가 아니다.
* 생식상피는 폐경기 이후에는 밑변이 긴 낮은 입방세포(low cuboidal cell) 또는 편평세포로 변화된다.

고배율 소견

상피세포의 형태는 정사각형 또는 밑변이 긴 직사각형의 형태이며 핵은 둥글고 중앙에 위치한다.

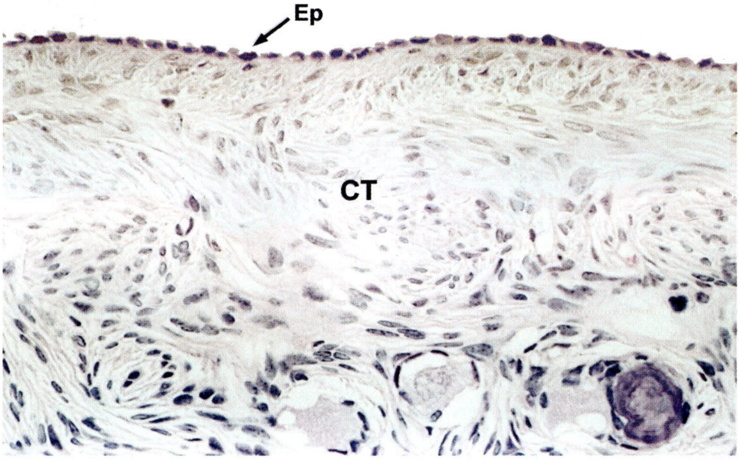


×400

Ep : 상피(epithelium) CT : 결합조직(connective tissue)

## 실습 2-나-(3) 단층입방상피 - 양막상피(amniotic epithelium)

[표본] 태반(*placenta*), H., H-E

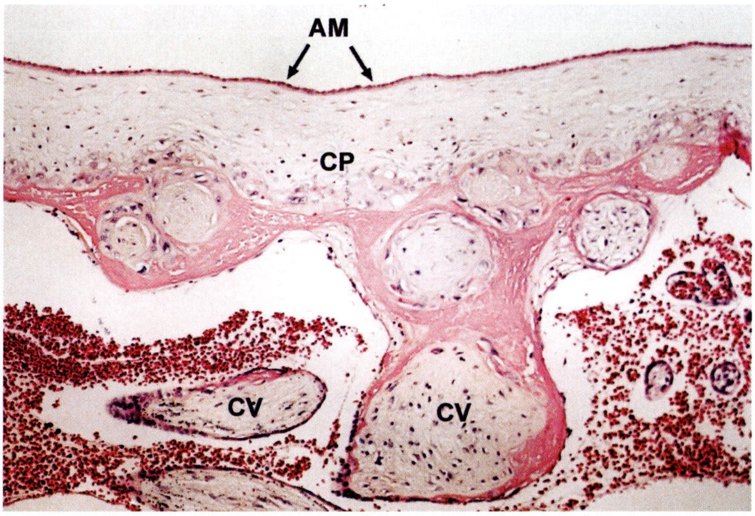


×40

AM : 양막 상피(epithelium of amniotic membrane)

CP : 융모판(chorionic plate) CV : 융모막융모(chorionic villi)

저배율 소견

태반은 모체부(maternal part)인 탈락막(decidua)과 태아부(fetal part)로 나누어지며, 태아부는 **융모막판**(chorionic plate)과 융모막판에서부터 일차, 이차, 삼차로 분지되는 많은 **융모막융모**(chorionic villi)로 구성되어 있다.

융모막판은 안에 많은 혈관(blood vessel)이 있는 결합조직구조로 자궁(uterus) 쪽으로는 융모막융모를 형성하며 그 반대측 즉 양수(amniotic fluid)가 있는 쪽은 단층입방상피인 **양막상피**(amniotic epthelium)로 덮여있다.

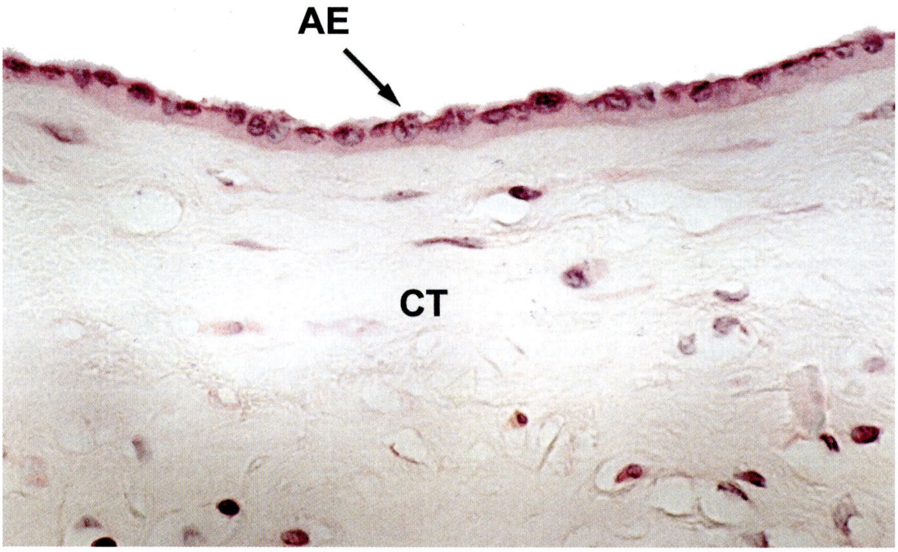


×400

AE : 양막상피(amniotic epithelium)　　CT : 융모판(chorionic plate)

고배율 소견

**양막상피**(amniotic epithelium)는 전형적인 **단층입방상피**(simple cuboidal epitherlium)로 세포의 모양은 대부분 정사각형에 가까우며 핵은 둥글고 중앙에 위치한다.

## 실습 2-다. 단층원주상피 (Simple Columnar Epithelium)

한 층의 **원주상피세포**(columnar epithelial cell)로 이루어진 상피로 각각의 세포는 대체적으로 육각기둥의 형태를 하고 있다.

수직단면에서는 세로가 긴 직사각형의 형태로 나타나며 세포의 장축 방향으로 긴 타원형의 핵이 상피의 기저막에 가깝게 일렬로 배열되어 있다.

[분포]

(1) **소화관**(digestive tract) 중

1. 위(stomach)의 분문 부분(cardia)에서 부터 직장(rectum)까지의 상피
   - 위(stomach), 소장(small intestine), 대장(large intestine)
2. 담낭(gall bladder)과 총담관(common bile duct)의 상피

(2) **여성생식관**(female genital tract) 중 자궁목(uterine cervix)에서 부터 난관(oviduct)까지의 상피

- 자궁(uterus), 난관(oviduct)

(3) 기타

- 척수(spinal cord) 중심관(central canal)의 상피 등

### 실습 2-다-(1) 단층원주상피 (simple columnar epithelium)

[표본] 소장(*small intestine*), 원숭이(monkey), mucicarmine-hematoxylin

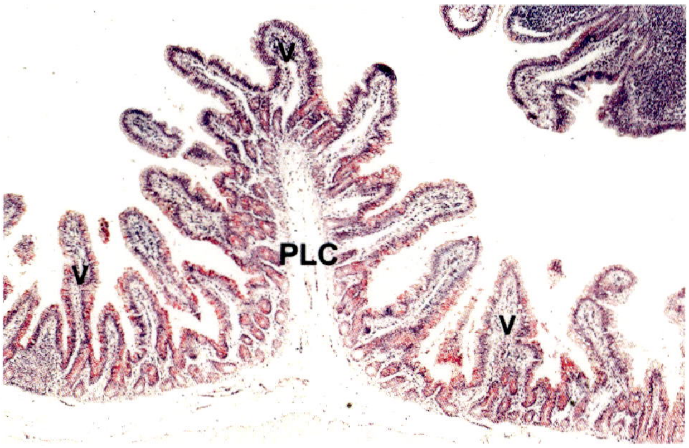


×40

PLC : 장주름(plica circularis)　　V : 장융모(villi)

저배율 소견

소장은 **융모**(villi)와 **창자움**(crypt of Lieberkühn, intestinal gland)이 세로절단, 가로절단, 경사절단된 구조로 관찰되며 (실습 1-바 참조), 장융모와 창자움의 표면은 단층원주상피로 덮여져 있다.

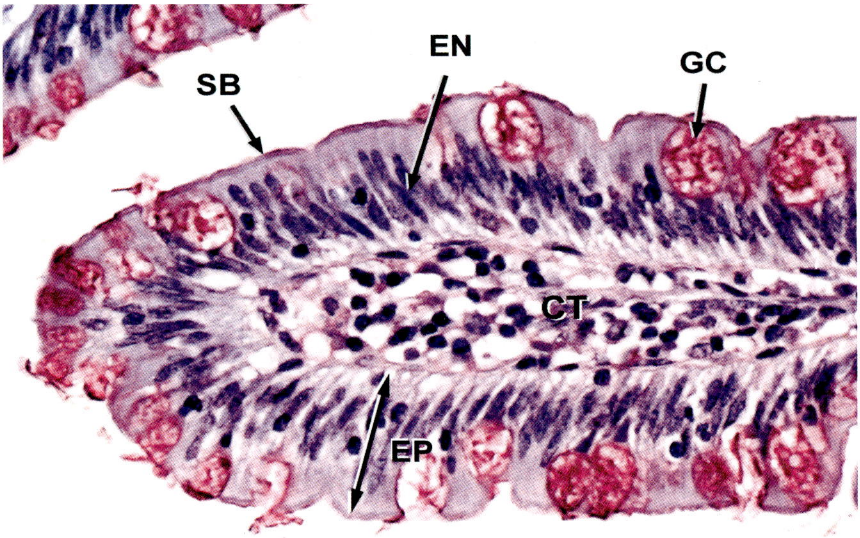


×400

EP : 상피(epithelium)
CT : 결합조직(connective tissue)
SB : 줄무늬가장자리(striated border)
EN : 상피세포핵(epithelial cell nucleus)
GC : 술잔세포(goblet cell)

고배율 소견

**상피세포**(epithelial cell)는 내강에 면한 부분이 좁고 세로가 긴 직사각형의 형태이며 핵은 세포의 기저부에 일렬로 위치해 있고 좁고 긴 타원형이다. 세포가 밀집되어 있어 세포 사이의 경계를 구분하기는 매우 어렵다.

중간 중간에 빈 공간으로 나타나거나 **뮤시카민**(mucicarmine)에 의해 붉게 염색된 세포질은 **술잔세포**(goblet cell)의 분비과립이 모여 이루어진 것으로, 이 세포의 핵은 다른 상피세포에 비해서도 더 좁고 농축되어 있다(실습 3-가 참조).

상피의 자유표면에는 **뮤시카민**(mucicarmine)으로 붉게 염색되는 **줄무늬가장자리**(striated border)가 나타나기도 한다. 줄무늬가장자리는 상피세포의 미세융모(microvilli)가 광학현미경에서 나타나는 구조이다.

실습 2-다-(2) 단층섬모원주상피(simple ciliated columnar epithelium)

[표본] 난관(*oviduct, uterine tube*), 원숭이(monkey), H-E

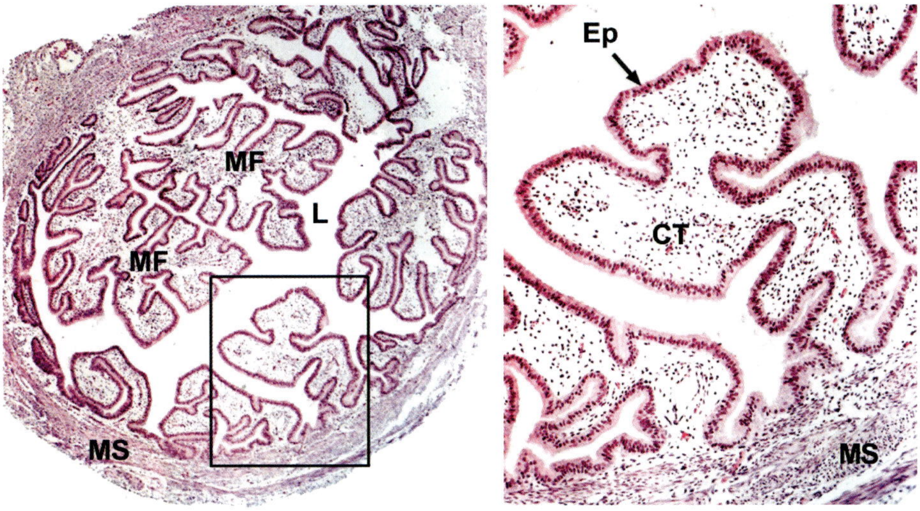


×40 ×100

MF : 점막주름(mucosal fold) Ep : 상피(epithelium) L : 내강(lumen)
MS : 근육층(tunica muscularis) CT : 결합조직(connective tissue)

저배율 소견

난관은 부위에 따라서 차이가 있지만 팽대부(ampulla)에서는 일차, 이차, 삼차로 분지되는 매우 복잡한 형태의 주름(fold, 점막주름 mucosal fold)이 내강 쪽으로 돌출되어 있으며 따라서 내강도 좁고 복잡하게 분지된 형태로 관찰된다.

이 내강 쪽에 면한 상피가 **단층원주상피**이다.

고배율 소견

상피세포는 수직단면이 직사각형인 원주세포로 두가지 종류의 세포로 나누어진다.

**섬모세포**(ciliated cell): 자유표면에 섬모가 있으며 핵은 원형이고 세포의 기저부 쪽에 위치한다. 세포질이 덜 짙게 염색되는 편이다.

**미세융모세포**(microvillous secretory cell): 자유표면에 섬모가 없으며 핵은 긴 타원형으로 세포질의 대부분에 걸쳐 있다. 분비작용을 한다고 알려져 있다.

* 난관상피의 상피세포는 원주세포이기는 하나 생리적인 조건에 따라 세포의 높이가 달라지며

섬모세포와 미세융모세포의 비도 달라진다. 또한 매우 복잡하게 주름을 형성하므로 절단 방향에 따라 거짓중층상피와 유사하게 관찰되기도 한다.

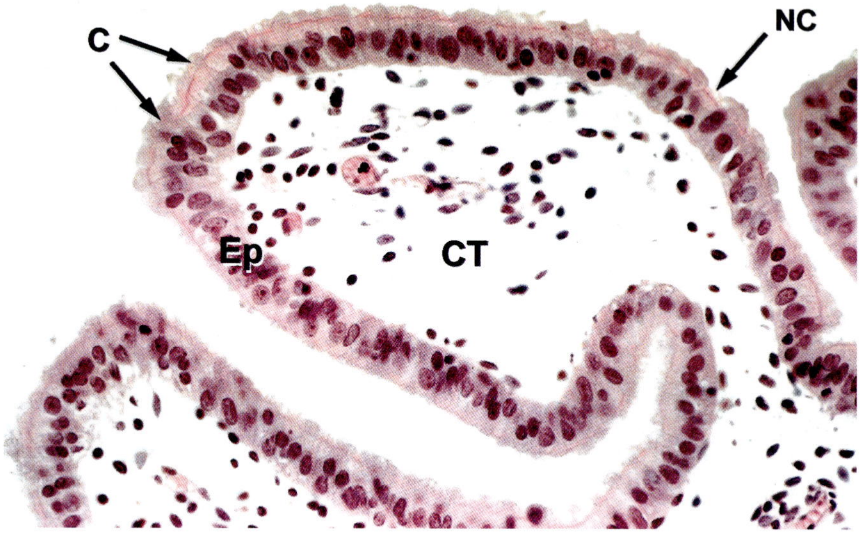


×400

C : 섬모(cilia)
Ep : 상피(epithelium)
NC : 무섬모부분(non-ciliated portion)
CT : 결합조직(connective tissue)

## 실습 2-라. 중층편평상피 (Stratified Squamous Epithelium)

중층편평상피는 여러 층의 상피세포로 구성되어 있으며 표면쪽은 **편평세포**(squamous cell)이나 기저부로 내려갈수록 **입방세포**(cuboidal cell) 및 **원주세포**(columnar cell)의 형태로 관찰된다. 대부분의 경우 결합조직과의 경계는 편평하지 않고 굴곡이 있어 결합조직이 상피세포 쪽으로 돌출되어 나온 구조를 **결합조직유두**(papilla)라고 하며 상피세포가 결합조직 쪽으로 돌출된 부분은 상피능선(epithelial ridge)이라고 한다.

중층편평상피는 그 표면쪽의 세포가 핵이 없어지고 단백질인 각질(keratin)로 형성된 세포질만 남게 되는 경우가 있다. 이를 **각질화**(keratinized) 되었다고 하며 피부와 구강의 일부에서 나타난다. 반면에 최외층의 세포가 핵을 보유하고 있으면 **비각질**(non-keratinized) **상피**라고 한다.

[표본]

(1) 피부(skin)

(2) 피부와 관상장기의 이행부

1. 소화관
   - 구강(oral cavity)과 식도(esophagus)
   - 항문관(anal canal)
2. 여성생식관
   - 질(vagina)
3. 기타
   - 외요도구멍(external urethral orifice)
   - 콧구멍(external nasal orifice)

(3) 기타

1. 호흡관 중 후두덮개(epiglottis), 성대(true vocal cord)
2. 눈의 결막(conjunctiva), 각막(cornea)
3. 외이도(external auditory meatus)

### 실습 2-라-(1) 비각질중층편평상피 (Non-keratinized stratified squamous epithelium)

[표본] 식도(*esophagus*), 원숭이(monkey), H-E

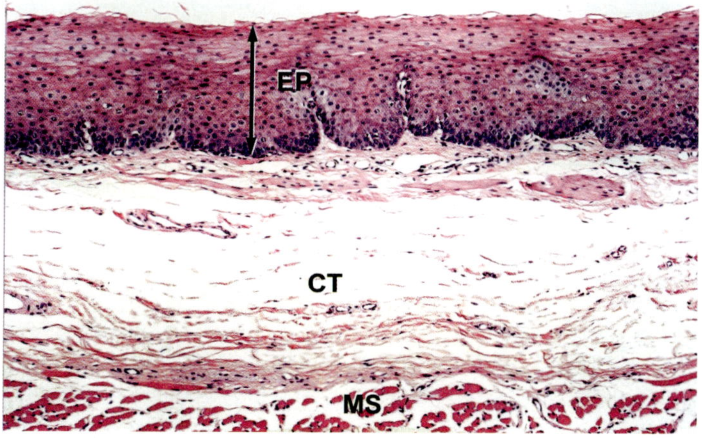


×100

EP : 상피(epithelium)　CT : 결합조직(connective tissue)　MS : 근육(muscle)

저배율 소견

인체의 식도는 저배율로도 한 시야에 들어오지 않을 정도로 크며 육안으로도 어느 정도 그 형태를 개관할 수 있다. 내강은 납작하고 심하게 주름잡힌 형태로 나타난다. 상피는 그 내강에 면해 있으며 중층상피이기 때문에 비교적 두껍다. 표층(superficial layer) 세포의 핵은 관찰되기는 하지만 작고 희미하게 염색된다. 기저층의 세포의 핵은 염기호성으로 짙게 염색되므로 그 아래쪽의 결합조직과 뚜렷하게 구별되어 보인다.

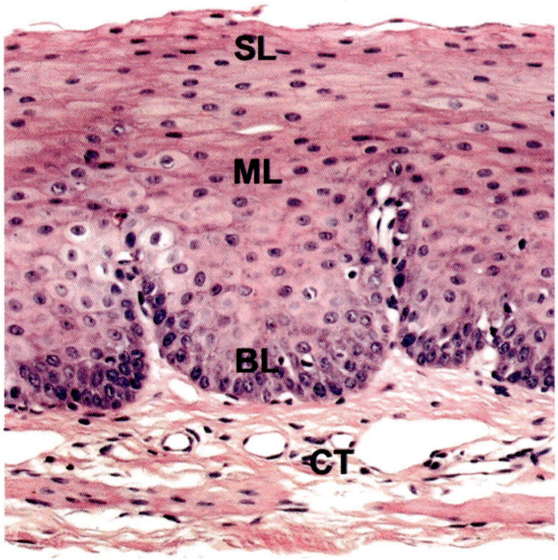


×100

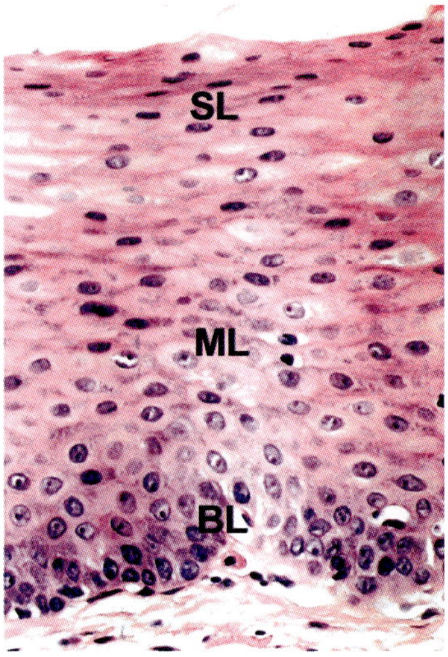


×400

BL : 기저층(basal layer) 세포
ML : 중간층(middle layer) 세포
SL : 표층(superficial layer) 세포
CT : 결합조직(connective tissue)

고배율 소견

고배율로 관찰했을 경우 표층세포(superficial cell), 중간층세포, 기저층세포의 세 종류로 나누어 볼 수 있다.

(1) **표층세포**는 **단층편평상피세포**와 비슷한 형태로 얇은 세포질과 자유표면 쪽으로 약간 돌출된 듯이 나타나는 농축형의 핵이 특징적이다.

(2) **중간층의 세포**는 표면쪽은 직사각형이며 기저층쪽으로 내려 올수록 입방형이고, 핵도 표면쪽은 장축이 수평방향인 직사각형이며 기저층으로 내려올수록 원형이다. 핵은 포상핵형(vesicular type), 세포질은 풍부하고 세포사이의 경계는 뚜렷한 편이다.

(3) **기저층의 세포**는 높이가 직경에 비해 큰 원주형의 세포이며 핵의 모양도 역시 같은 방향의 타원형 형태이다. 세포질은 염기호성이며 비교적 적은 편이다.

기저층 아래쪽에는 결합조직이 상피쪽으로 돌출되어 들어온 듯한 **유두**(papilla)라는 구조가 발달되어 있다. 이 부분에는 혈관(blood vessel)이 많이 분포한다. 따라서 여러층의 세포로 구성되어 있으며 혈관이 없는 중층상피에 혈액을 원활하게 공급해 주기 위해 형성된 구조로 해석되고 있다.

## 실습 2-라-(2) 각질중층편평상피(Keratinized stratified squamous epithelium)

[표본] 피부(*skin*), 발바닥(sole), H., H-E

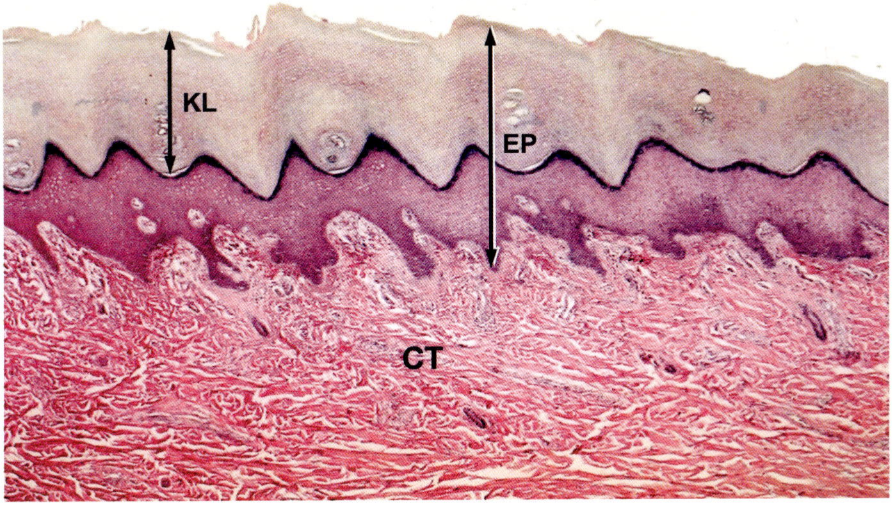


×40

EP : 상피(epithelium)　KL : 각질층(keratin layer)　CT : 결합조직(connective tissue)

저배율 소견

저배율로 관찰하면 비각질중층상피와 유사한 형태이지만 상피층이 두꺼운 점에서 차이가 있다. 상피층을 좀더 자세히 보면 중간에 염기호성으로 짙게 염색되는 얇은 층이 있는 것을 관찰할 수 있다. 이 세포층의 바로 위에서 부터 자유표면 까지의 층이 **각질층**(stratum corneum, horny layer)으로 각질중층편평상피에서만 나타나는 층이다. 기저층 아래에는 식도에서 보다 깊고 규칙적으로 배열된 결합조직의 유두(papilla)가 관찰된다.

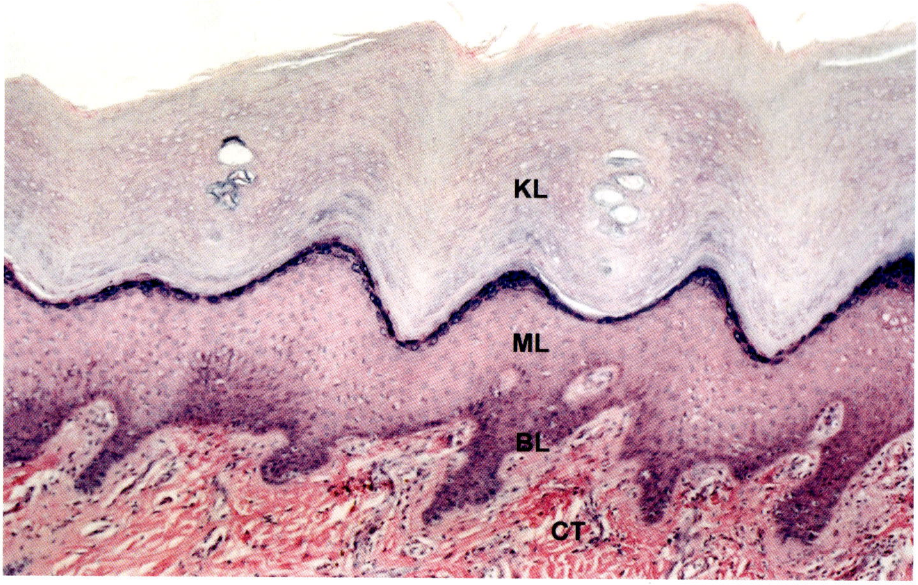


×100

KL : 각질층(keratin layer)
BL : 기저층(basal layer)
ML : 중간층(middle layer)
CT : 결합조직(connective tissue)

고배율 소견

**각질층** : 피부의 상피층 중 가장 표층(superficial layer)이며 손바닥, 발바닥과 같은 두꺼운 피부(thick skin)에서는 전 상피 중 가장 두꺼운 층이다. 세포의 핵은 없으며 각질(keratin)의 세포질만 남아 산호성으로 염색된다.

**중간층** : 각질층의 하부의 세포는 비각질중층상피와 비슷한 형태로 관찰된다. 중간층의 상부에는 세포내에 염기호성으로 염색되는 층이 있어 **과립층**(granular layer) 이라고 불리우며 (제11장 외피계통 참조) 전체적으로 염기호성의 층으로 나타난다.

이 층의 하부는 두꺼우며 비각질중층상피의 중간층과 거의 유사한 소견을 보인다. 세포 사이의 경계는 더욱 뚜렷하고 **세포사이다리**(intercellular bridge)가 관찰되며, 기저층쪽으로 갈수록 세포의 형태는 수평에서 입방 그리고 수직방향이 된다.

**기저층** : 비각질 중층상피에서와 같이 세포질이 비교적 적은 원주형의 세포로 구성되어 있다.

## 실습 2-마. 중층입방상피 및 중층원주상피(Stratified cuboidal epithelium and stratified columnar epithelium)

**중층입방상피**는 여러 층의 상피로 구성되어 있으며 표면의 세포가 입방세포인 상피로서 비교적 드물게 관찰된다.

[분포]
- 일부 외분비샘의 분비관(특히 땀샘 sweat gland 의 분비관)
- 난소(ovary)의 난포상피(follicular epithelium)
- 고환(testis)의 정세관상피(seminiferous epithelium)
- 내이(inner ear) 혈관줄무늬(stria vascularis)의 상피

**중층원주상피** 역시 여러 층의 상피로 구성되어 있으며 표층의 세포가 원주세포인 상피로서 드물게 관찰된다.

[분포]
- 일부 외분비샘의 분비관
- 요도(urethra)의 일부

### 실습 2-마-(1) 중층입방상피 – 난포상피(Follicular epithelium)

[표본] 난소(ovary), H., H-E

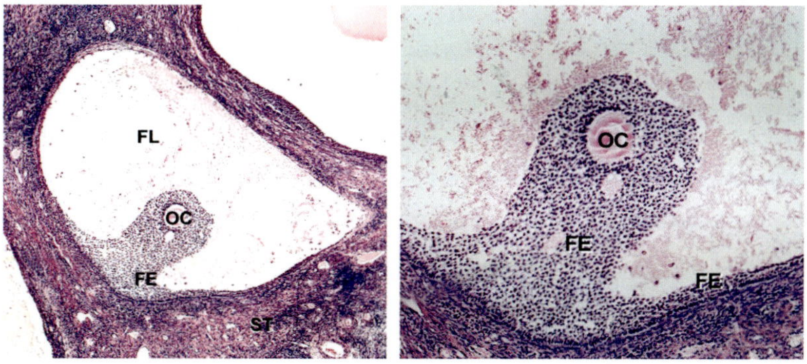


×40 ×100

FE : 난포상피(follicular epithelium)
OC : 난모세포(oocyte)
FL : 난포 내강(follicular lumen)
ST : 지질(stroma)

저배율 소견

난소에서 표면상피의 바로 내부에 있는 구조를 피질(cortex)이라고 하며 이 부위에는 무수히 많은 **난포**(ovarian follicle)가 있다. 난포는 여러 발달단계로 나누어지며 그 형태도 다양하지만 대체적으로 **난모세포**(oocyte)를 한 층 이상의 상피세포가 둘러싸고 있는 형태로 관찰된다.

비교적 큰 난포를 찾으면 이 난포의 **난모세포**를 둘러싼 상피는 대부분 **중층입방상피**이다.

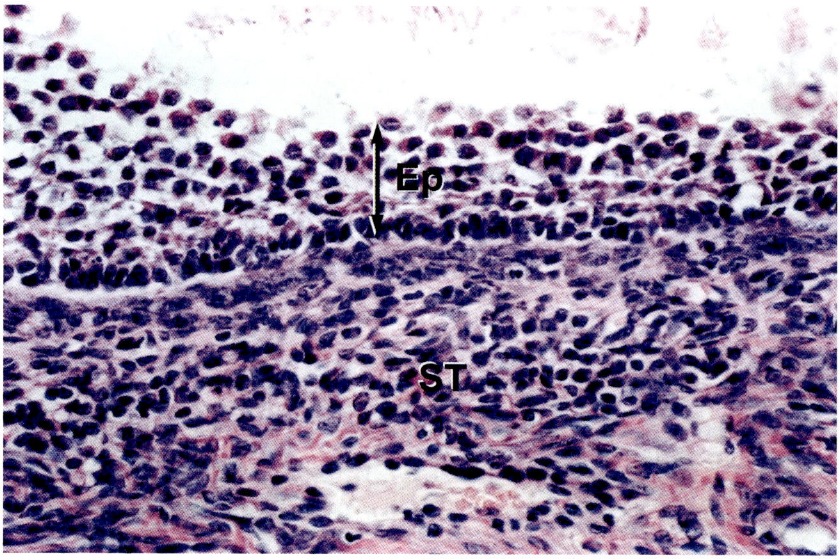


×400

Ep : 상피(epithelium) ST : 결합조직 지질(connective tissue stroma)

고배율 소견

상피세포는 여러 층으로 구성되어 있으나 표층세포를 포함한 세포 각각의 형태는 **입방세포**의 전형적인 형태로 관찰된다. 세포 전체의 모양은 정사각형에 가까우며 핵이 중앙에 위치한다.

## 실습 2-바. 거짓중층원주상피(Pseudostratified columnar epithelium)

모든 세포들이 기저막에는 닿아 있으나 일부의 세포만이 자유표면에 닿아있고 자유표면에 도달하지 못하는 세포가 있는 상피이며, **거짓중층상피**는 **거짓중층원주상피** 한 종류 밖에 없다.

자유표면에 닿아있는 세포와 그렇지 못한 세포는 핵의 위치에 차이가 있고 세포질의 경계는 뚜렷하지 않기 때문에 여러 층으로 이루어진 상피처럼 보인다.

[분포]

(1) **호흡관**(Respiratory tract) 및 부속구조의 상피

1. 호흡관
   - 비강(nasal cavity), 코인두(nasopharynx), 후두(larynx)
   - 기관(trachea), 기관지(bronchus), 세기관지(bronchiole)의 일부
2. 부속구조
   - 부비동(paranasal sinus), 중이관(Eustachian tube)

(2) **남성생식관**(Male genital tract) 및 부속샘(accessary gland)의 상피

1. 남성생식관
   - 부고환관(ductus epididymis), 정관(ductus deferens), 사정관(ejaculatory duct)
2. 부속샘
   - 정낭(seminal vesicle)과 전립샘(prostate gland)의 일부 상피

### 실습 2-바-(1) 거짓중층섬모원주상피(Pseudostratified ciliated columnar epithelium)

[표본] 기관(*trachea*), H., H-E

저배율 소견

인간의 기관은 저배율로도 한 시야에 들어오지 않고 육안으로도 어느 정도 그 구조를 구별할 수 있다. 상피는 내강에 면해 있으며 밑의 결합조직과 쉽게 구별된다. 결합조직에는 기관샘(tracheal gland)이 관찰되기도 하며 그 아래에는 연골(cartilage)이 있다.

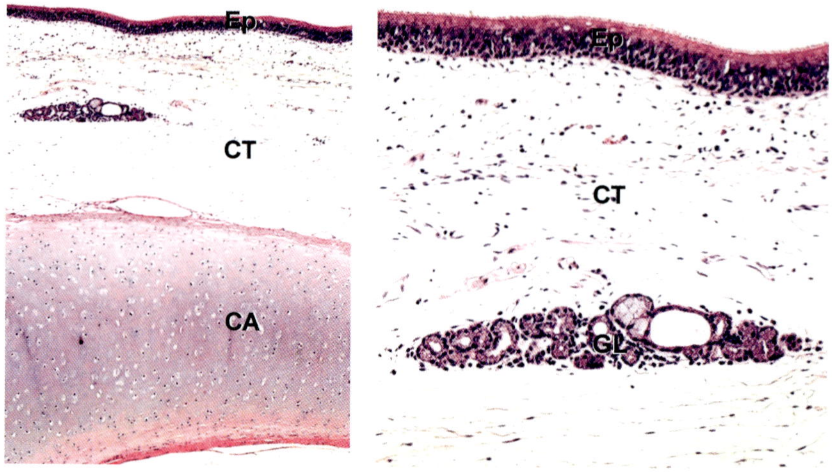


×40

Ep : 상피(epithelium)
CA : 연골(cartilage)
CT : 결합조직(connective tissue)
GL : 기관샘(tracheal gland)

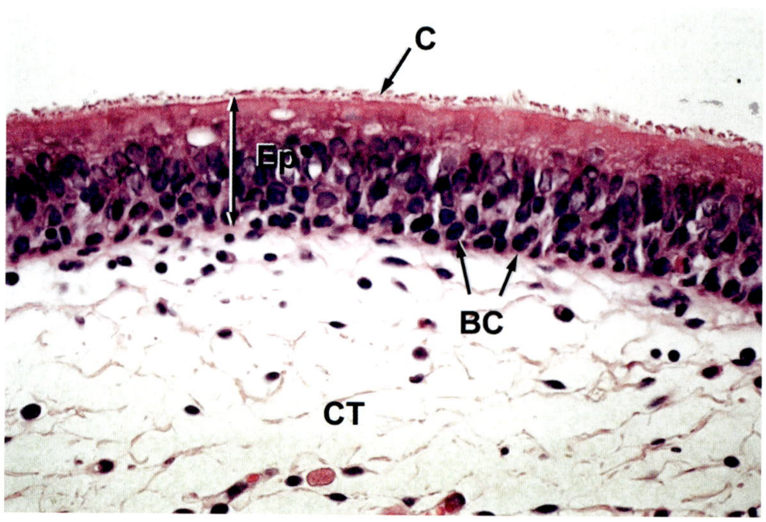


×400

Ep : 상피(epithelium)
BC : 기저층세포(basal cell)
C : 섬모(cilia)
CT : 결합조직(connective tissue)

고배율 소견

상피세포는 3-4층으로 구성된 것 같이 나타나며, 상피의 중간중간에 H-E 염색으로는 염색이 안되는 술잔세포(goblet cell)의 세포질이 나타난다. **표층세포**(superficial cell)에는 섬모(cilia)가 관찰되며, **기저층 세포**는 핵이 둥글고 보다 농축형으로 나타나는 점에서 다른 세포와 구별된다.

단층원주상피가 정접절단(tangential section)되었을 경우 거짓중층상피와 비슷하게 보이지만 기저층에 있는 세포의 형태를 보면 단층원주상피는 핵의 형태가 표면 쪽에 있는 세포와 같다. 그러나 거짓중층상피는 표층세포와 기저층세포의 핵의 형태에 차이가 있다.

상피와 결합조직 사이에는 비교적 두껍기 때문에 뚜렷하게 구별되는 **기저막**(basement membrane)이 있다.

### 실습 2-바-(2). 거짓중층원주상피세포(Pseudostratified columnar epithelium)

[표본] 부고환(*epididymis*), H., H-E

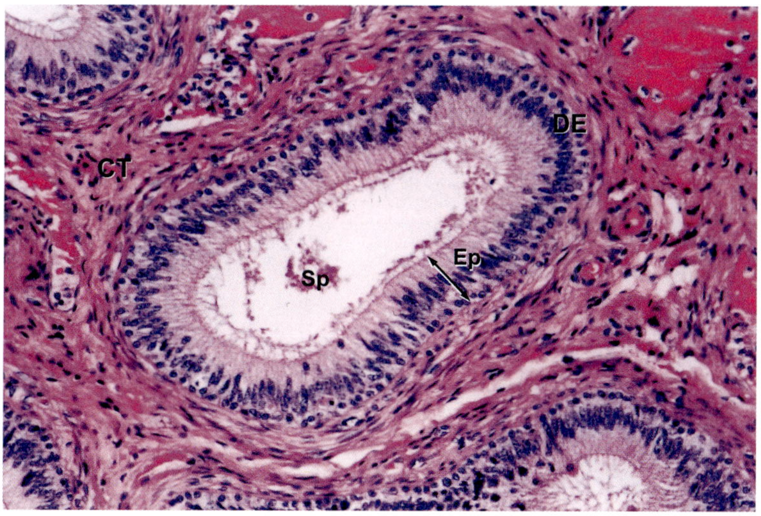


×200

Ep : 상피(epithelium)　DE : 부고환관(ductus epididymidis)
CT : 결합조직(connective tissue)　Sp : 정자(sperm)

저배율 소견

부고환은 **부고환관**(ductus epididymis)이라고 하는 하나의 관이 무수히 꼬여서 이루어진 구조로 표본에서는 수많은 가로절단 또는 경사절단(oblique section)된 관의 형태로 나타난다. 관의 내강에는 편모(flagella)가 있는 작은 염기호성의 세포가 보이는 경우가 많은데 이는 **정자**(sperm)이다. 내강 쪽에 면한 상피는 결합조직과는 쉽게 구별된다.

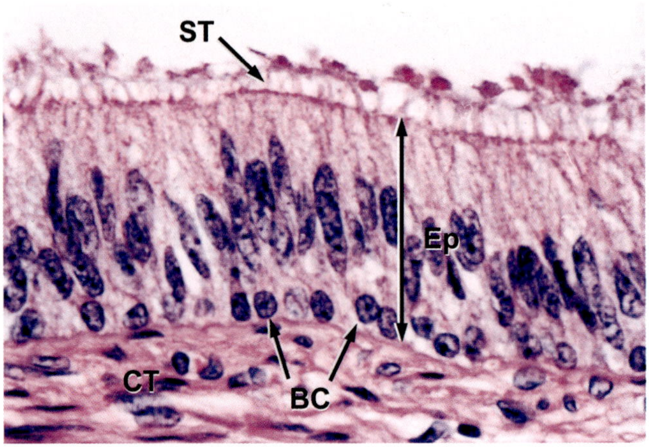


×800

Ep : 상피(epithelium) BC : 기저층세포(basal cell)
ST : 부동모(stereocilia) CT : 결합조직(connective tissue)

고배율 소견

상피는 부고환관(ductus epididymis) 내강에 면해 있으며 **거짓중층원주상피**이다. 세포는 대부분이 긴 원주형의 표층상피세포이며 기저층 상피세포는 표층상피의 아래쪽에 드문드문 또는 열을 지어 나타난다. **표층상피세포**는 핵이 타원형이며 세포 전체로 보아서는 중간 이하에 위치하고 있고 자유표면 쪽에는 **부동모**(stereocilia) 라는 길고 얇은 돌기가 관찰된다.

**기저층상피세포**는 작으며 핵은 원형이다. 두 가지 세포가 뚜렷하게 구분되어 보이므로 두 층 정도로 관찰된다. 기저막은 뚜렷한 편이다.

## 실습 2-사. 이행상피(Transitional epithelium)

몇 층의 세포로 구성되어 있으며, 기저막쪽의 상피세포는 원주형 및 입방형이고 **자유표면쪽의 상피세포**는 상태에 따라 형태의 변화가 있으나 일반적으로는 매우 크고 핵이 두 개 있는 세포가 자주 관찰된다. 수축되었을 때는 여러 층으로 보이며, **최외층**의 **세포**는 표면쪽은 둥글게 보이고 매우 크게 나타나지만 이완되었을 경우에는 세포층이 2~3층으로 적어지며 가장 바깥 층의 세포도 보다 편평하게 나타난다.

처음에는 중층편평상피와 중층원주상피의 중간형이라고 하여 이행상피라고 명명되었으나 전자현미경적 연구(Petry & Amon, 1966)에 의하면 일종의 거짓중층상피 라고도 해석되고 있다.

[분포]

비뇨관(urinary tract)

- 신장술잔(renal calyx)
- 요관(ureter)
- 방광(urinary bladder)
- 요도(urethra)

### 실습 2-사-(1) 이행상피(transitional epithelium)

[표본] 방광(*urinary bladder*), H., H-E

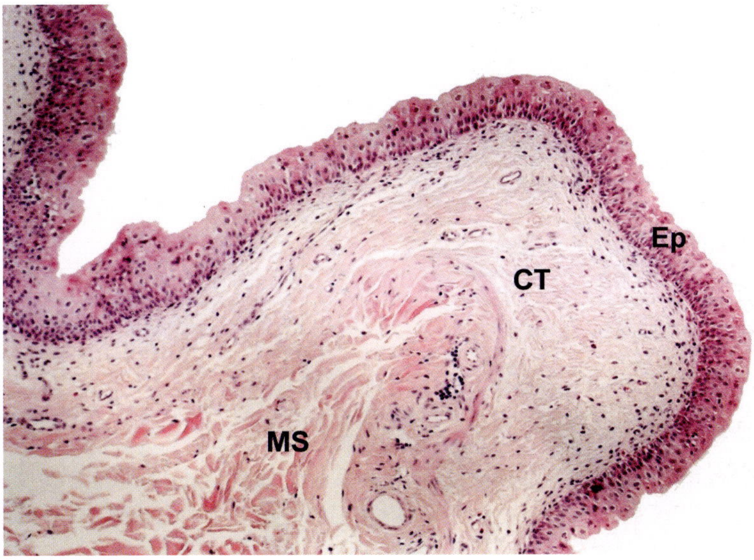


×100

Ep : 상피(epithelium)　　CT : 결합조직(connective tissue)
MS : 근육층(muscle layer)

저배율 소견

방광은 관상구조이며 상피는 결합조직과 뚜렷하게 구분된다. 내강은 안에 오줌이 차 있을 때는 원형으로 나타나지만 오줌이 없을 때는 얇고 주름잡힌 형태로 관찰된다.

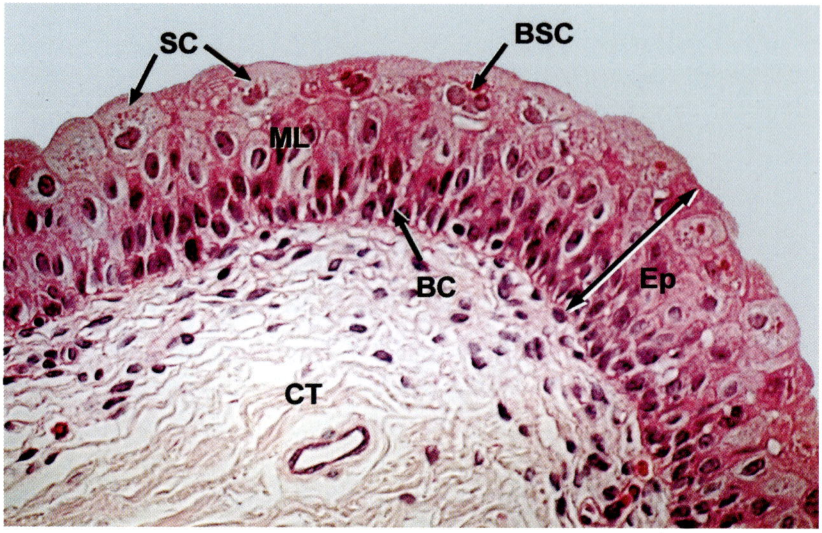


×400

Ep : 상피(epithelium)
ML : 중간층세포(middle layer cell)
BSC : 이핵(binucleated) 표층세포
SC : 표층세포(superficial cell)
BC : 기저층세포(basal cell)
CT : 결합조직(connective tissue)

고배율 소견

**표층세포** : 상피세포 중 가장 크며 우산을 편 모양과도 같게 보이므로 우산세포(umbrella cell)라고도 한다. 수축되었을 경우에는 표면쪽이 둥글고 세포간격이 좁지만 이완되었을 경우에는 편평세포와 같이 넓게 퍼진다. 핵은 둥글거나 타원형이며, 포상핵형이고 핵이 두 개 있는 이핵세포(binucleated cell)가 자주 관찰된다.

**중간층세포** : 대체적으로 입방형이며 핵은 둥글고 포상형이다. 표층세포에 비해서는 상당히 작은 편이다.

**기저층세포** : 원주형 또는 입방형이며 핵은 작고 타원형이며 짙게 염색된다.

# 3 샘상피 (Glandular Epithelium)

물질을 생신하여 이를 세포 밖으로 분비(secretion)하는 세포를 샘세포라고 하며 이러한 세포들이 모인 집단을 **샘상피**라고 한다. **샘**(gland)이란 주로 샘상피로 구성된 기관을 말한다.*

* 샘은 상피성의 조직인 실질(parenchyma)과 결합조직성인 지질(stroma) 및 약간의 신경조직과 근육조직 그리고 혈관, 림프관 등으로 구성되어 있다.

샘은 외분비샘과 내분비샘으로 나누어 진다.

1) 외분비샘 (Exocrine gland)

세포내에서 만들어진 물질을 상피표면으로 분비하는 구조로 분비물은 **관**(duct)을 통해서 또는 직접 상피표면으로 분비된다.

2) 내분비샘 (Endocrine gland)

세포내에서 만들어진 물질을 **혈관**(blood vessel)이나 림프관(lymphatic vessel)을 통해 분비하여 신체의 각 장기로 보내는 샘을 말한다.

## 샘의 기원 (Origin of gland)

샘은 덮개상피에서 발생되었으며, 그 형태학적인 특징도 상피와 동일하기 때문에 상피의 일부로 분류한다. 샘조직(glandular tissue)은 상피의 일부가 함입(invagination)되어 형성된 구조로 외분비샘은 덮개상피와 이어진 구조가 분비관(secretory duct)으로 분화되어 그대로 남아 있으며 상피의 특징을 그대로 지니고 있으나, 내분비샘의 경우에는 상피와 이어지는 원래의 발생학적 연결구조가 소실되었고 일부 상피의 특징도 찾아 볼 수 없다. 즉, 갑상샘(thyroid gland)과 같은 내분비샘은 이차적으로 내강이 형성되어 상피의 특성이 그대로 남아있지만 다른 내분비샘의 경우에는 내강이 없으며 혈관도 조직 내로 들어와 있다. 그러나 세포의 기본형태와 세포의 밀집, 극성 등의 특징은 그대로 남아있어 상피의 특징을 갖추고 있다(내분비샘은 제18장 '내분비샘'을 참조).

## 외분비샘의 분류 (Classification of Exocrine Gland)

외분비샘은 그 형태에 따라 다음과 같이 여러 가지로 분류할 수 있다.

1) 샘을 이루는 세포의 수에 따라

1. **단세포샘**(Unicellular gland): 세포 단독으로 분비작용을 하는 하나의 세포로 구성된 샘을 말하며 소화관(digestive tract)이나 호흡관(respiratory tract)의 술잔세포(goblet cell)가 이에 속한다.
2. **다세포샘**(Multicellular gland): 여러 세포로 구성된 샘으로 대부분의 샘은 다세포샘이다.

2) 분비부와 분비관의 분지 형태에 따라

가) 분비부(secretory portion)의 형태에 따라

1. **관상샘**(Tubular gland): 분비부의 끝부분이 그대로 관상구조인 경우
2. **포상샘**(Alveolar or acinar gland): 분비부의 끝부분이 원형 또는 타원형의 낭(sac)을 이루는 경우
3. **관포상샘**(Tubuloalveolar gland): 분비부의 끝부분은 포상샘이며 상피쪽의 분비부는 관상샘인 경우

* 낭상샘(saccular gland): 포상샘으로 내강이 넓어져 있는 경우이며 포상샘에 포함시키기도 한다.

* 일반적으로 alveolus 와 acinus 는 동의어로 쓰이지만 저자에 따라서는 alveolus가 포상과 낭상(saccular)을 함께 지칭하는 경우에 쓰이기도 하고, alveolus와 saccule이 동의어로 사용되기도 한다.

나) 분비관의 분지형태에 따라

1. **단순샘**(Simple gland): 분비관이 분지하지 않는 경우 분비부만 분지되고 분비관은 하나인 경우는 단순분지샘(simple branched gland)이라고 한다.
2. **복합샘**(Compound gland): 분비관이 분지하는 경우

이 두가지 방법을 종합하면 다음과 같이 외분비샘을 분류할 수 있다.

가. 단순샘(Simple gland)
1. 단순관상샘(simple tubular gland)
① 단순(곧은)관상샘(simple [straight] tubular gland)
② 단순나선관상샘(simple coiled tubular gland)
③ 단순분지관상샘(simple branched tubular gland)
2. 단순포상샘(simple acinar or alveolar gland)
① 단순포상샘(simple acinar or alveolar gland)
② 단순분지포상샘(simple branched alveolar gland)
나. 복합샘(Compound gland)
1. 복합관상샘(compound tubular gland)
2. 복합포상샘(compound alveolar gland)
3. 복합관포상샘(compound tubuloalveolar gland)

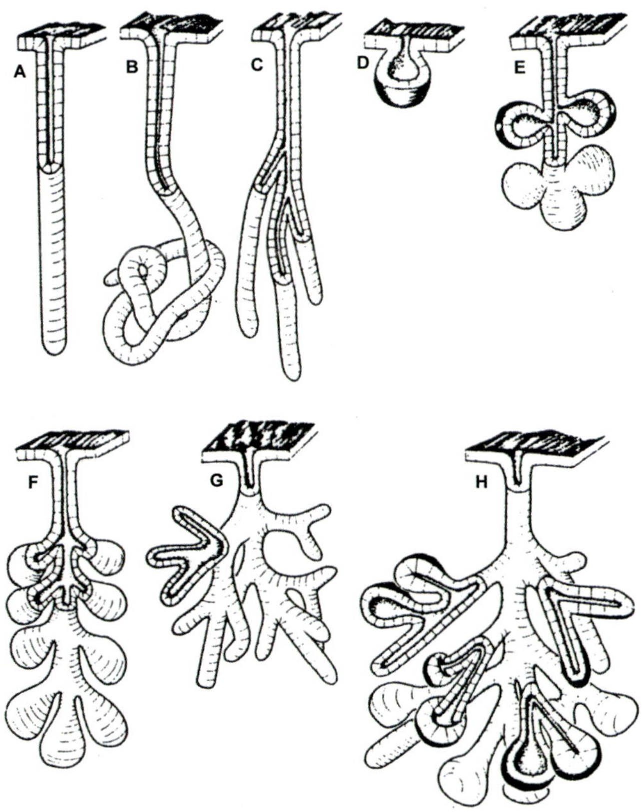


그림 3-66. 외분비샘의 분류

A. 단순곧은관상샘(simple straight tubular gland) B. 단순나선관상샘(simple coiled tubular gland)
C. 단순분지관상샘(simple branched tubular gland) D. 단순포상샘(simple acinar or alveolar gland)
E. F. 단순분지포상샘(simple branched alveolar gland) G. 복합포상샘(compound alveolar gland)
H. 복합관포상샘(compound tubuloalveolar gland)

1. **단순곧은관상샘**(Simple tubular gland)
   분비부가 바로 분비관이 되며 곧은 분비관(straight tubule)이 상피표면으로 직접 개구한다.
   (예) 장샘(intestinal gland, crypt of Lieberkühn).
2. **단순나선관상샘**(Simple coiled tubular gland)
   분비부가 심하게 나선상으로 굴곡되어 있으며 분비관은 분지하지 않는 경우이다.
   (예) 땀샘(sweat gland)
   * 부분분비땀샘(apocrine sweat gland)은 그 형태가 땀샘과 비슷하나 분비부가 분지되며 내강이 매우 넓어 단순분지낭상샘(simple branched saccular gland)의 구조를 하고 있다.
3. **단순분지관상샘**(Simple branched tubular gland)
   분비부만이 두 개 또는 그 이상의 가지로 분지되는 샘이다.
   (예) 위(stomach)의 고유위샘(gastric gland)과 유문샘(pyloric gland), 자궁(uterus)의 자궁샘(uterine gland)
4. **단순포상샘**(Simple acinar or alveolar gland)
   분비관은 분지하지 않고 분비부는 끝부분이 확장되어 둥근 포상으로 나타나는 경우이다. 포유류 이상의 동물에서는 나타나지 않는다.
5. **단순분지포상샘**(Simple branched acinar or alveolar gland)
   분비부만이 분지되는 포상샘이다.
   (예) 피지샘(sebaceous gland), 눈꺼풀판샘(Meibomian gland)
   * 부분분비땀샘(apocrine sweat gland)도 보통 단순분지포상샘에 포함시킨다.
6. **복합관상샘**(Compound tubular gland)
   분비관이 분지되며 분비부는 관상샘인 경우이다.
   (예) 구강의 작은침샘(minor salivary gland) 중의 순수점액샘(pure mucous gland)
   식도분문샘(esophageal cardiac gland)
   위의 분문샘(cardiac gland)
   십이지장샘(duodenal gland of Brunner)
   요도샘(urethral gland of Littre)
   작은전정선(minor vestibular gland)
   신장세관(tubule of kidney)
   * 분비부가 서로 이어져 있는 고환의 정세관(seminiferous tubule)도 복합관상샘의 한 변형이라고 할 수 있다.
7. **복합포상샘**(Compound acinar of alveolar gland)
   분비관이 분지되며 분비부는 포상샘인 경우이다.

(예) 젖샘(mammary gland)

8. **복합관포상샘**(Compound tubuloalveolar gland)

분비관은 분지되며 분비부의 종말부는 포상샘이고 근위부는 관상샘인 경우이다. 가장 널리 분포되어 있는 외분비샘의 종류이다. 특히 큰 샘은 대부분이 복합관포상샘이다.

(예) 대부분의 침샘(salivary glands)
췌장(pancreas)
고유식도샘(esophageal gland proper)
후각샘(olfactory gland of Bowmann)
호흡관의 샘(gland of respiratory tract)
요도망울샘(bulbourethral gland of Cowper)
큰전정샘(greater vestibular gland of Bartholin)
눈물샘(lacrimal gland)
전립샘(prostate gland)

(3) 분비물질의 화학적 성분에 따라

1. **점액샘**(Mucous gland): 분비물질이 점성(viscosity)이 높은 경우, 성분은 주로 점액다당류(mucopolysaccharide)이다.
2. **장액샘**(Serous gland): 분비물질이 점성이 없고 수분을 많이 함유한 경우, 성분은 주로 단백질이다.
3. **혼합샘**(Mixed gland): 점액과 장액을 함께 분비하는 경우

위의 세 종류의 외분비샘은 그 형태도 각각 다르다(실습 3-라 참조).

(4) 분비물질과 세포막과의 관계에 따라

1. **샘분비샘**(Merocrine gland): 분비물이 분비된 후에도 표면세포막의 유실이 없는 경우, 대부분의 샘은 여기에 속한다.
2. **부분분비샘**(Apocrine gland): 분비물이 분비되면 표면세포막과 세포질이 유실되는 경우

(예) 부분분비땀샘(apocrine sweat gland)

* 전자현미경적 연구에 의하면 부분분비샘의 세포막은 유실되지 않고 세포 내의 분비물만이 많이 배출될 뿐이지만 광학현미경하에서는 세포막이 유실되는 것처럼 보여 샘분비샘과 부분분비샘이 구분되므로 관습적으로 이 용어를 사용하고 있다.

3. **온분비샘**(Holocrine gland): 세포자체가 떨어져 나가 분비되는 경우

(예) 피지샘(sebaceous gland)

## 실습 3-가. 단세포샘(Unicellular gland)

[표본] 술잔세포(*goblet cell*), 소장(*small intestine*), 원숭이(monkey),
뮤시카민(mucicarmine)-헤마톡실린(hematoxylin)

저배율 소견

소장의 단층원주상피는 원주상피세포(columnar epithelial cell)와 **술잔세포**(goblet cell)로 구성되어 있다(실습 1-바, 2-다-(1) 참조).

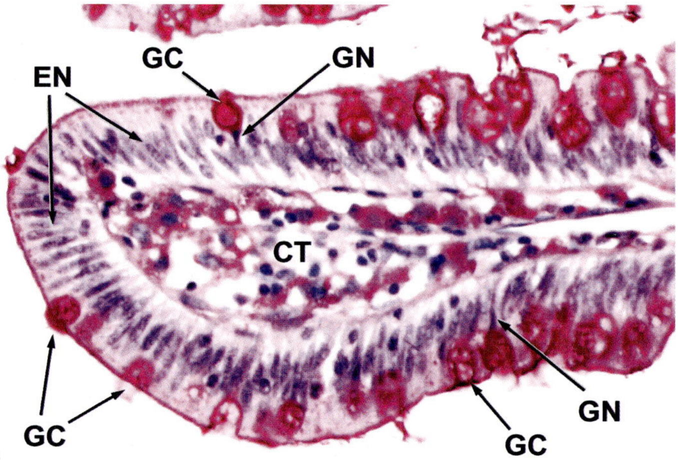


×200

GC : 술잔세포(goblet cell)　GN : 술잔세포핵(nucleus of goblet cell)
CT : 결합조직(connective tissue)　EN : 상피세포핵(nucleus of epithelial cell)

고배율 소견

**술잔세포**는 장(intestine)과 호흡관(respiratory tract)의 상피에 존재하며 장에서는 대장쪽으로 내려갈수록 그 숫자가 많아진다. 소장에서는 장융모와 창자움의 상피에서 모두 관찰되며, 표본에서는 **뮤시카민**(mucicarmine)에 의해 붉은 색으로 염색되기 때문에 쉽게 관찰할 수 있다.

**세포질** : 세포질은 대부분이 표면쪽에 위치하며 전체적으로 윗부분이 잘린 타원형의 구조이다. H-E 염색에서는 염색되지 않는 투명한 구조로 관찰되며 점액질염색(mucin stain)이나 PAS 반응염색에서는 양성으로 나타난다.

점액질염색중의 하나인 **뮤시카민**(mucicarmine) 염색에서는 적색으로 뚜렷이 관찰된다.

핵 : 농축형(condensed type)이며 매우 좁고 긴 타원형의 구조로 세포 전체적으로는 술잔(양주잔)과 비슷한(핵은 손잡이이고 세포질은 잔) 모양이기 때문에 술잔세포(goblet : 술잔)란 이름이 붙었다.

## 실습 3-나. 다세포샘 - 상피내샘 (Intraepithelial gland)

[표본] 위(*stomach*), H., H-E

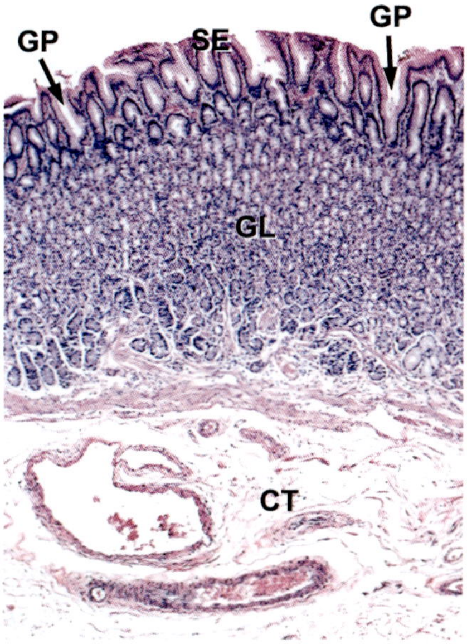


×40

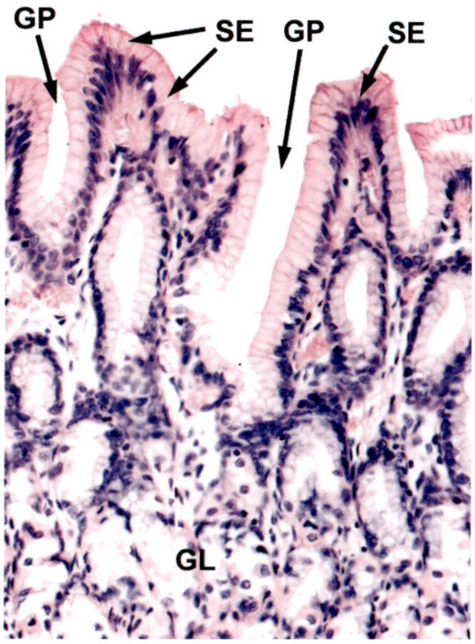


×400

SE : 표면상피(surface epithelium)
GP : 위오목(gastric pit)
CT : 결합조직(connective tissue)
GL : 위샘(gastric gland)

저배율 소견

위를 표면 쪽에서 관찰하면 작은 구멍이 있는 것을 볼 수 있다. 이는 위샘(gastric gland)의 개구부로 위오목(gastric foveola, gastric pit)이라고 하며, 이 부분을 제외한 나머지 상피는 표면상피세포(superficial epithelial cell)로 덮여 있다. 즉, 위에서 내강에 면한 세포가 위표면상피세포이다.

**위표면상피세포**는 술잔세포와 같이 상피층에 국한되어 있는 **상피내샘**(intraepithelial gland)이나 단독으로 떨어져 있지 않고 모여 있기 때문에 다세포샘(multi-cellular gland)이다.

고배율 소견

**위표면상피세포**는 원주세포(columnar cell)이며 표면 쪽의 세포질에는 점액질(mucin)이 있어 H-E 염색에서는 염색되지 않는 투명한 구조로 나타난다. 핵은 타원형이며 술잔세포에 비해서는 짙게 염색되지 않으나 위샘(gastric gland)의 세포들의 핵에 비해서는 이질염색질이 많은 편이다. 점액질을 제외한 세포질의 나머지 부분은 적으며 약한 산호성으로 염색된다.

위표면상피세포의 점액질은 술잔세포의 점액질과는 점액질의 화학적 조성이 다르며, 분비된 점액은 위산(gastric acid)과 단백질분해효소인 **펩신**(pepsin)에 의한 위조직의 손상을 방지하는 역할을 한다.

## 실습 3-다. 단순관상샘(Simple tubular gland)

[표본] 장샘(*intestinal gland*), 대장(*large intestine*), H., H-E

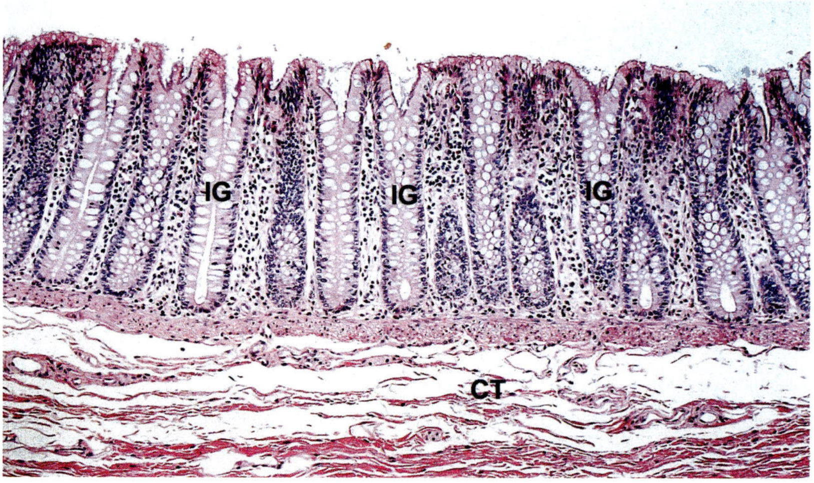


×100

IG : 장샘(intestinal gland)　　CT : 결합조직(connective tissue)

저배율 소견

대장에는 융모는 없으며 움(crypt) 모양의 장샘(intestinal gland, **리베르퀸**움 crypt of Lieberkühn)만이 있다. 장샘은 전형적인 단순관상샘으로 세로절단되면 중앙부에 수직방향의 내강이 있고 내강을 상피세포가 싸고있는 형태로 관찰된다.

표면에 대해 수직방향으로 모든 샘이 세로절단되기는 어렵고 수직으로 절단되어도 정접절단(tangential section)되어 내강이 나타나지 않는 경우도 있다. 샘이 약간 구부러져 있어 경사절단(oblique section)되어 나타나는 경우도 있으며 가로절단되어 나타나는 경우도 있다(실습 1-바. 경사절단 또는 가로절단된 창자움 참조).

장샘은 분비부와 분비관을 구별할 수 없으며 분비관의 세포도 분비세포이다.

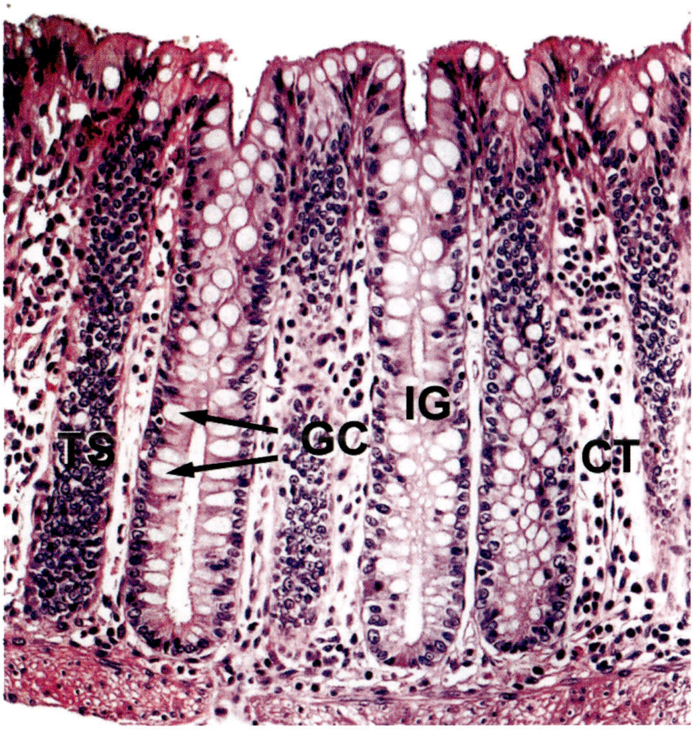


×400

IG : 장샘(intestinal gland)　　GC : 술잔세포(goblet cell)
TS : 정접절단(tangential section)된 장샘　　CT : 결합조직(connective tissue)

고배율 소견

대장 장샘의 상피는 단순원주상피이며 상피세포와 술잔세포로 구성되어 있다. 상피세포의 대부분은 술잔세포이다. H-E 염색에서 술잔세포의 세포질은 염색되지 않는 투명한 구조로 나타나지만 경계는 뚜렷한 편이고, 핵은 농축형이며 술잔의 손잡이 부분과 같이 매우 좁고 긴 타원형의 구조로 관찰된다.

## 실습 3-라. 장액샘, 점액샘 및 혼합샘 및 복합관포상샘(Serous gland, Mucous gland, Mixed gland and Compound tubuloalveolar gland)

[표본] 턱밑샘(*submandibular gland*), H., H-E

턱밑샘은 큰침샘(major salivary gland)중의 하나로 장액과 점액을 동시에 분비하는 혼합샘(mixed gland)이며 복합관포상샘(compound tubuloacinar gland)이다.

혼합샘에는 **장액샘포**, **점액샘포**, **혼합샘포**의 세가지가 있으며 혼합샘포에서는 **장액성반달**(serous demilune)을 관찰할 수 있다.

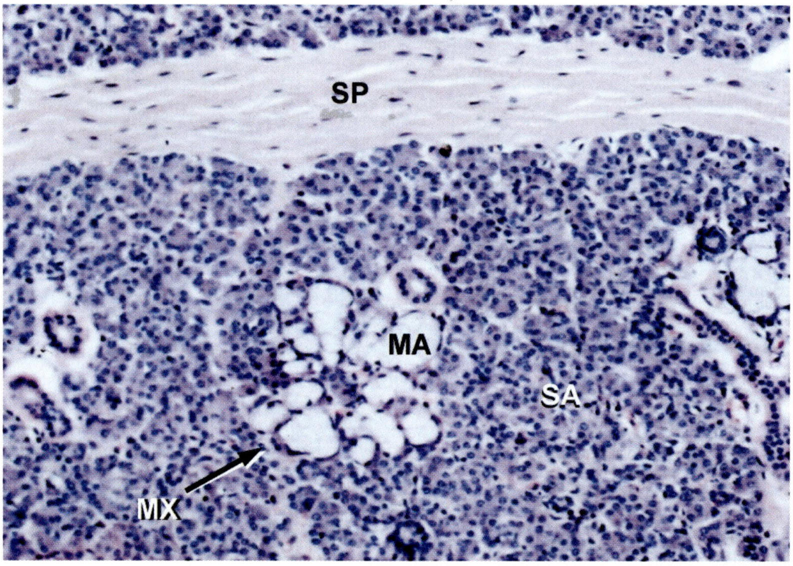


×100

MA : 점액샘포(mucous acini)
SA : 장액샘포(serous acini)
MX : 혼합샘포(mixed acini)
SP : 결합조직 격막(septa)

저배율 소견

턱밑샘을 저배율로 관찰하면 분비부인 **샘포**(acinus)와 **분비관**(secretory duct)이 관찰된다. 큰 분비관의 주위에는 결합조직인 지질(stroma)이 있어 샘포와 쉽게 구별된다.

샘포 중에는 짙게 염색되어 보이는 부분과 엷게 염색되어 보이는 부분이 있는데 전자는 **장액샘포**(serous acini)이고 후자는 **점액샘포**(mucous acini)이다.

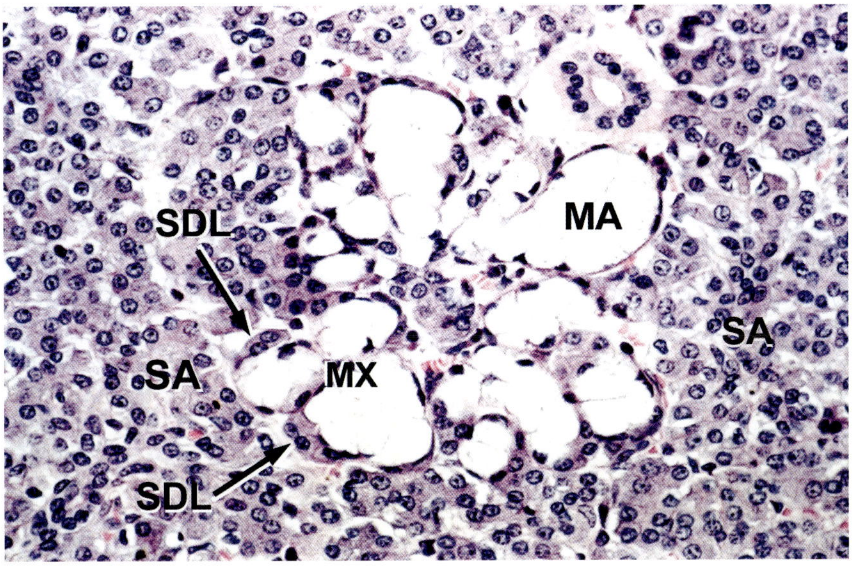


×400

MA : 점액샘포(mucous acini)
MX : 혼합샘포(mixed acini)
SDL : 장액성반달(serous demilune)
SA : 장액샘포(serous acini)

고배율 소견

**장액샘포**(Serous acini): 샘포의 내강은 작고 장액세포의 세포질은 염기호성으로 짙게 염색되며 내강쪽으로는 작은 과립이 존재한다. 핵은 기저부쪽에 위치하나 둥글고 포상형(vesicular type)이다. 세포사이의 경계는 불명확하다.

**점액샘포**(Mucous acini): 내강은 비교적 넓으며 세포는 대체적으로 입방형이고 장액세포 보다는 큰 편이다. 세포질은 H-E 염색에서는 거의 염색되지 않으며 점액질방울(mucigen droplet)로 가득 차 있고, 방울 사이사이에서 세포질의 일부만이 겨우 염색될 정도이다. 점액질은 PAS 반응염색이나 점액질염색(mucin stain)에서는 양성으로 나타나며 분비된 점액이 내강에 나타나는 경우도 있다.

핵은 세포의 기저부로 밀려 기저막과 거의 붙어 있으며 작고 농축형(condensed type)이다. 세포사이의 경계는 분명한 편이며 내강에 가까운 측면에는 종말막대(terminal bar)가 관찰되는 경우도 있다.

**혼합샘포**(Mixed acini)—**장액성반달**(Serous demilune): 혼합샘의 샘포의 종말부는 순수한 장액샘포도 있고 순수한 점액샘포도 있으며 이 두 가지가 혼재해 있는 경우도 있다.

한 샘포의 종말부에 두 종류의 샘포가 있는 경우의 장액샘포는 **장액성반달**(serous demilune)의 형태를 이룬다.

장액성반달은 점액세포의 종말부를 장액세포가 상현 또는 하현달 모양으로 싸고 있는 형태의 구조이다. 점액샘포는 보통의 점액샘포와 형태가 같으며 장액샘포도 보통 장액샘포와 같은 형태이지만, 반달 양측의 세포는 납작하고 핵도 좀 더 작다. 장액샘포는 점액세포 사이의 좁은 공간인 소관(canaliculi)을 통해 점액샘의 내강으로 장액을 분비한다.

표 3-1. 장액샘포와 점액샘포의 형태학적 차이

<table>
<tr><th colspan="3"></th><th>장액샘포</th><th>점액샘포</th></tr>
<tr><td colspan="3">내강</td><td>작다</td><td>크다</td></tr>
<tr><td colspan="3">소관(EM)</td><td>관찰된다</td><td>없다</td></tr>
<tr><td rowspan="5">분비세포의 형태</td><td rowspan="3">핵</td><td>위치</td><td>기저부나 기저막과는 거리가 있다.</td><td>기저막에 거의 붙어있다.</td></tr>
<tr><td>형태</td><td>원형</td><td>장축이 기저막에 평행한 타원형</td></tr>
<tr><td>염색질</td><td>진정염색질이 많다.</td><td>이질염색질이 많다.</td></tr>
<tr><td colspan="2">세포질</td><td>염기호성</td><td>염색되지 않아 투명하다.</td></tr>
<tr><td colspan="2">세포의 경계</td><td>불명확하다</td><td>비교적 뚜렷하다.</td></tr>
<tr><td colspan="3">분비물질의 성분</td><td>단백질</td><td>탄수화물</td></tr>
</table>

**근상피세포**(Myoepithelial cell)

분비샘포(secretory acini)의 기저부와 기저막 사이에 있는 세포로 전체의 모양은 방추형(spindle shape)이며 분비샘포의 기저표면에 평행으로 배열되어 있다. 핵은 세포의 방향과 평행으로 배열된 타원형이며 이질염색질이 많아 짙게 염색된다.

**분비관**(Secretory duct)

복합관포상샘의 분비관은 상당히 길고 부위에 따라 형태에 차이가 있다. 분비관은 샘의 소엽(lobule)과 엽(lobe)을 중심으로 **엽사이관**(interlobar duct), **소엽사이관**(interlobular duct), **소엽내관**(intralobular duct) 등으로 명명하기도 하나, 형태에 따라서는 **사이관**(intercalated duct)과 **줄무늬관**(striated duct)으로 나눈다.

① **사이관**(Intercalated duct): 샘포와 줄무늬관 사이의 관으로 단층입방상피로 덮여져 있으며 둘레에 근상피세포가 있는 경우도 있다.

② **줄무늬관**(Striated duct): 사이관에 연속된 관으로 단층원주상피로 구성되어 있다. 상피세포는 원주세포이나 보통과는 달리 핵이 중간에 위치하며 기저막 부위에는 세포의 장축에 평행한 다수의 줄무늬(striation)가 있다. 이 줄무늬는 기저주름(bassal infolding)이 광학현미경

하에서 나타난 것이며 줄무늬와 줄무늬 사이에는 **미토콘드리아**(mitochondria)가 많기 때문에 산호성으로 나타난다.

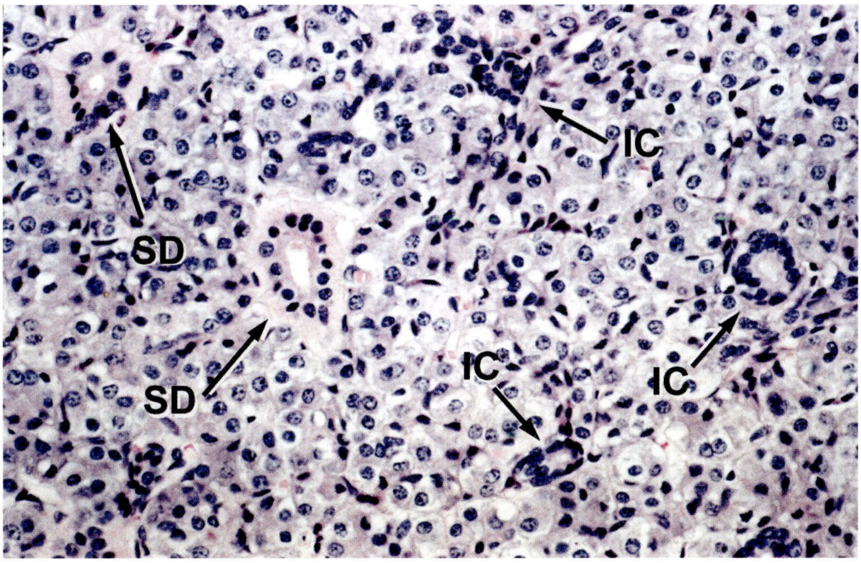


×400

SD : 줄무늬관(striated duct) IC : 사이관(intercalated duct)

## 실습 3-마. 온분비샘(Holocrine gland) — 피지샘(Sebaceous gland)

[표본] 피부(*skin*), 두피(*scalp*), H., H-E

저배율 소견

두피의 피부에는 많은 털(hair)이 있는 것이 특징적이다. 털의 피부 내부에 있는 구조를 털뿌리(hair root)라고 하며 털뿌리의 일부에는 피지샘이 개구된다.

피지샘(sebaceous gland)은 온분비샘(holocrine gland)이며 단순분지포상샘(simple branched alveolar gland)이다. 샘세포의 세포질에는 지방이 많아 염색이 되지 않으므로 털뿌리의 주위에 염색이 되지 않는 세포집단으로 나타난다.

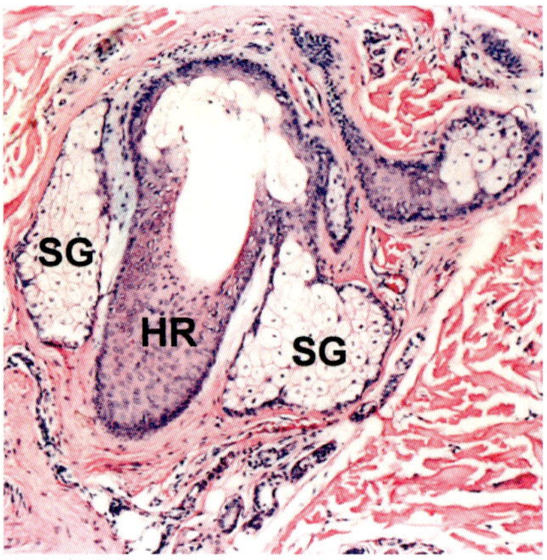


×40
HR : 털뿌리(hair root)

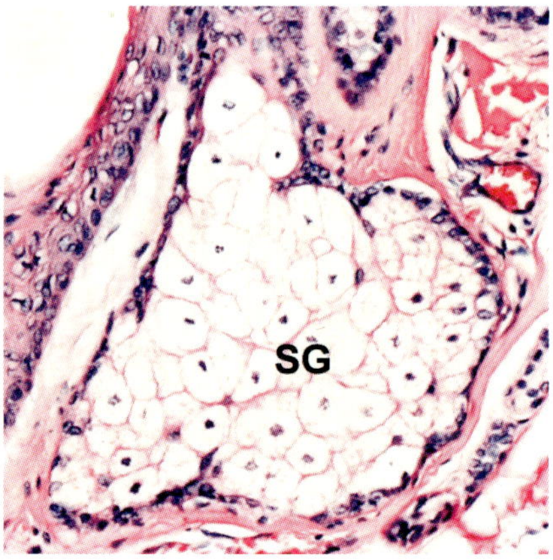


×100
SG : 피지샘(sebaceous gland)

고배율 소견

피지샘(sebaceous gland)의 구성세포는 피지샘세포이며 개구부는 털뿌리쪽이다.

**샘세포**(Glandular cell) (실습 1-나 참조)

기저막쪽에는 낮은 입방형이며 핵은 둥글고 세포질은 비교직 질게 염색되는 한 층의 세포층이 있다. 피지샘 샘포의 세포들은 세포질은 지방(fat)으로 가득 차 보통의 H-E 염색에서는 염색이 되지 않으며, 지방과립 사이의 세포질과 세포의 경계만이 관찰된다. 핵은 기저부에서는 진정염색질이 많지만 점차 없어져 핵농축(pyknosis) 상태로 변화하고 점차 작아져 결국에는 핵이 없어지는 **아포토시스** 과정을 밟는다.

핵이 소실되어 죽은 피지샘 세포는 떨어져 나가 분비관을 통해 분비되어 피지(sebum)가 된다. 이와같이 세포 전체가 탈락되며 분비물이 되는 샘을 온분비샘(holocrine gland)이라고 한다.

## 참고 : 부분분비땀샘(Apocrine sweat gland)

[표본] 겨드랑(*axilla*), H., H–E

부분분비샘의 대표적인 예로는 겨드랑(axilla)과 외음부(genital region)에 있는 부분분비 땀샘을 들 수 있다. 젖샘(mammary gland)도 부분분비 땀샘의 한 변형이라고 볼 수 있다.

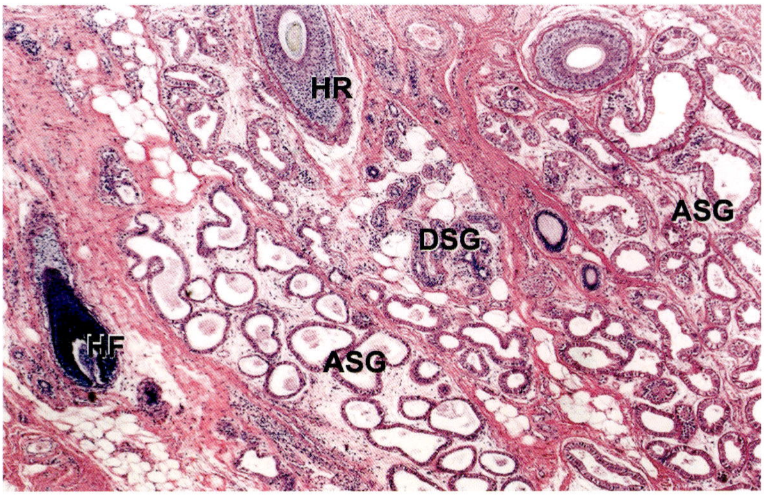


×40

ASG : 부분분비땀샘(apocrine sweat gland)
HR : 털뿌리(hair root)
DSG : 땀샘 분비관(duct of sweat gland)
HF : 털주머니(hair follicle)

부분분비땀샘은 보통의 땀샘에 비해 내강이 매우 크고, 분비세포는 대체적으로 입방상피이며 세포질은 산호성이다. 분비관은 보통의 땀샘과 같이 나선상으로 꼬여 있으나 내강은 넓다.

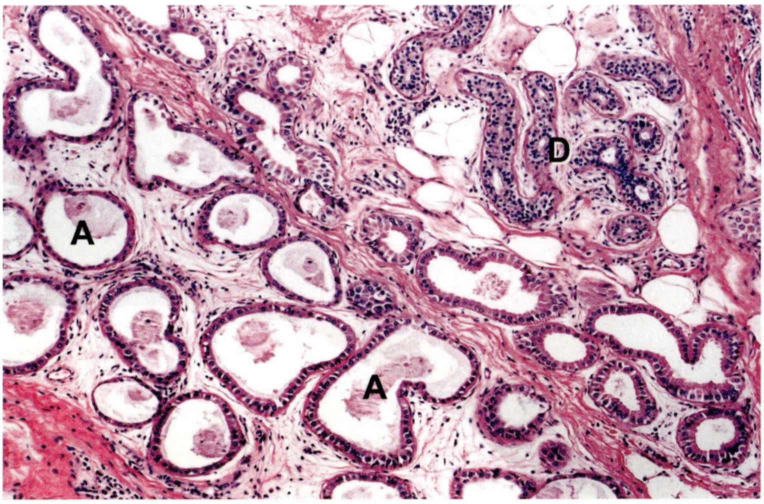


×200

A : 분비부(secretory portion) : 샘포(acinus)
D : 분비관(duct)

# 4 고유결합조직 (Connective Tissue Proper)

결합조직은 많은 세포사이물질(intercellular substance)과 다양한 종류의 세포로 구성된 조직으로 신체의 거의 모든 장기와 조직을 지지해 주고 결합해 주는 역할을 한다.

결합조직의 세포사이물질은 세포외기질(extracellular matrix)이라고도 하며, 형태학적으로는 섬유형태의 결합조직섬유(connective tissue fibers)와 정해진 형태가 없는 무형질(amorphous ground substance)로 구성되어 있다.

결합조직섬유는 광학현미경하에서 **아교섬유**(collagen fiber), **탄력섬유**(elastic fiber), **세망섬유**(reticular fiber)의 세 가지 형태로 분류되며, 아교섬유와 세망섬유는 아교질(collagen), 탄력섬유는 탄력소(elastin)라는 섬유성 단백질로 구성되어 있다.

아교질(collagen)은 여러 종류(12종류 이상)의 연관된 단백질로 I형에서 V형까지가 잘 알려져 있다. 이 중 I형 아교질은 대부분의 결합조직에 분포하며 아교섬유(collagen fiber)의 구성 성분이 되고, II형 아교질은 연골(cartilage)에 분포한다. III형 아교질은 세망섬유(reticular fiber)를 구성하는 성분이며, IV형 아교질은 기저막(basement membrane)의 성분이고 V형 아교질은 태반(placenta)의 기저막에 존재한다. 탄력소(elastin)는 **데스모신**(desmosine)과 **아이소데스모신**(isodesmosine)이라는 특수한 **아미노**산을 함유한 고무같은 성질의 단백질로 전자현미경에서는 무정형의 구조로 나타나며 이 주위를 직경 14 nm 정도의 미세원섬유(microfibrils)가 둘러싸 탄력섬유를 형성한다.

무형질의 성분은 대부분이 단백당(proteoglycan)과 당단백질(glycoprotein)이다. 단백당은 중심단백질(core protein)에 **글라이코스아미노글라이칸**(glycosaminoglycan)이 시험관 닦는 솔의 털과 같이 무수히 붙어 있는 구조로 되어 있다. **글라이코스아미노글라이칸**은 **우론**산(uronic acid; **글루쿠론**산 glucuronic acid 또는 **이드우론**산 iduronic acid) 또는 **갈락토스**(galactose)에 **헥소스아민**(hexosamine; **글루코사민** glucosamine 또는 **갈락토사민** glactosamine)이 연결된 단위구조가 계속 반복되어 연결된 선형의 다당류로 대부분이 황산화되어 있으며, 반복되는 단위구조를 형성하는 **헥스우론**산과 **헥소스아민**의 종류에 따라 황산화**콘드로이틴**(chondroitin sulfate), 황산화**더마탄**(dermatan sulfate), 황산화**헤파란**(heparan sulfate), 황산화**케라탄**(keratan sulfate), **하이알루론**산(hyaluronic acid) 등으로 분류된다. 당단백질은 단백질이 주성분이며 여기에 탄수화물이 부착되어 있는 것으로 **파이브로넥틴**(fibronectin), **콘드로넥틴**(chondronectin), **라미닌**(laminin) 등이 있다.

조직액(tissue fluid)도 세포외기질의 일부이며, 섬유성 단백질의 용해성 전구물질(soluble precursor), 혈액에서 걸러져 나온 물질, 기타 세포에서 분비된 물질 등이 함유되어 있다.

결합조직세포의 종류는 매우 다양하며 그 형태도 일정하지 않고, 조직의 종류와 상태에 따라 세포의 분포가 변화된다. 결합조직세포는 그 수와 위치가 비교적 고정되어 있는 세포(고정세포 fixed cell, resident cell)와 특수한 상태에서 많이 나타나는 세포들(자유세포 wandering cell, immigrant cell)로 나눌 수 있다.

고정된 세포에는 **섬유모세포**(fibroblast), **비만세포**(mast cell), **고정큰포식세포**(fixed macrophage, histiocyte), **세망세포**(reticular cell), **지방세포**(fat cell, adipose cell), **연골세포**(chondrocyte), **뼈세포**(osteocyte), **색소세포**(pigment cell) 등이 있으며 **혈관주위세포**(pericyte)와 **평활근세포**(smooth muscle cell) 등이 여기에 속하기도 한다.

특수한 상태, 즉 염증(inflammation) 또는 조직손상(tissue injury)시 많이 나타나는 세포에는 백혈구(leukocyte, white blood cell)를 위주로 한 혈구세포, 자유큰포식세포(free or wandering macrophage), 형질세포(plasma cell) 등이 있다. 이 세포들은 염증반응이 가라앉으면 조직에서 없어진다. 그러나 일부의 결합조직에서는 정상적인 경우에도 약간의 **림프구**(lymphocyte), **형질세포**(plasma cell), **산호성백혈구**(eosinophil) 등이 관찰되기도 한다.

## 결합조직의 분류

결합조직은 세포외기질(extracellular matrix)의 형태와 물리적 특성에 따라 고유결합조직(connective tissue proper), 연골조직(cartilage), 뼈조직(bone, osseous tissue), 혈액(blood)으로 크게 분류된다.

고유결합조직은 세포외기질이 주로 섬유성 단백질(아교질 collagen, 탄력소 elastin)로 구성되어 있는 섬유성결합조직과 특수한 세포와 기질로 이루어진 특수고유결합조직으로 나누어지며, 특수고유결합조직에는 지방조직(adipose tissue), 세망조직(reticular tissue), 색소조직(pigment tissue) 등이 있다.

섬유성결합조직은 세포성분과 섬유성분의 비율에 따라 **성긴결합조직**(loose connective tissue)

과 **치밀결합조직**(dense connective tissue)으로 분류된다. 상대적으로 섬유성분이 많고 세포성분이 적은 고유결합조직이 치밀결합조직이며, 섬유성분이 적고 세포성분이 많은 고유결합조직은 성긴결합조직이다. 치밀결합조직은 다시 섬유성분의 배열에 따라 **치밀규칙결합조직**(dense regular connective tissue)과 **치밀불규칙결합조직**(dense irregular connective tissue)으로 나누어진다. 섬유의 성분이 주로 탄력섬유인 경우에는 **탄력결합조직**(elastic connective tissue)이라고 한다.

그 외에 조직이 형성되는 시기에 따라 **배자결합조직**(embryonic connective tissue)과 **성인결합조직**(adult connective tissue)으로 나누기도 한다.

모든 결합조직은 배자결합조직인 중간엽조직(mesenchymal tissue)으로부터 기원되며 중간엽조직은 점차 다른 성인결합조직으로 분화된다. 중간엽조직의 한 변형으로 **점액성결합조직**(mucoid connective tissue)이 있다.

표 4-1. 결합조직의 분류

- 성인결합조직 (Adult Connective Tissue)
  - 고유결합조직 (Connective Tissue Proper)
    - 섬유성결합조직 (fibrous connective tissue)
      - 성긴결합조직 (loose connective tissue)
      - 치밀결합조직 (dense connective tissue)
        - 치밀규칙결합조직 (dense regular connectivee tissue)
        - 치밀불규칙결합조직 (dense irregular connective tissue)
      - 탄력결합조직 (elastic connective tissue)
    - 특수고유결합조직 (specialized connective tissue proper)
      - 지방조직 (adipose or fatty tissue)
      - 세망조직 (reticular tissue)
        - 림프조직 (lymphatic tissue)
        - 혈구형성조직 (hemopoietic tissue)
      - 색소조직 (pigment tissue)
  - 특수결합조직(specialized connective tissue)
    - 연골조직 (Cartilagenous Tissue, Cartilage)
    - 뼈조직 (Osseous Tissue, Bone)
    - 혈액 (Blood)
- 배자결합조직 (Embryonic Connective Tissue)
  - 중간엽조직 (mesenchymal tissue)
  - 점액성결합조직 (mucoid connective tissue)

**고유결합조직 (Connective Tissue Proper)**

고유결합조직은 인체의 조직과 조직, 기관과 기관, 기관과 조직 사이를 결합, 지지해 주는 조직으로 기계적인 지지작용 외에 혈액과 조직간의 대사물질 교환, 지방세포를 통한 잉여에너지의 저장, 감염(infection)으로부터의 방어, 손상된 부위의 재생 등 중요한 기능을 한다.

표 4-2. 고유결합조직의 조직학적 성분

- 세포성분 (cellular elements)
  1. 고정세포 (fixed or resident ceell)
     - 섬유모세포 (fibroblast)
       - 섬유세포 (fibrocyte)
     - 세망세포 (reticular cell)
     - 지방세포 (adipose or fat cell)
     - 고정큰포식세포 (fixed macrophage)
     - 비만세포 (mast cell)
     - 색소세포 (pigment cell)
     - 혈관주위세포 (pericyte)
     - 평활근세포 (smooth muscle cell)
     - 중간엽세포 (mesenchymal cell)
  2. 자유세포 (free or wandering Cell)
     - 림프구 (lymphocyte)
     - 형질세포 (plasma cell)
     - 단핵구 (monocyte)
     - 자유큰포식세포 (free or wandering macrophage)
     - 중성호성백혈구 (neutrophil)
     - 산호성백혈구 (acidophil)
     - 염기호성백혈구 (basophil)
- 세포사이물질 (intercelluilar substance)
  1. 결합조직섬유 (connective tissue fiber)
     - 아교섬유 (collagen fiber)
     - 세망섬유 (reticular fiber)
     - 탄력섬유 (elastic fiber)
  2. 무형질 (ground substance)

표 4-3. 결합조직섬유의 비교

| | 아교섬유 (Collagenous Fiber) | 세망섬유 (Reticular Fiber) | 탄력섬유 (Elastic Fiber) |
|---|---|---|---|
| 화학적 성분 | 제1형 아교질 (type I collagen) | 제3형 아교질 (type III collagen) | 탄력소 (elastin) |
| 구조적 성분 (전자현미경 소견) | 직경이 20～200 nm 인 아교미세원섬유(collgen microfibril)로 구성되어 있다. | 아교섬유와 같다. | 두 가지 성분으로 구성되어 있다.<br>1. 중앙부의 무정형 부분 (amorphous part)<br>2. 주위의 미세원섬유 부분 (microfibrils) - 직경은 약 11 nm. |
| 광학현미경적 형태 | 규칙적 또는 불규칙적인 섬유다발(fiber bundle)을 이룬다. | 가는 그물구조를 형성하는 경향이 있다. | 그물구조 또는 중간이 뚫린 층판구조를 이룬다. |
| 직 경 | 섬유다발의 직경은 1～15 ㎛로 굵은 편이다. | 직경이 0.1～1.5 ㎛으로 가늘다. | 직경이 0.2～10 ㎛ 정도로 일정하지 않다. |
| 무염색 표본 | 탄력섬유보다는 덜 뚜렷하게 보이며 굵다. | 뚜렷하게 관찰되지 않는다. | 굴절지수(refractory index)가 높아 아교세포보다 짙고 명확하게 나타난다. |
| 특수 염색 | 산성아닐린염료(acid aniline dye; 산성푹신 acid fuchsin, 아닐린 블루 aniline blue, 라이트 그린 light green 등)에 강한 양성반응을 나타낸다. 환원은착색법에서는 황색 내지 갈색으로 나타난다. | 환원은착색법(reduced silver method)에 흑색으로 뚜렷하게 나타난다. | 다음의 방법에 의해 선택적으로 염색된다.<br>오르세인(orcein) 염색리조르신 푹신(resorcin-fuchsin) 염색<br>알데하이드 푹신(aldehyde fuchsin) 염색<br>베르회프 헤마톡실린 염색 (Verhoeff's hematoxylin stain) |
| 육안적 관찰 | 백색(white fiber) | | 황색(yellow fiber) |
| 분 포 | 뼈조직과 치아의 상아질(dentin)을 포함한 모든 결합조직에 광범위하게 분포한다. | 세망조직, 간, 부신 등 상피성 장기의 지질, 상처치유시의 결합조직, 배자조직 | 척추의 황색인대, 동맥의 벽, 귀와 후두의 탄력연골, 폐포사이중격, 기관지, 피부의 진피 |

고유결합조직은 조직을 둘러싸고 있는 막—골막(periosteum), 연골막(perichondrium), 뇌척수막(meninges), 신경막(neurium), 근막(fascia)—과 관상장기의 점막고유판(lamina propria), 점막하층(tela or tunica submucosa), 외막(tunica adventitia), 독립장기의 지질(stroma)과 피막(capsule), 피부의 진피(dermis), 피하조직(subcutaneous tissue), 기타 힘줄(tendon), 인대(ligament) 등 인체의 거의 모든 부분에 광범위하게 존재한다.

고유결합조직은 세포성분과 세포사이물질로 나누어지며 세포성분은 고정세포와 자유세포로 분류된다. 고정세포에는 **섬유모세포**(fibroblast), **비만세포**(mast cell), **고정큰포식세포**(fixed macrophage), **세망세포**(reticular cell), **지방세포**(fat cell), **색소세포**(pigment cell) 등이 있으며, **혈관주위세포**(perivascular cell)와 같이 혈관계통(vascular system)에 속하는 세포, 평활근세포(smooth muscle cell)와 같이 근육조직에 속하는 세포, 중간엽세포(mesenchymal cell)와 같이 배자결합조직에 속하는 세포 등도 여기에서 관찰되며 모두 고유결합조직의 고정세포로 분류된다.

자유세포에는 **백혈구**(leukocyte, white blood cell), **자유큰포식세포**(free or wandering macrophage), **형질세포**(plasma cell) 등이 있다. 학자에 따라서는 비만세포를 자유세포로 분류하기도 한다.

세포사이물질 또는 세포외기질은 섬유성분과 무형질로 나누어지며 섬유성분은 형태학적으로 **아교섬유**(collagen fiber), **세망섬유**(reticular fiber), **탄력섬유**(elastic fiber)의 세 종류로 분류된다.

결합조직섬유의 기본적 특성과 광학현미경하에서 나타나는 형태의 차이점은 표 4-3 과 같다.

## 실습 4-가. 성긴결합조직(Loose connective tissue)

결합조직은 세포외기질이 많은 것이 특징이지만, 상대적으로 세포성분이 많고 기질의 섬유가 적은 조직이 있고, 반대로 섬유성분이 대부분이고 세포성분이 적은 조직이 있으며, 또한 그 중간 단계에 속하는 조직들도 있다.

성긴결합조직은 섬유성분에 비해 세포성분이 많은 고유결합조직을 말하며, 세포성분이 많으면서도 다양하여 고유결합조직의 거의 모든 세포가 관찰된다. 치밀결합조직에 비해 섬유모세포(fibroblast) 이외의 세포 즉, 지방세포(fat cell), 큰포식세포(macrophage), 비만세포(mast cell) 등이 특히 많이 나타난다. 부위에 따라서는 자유세포가 나타나는 곳도 있다.

섬유성분은 많지 않으며 아교섬유, 탄력섬유가 있고 조직에 따라서는 세망섬유도 나타난다. 섬유사이의 공간은 비교적 넓으며 세포 외에 상당한 양의 무형질(ground substance)과 조직액(tissue fluid)으로 구성되어 있다.

[표본] 점막고유판(*lamina propria*), 소장(*small intestine*), H., H-E

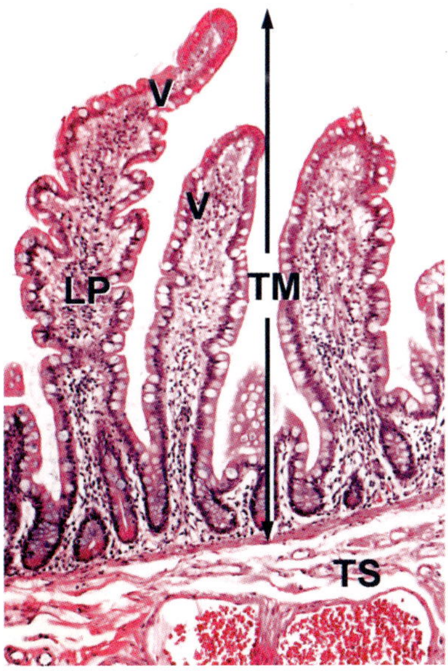


×40

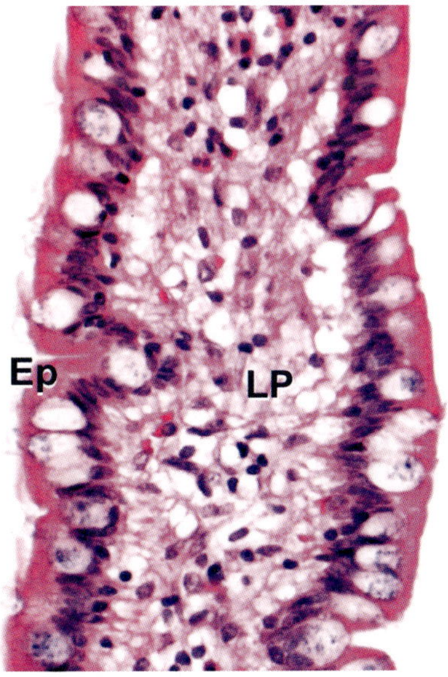


×400

V : 장융모(intestinal villi)
Ep : 상피(epithelium)
LP : 점막고유판(lamina propria)
TM : 점막층(tunica mucosa)
TS : 점막하층(tunica submucosa)

저배율 소견

소장에는 내강쪽으로 돌출된 구조인 장융모(villi)가 있는 것이 특징적이다. 장융모의 표면은 단층원주상피로 덮여 있으며(실습 2-다-(1) 참조), 상피 아래에는 결합조직이 있으며 이를 점막고유판(lamina propria)이라고 한다. 점막고유판에는 고유결합조직세포와 섬유성분 외에 혈관과 **림프**관(lymphatics)도 다수 관찰된다.

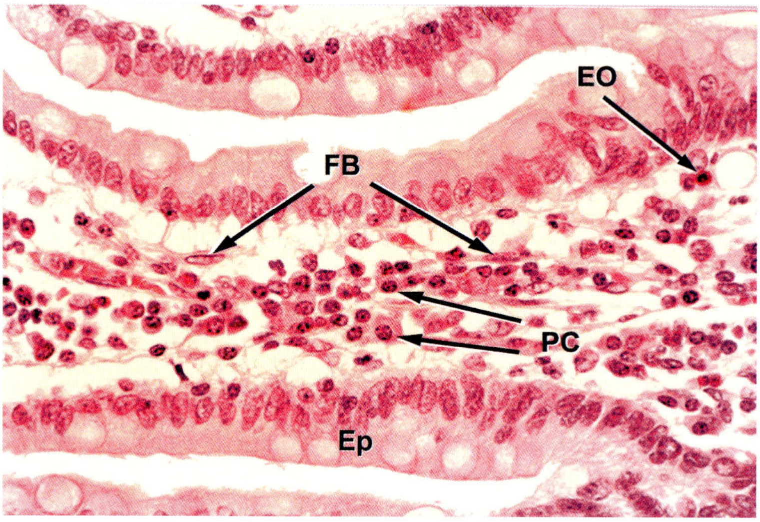


×400

FB : 섬유모세포(fibroblast)
PC : 형질세포(plasma cell)
EO : 산호성백혈구(eosinophil)
Ep : 상피(epithelium)

고배율 소견

세포성분은 고정세포로는 섬유모세포(fibroblast)와 큰포식세포(macrophage) 정도를 구별할 수 있고 자유세포로는 산호성백혈구(eosinophil)와 형질세포(plasma cell)를 구분할 수 있다.

**섬유모세포**는 핵이 타원형이며 세포질은 적고 엷게 염색되는 세포로 관찰된다.

섬유모세포는 결합조직의 세포 중 가장 흔히 관찰되는 세포로 어느 종류의 결합조직에서나 관찰할 수 있다. 이름 그대로 결합조직섬유를 생성 분비하는 세포로 그 형태는 분비의 활성도와 주위 조직의 성분에 따라 조금씩 차이가 있다.

전체적인 형태는 대체적으로 방추형이지만 기질의 종류와 조직섬유의 배열과 관계가 있어 치밀결합조직에서는 조직섬유와 같은 방향으로 긴 방추형으로 나타난다. 성긴결합조직에서는 불규칙한 돌기(process)가 있어 별모양으로 나타나기도 하며 이는 세포 배양을 할 경우와 같이 주위에 기질이 없을 경우 더욱 뚜렷하다.

핵은 일반적으로 타원형이며 세포의 장축에 평행하고 내부에는 두 개 내지 네 개의 핵소체가 있다. 활발하게 섬유를 생성, 분비하는 단계의 염색질은 진정염색질(euchromatin)로 소포상핵(vesicular nucleus)이며, 섬유를 더 이상 생성하지 않는 경우에는 이질염색질(heterochromatin)이 많아 짙게 염색된다. 활발하게 섬유를 생성 분비하는 세포만을 섬유모세포라 하기도 하며 섬유의 생성이 끝난 다음에는 섬유세포(fibrocyte)라고 한다.

세포질은 그 경계가 뚜렷하게 관찰되지 않으며 활발하게 섬유를 생성, 분비하는 경우에는 세포질 내에 **리보솜**이 많아 염기호성으로 나타나지만 그렇지 않은 경우에는 약한 산호성을 나타낸다.

이 세포는 교원섬유와 세망섬유의 전구물질이 되는 전교원(procollagen)을 합성하며 탄력섬유의 성분인 탄력소(elastin)와 기질의 성분인 단백당(proteoglycan)도 합성, 분비한다고 알려져 있다.

큰포식세포는 다른 세포에 비해 크며 세포질이 풍부하지만 핵은 다른 세포의 크기와 비슷하다. 산호성백혈구는 핵이 둘로 나누어져 있으며 매우 짙게 염색되고 세포질도 산호성으로 짙게 염색된다. 형질세포의 핵은 한쪽으로 치우쳐 있으며 핵의 형태는 마차바퀴 모양(cart-wheel appearance)이고 세포질은 염기호성으로 관찰된다(실습 4-카. 참조)

섬유성분은 H-E 염색에서는 교원섬유만이 약한 산호성으로 염색되어 나타난다.

## 실습 4-나. 치밀불규칙결합조직(Dense irregular connective tissue)

치밀결합조직이란 섬유성분이 많으며 세포 성분은 상대적으로 적은 고유결합조직을 말한다. 섬유성분이 불규칙하게 배열되어 있는 경우에는 **치밀불규칙결합조직**(dense irregular connective tissue)이라고 하며 규칙적으로 배열되어 있는 경우에는 치밀규칙결합조직(dense regular connective tissue)이라고 한다.

[분포]

- 피부(skin)의 진피(dermis)
- 각 독립장기(solitary organ)의 피막(capsule), 중격(septa), 소주(trabeculae)
- 골막(periosteum)과 연골막(perichondrium)
- 대부분의 근막(fascia)
- 뇌척수막(meninges)의 경질막(dura mater)

[표본] 진피(dermis), 피부(skin), H., H-E

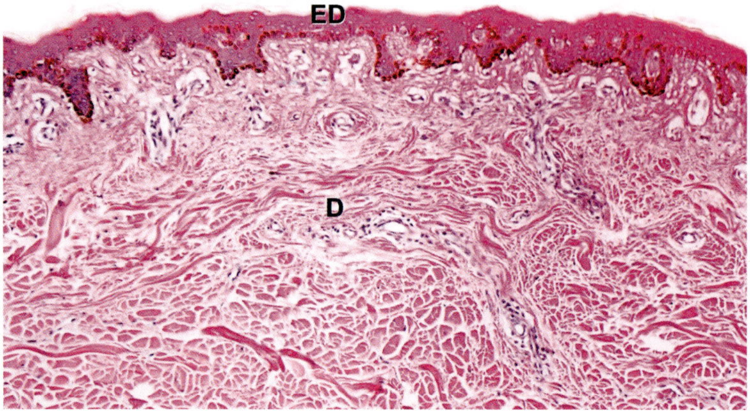


×40

ED : 표피(epidermis) D : 진피(dermis)

저배율 소견

피부의 상피층은 표피(epidermis)라 하고 결합조직층은 진피(dermis)라 한다. 진피에는 섬유성분은 매우 많고 세포성분은 적은 편이다. 섬유성분은 대부분이 교원섬유(collagen fiber)로 저배율에서는 진피 전체가 약한 산호성으로 나타난다.

가끔 털주머니(hair follicle), 피지샘(sebaceous gland), 땀샘(sweat gland) 등이 나타나기도 한다.

고배율 소견

대부분의 섬유성분은 교원섬유로 여러 방향으로 불규칙하게 주행한다. 성긴결합조직에 비해 두꺼운 섬유다발이 조밀하게 배열되어 섬유 사이의 공간이 좁고 기질의 양도 적다. 특수염색을 하면 탄력섬유(elastic fiber)도 다수 관찰된다.

세포성분은 성긴결합조직에 비해 그 수가 적으며 종류도 적다. 대부분이 섬유모세포(fibroblast)이며 특수염색을 하면 약간의 대식세포(macrophage)와 비만세포(mast cell) 등이 관찰된다.

섬유모세포는 결합조직의 세포 중 가장 흔히 관찰되는 세포로 H-E 염색 하에서는 진피에서 관찰되는 세포의 대부분을 차지한다. 세포가 장축 방향으로 종단 또는 사단된 경우와 횡단된 경우가 있으며, 종단된 경우는 타원형의 핵과 방추형의 세포 형태가 뚜렷하게 나타나지만 횡단된 경우에는 핵은 원형으로 세포질 역시 이를 둘러싸는 원형구조로 관찰되어 다른 세포와의 구별이 어렵다.

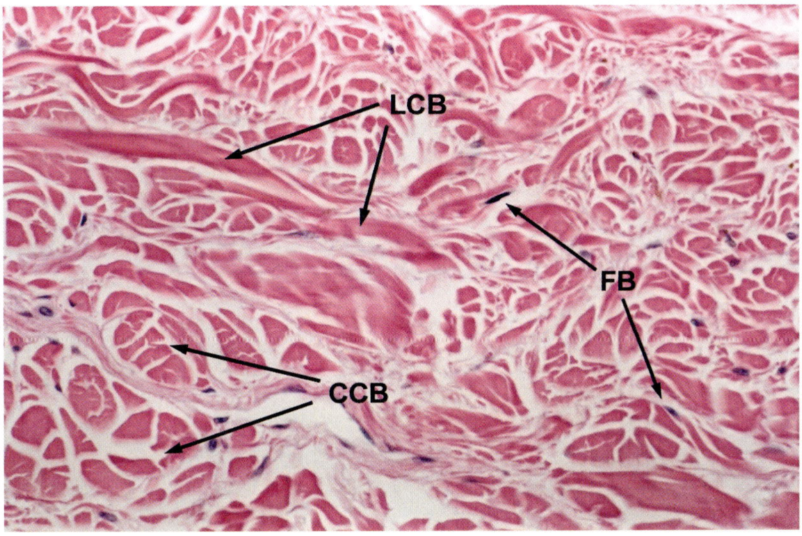


×200

CCB : 가로절단된 아교섬유다발(cross sectioned collagen bundle)
LCB : 세로절단된 아교섬유다발(longitudinally sectioned collagen bundle)
FB : 섬유모세포 핵(nucleus of fibroblast)

핵은 타원형이며 진염색질이 많은 소포상형이고 두 개에서 네 개의 핵소체(nucleolus)가 있다. 세포질은 약한 염기호성으로 관찰되며 주위 조직과 뚜렷하게 구별되지는 않는다.

## 참고 : 특수염색 하에서의 아교섬유(collagen fiber)

아교섬유는 고유결합조직의 성분 중 가장 많고 결합조직이 있는 곳에는 어느 곳에나 광범위하게 존재한다. 신선한 상태(fresh state)에서는 흰색의 섬유다발(fiber bundle)로 나타나며, 염색하지 않은 박절된 표본에서도 관찰이 가능하다. H-E 염색에서는 약한 산호성으로 염색되며 섬유다발의 직경은 1~15 ㎛로 다양하나 비교적 굵은 편이다. 주행방향은 조직의 종류에 따라 다양하며 치밀규칙결합조직에서는 매우 규칙적으로 배열되어 있다.

여러 가지 특수 결합조직 염색방법에서 사용되는 산성**아닐린**염료(acid aniline dye), 예를 들면 **반 기슨** 염색(van Gieson stain)의 산성푹신(acid fuchsin), **말로리** 삼색염색(Mallory's trichrome stain)의 **아닐린 블루**(aniline blue), **마송** 삼색염색(Masson's trichrome stain)의 **라이트 그린**(light green) 등에 의해 특수하게 염색되며 환원은착색법(reduced silver method)에서는 황색 또는 갈색으로 염색된다.

[표본] 위(*stomach*), H., 마송삼색염색(Masson's Trichrome)

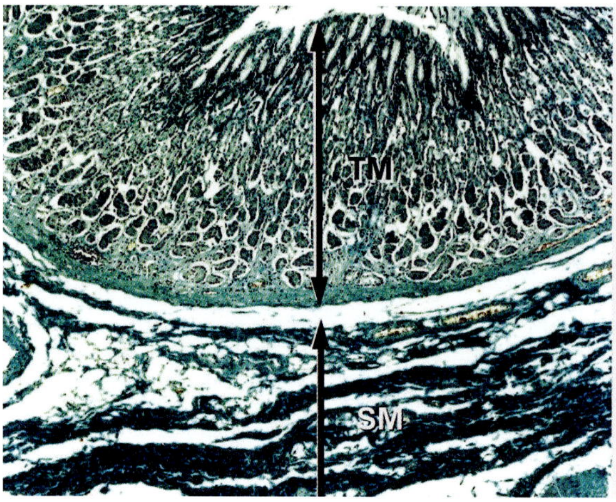


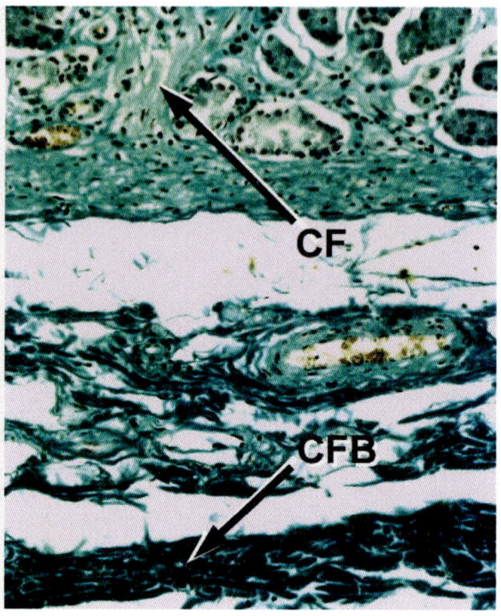


×40 ×100

TM : 점막(tunica mucosa)
SM : 점막하층(tunica submucosa)
CF : 아교섬유(collagen fiber)
CFB : 아교섬유다발(collagen fiber bundle)

저배율 소견

**마송**삼색염색(Masson's trichrome stain)에서 **아교섬유**는 **라이트 그린**(light green)에 염색되어 **녹색**으로 나타난다. 위의 내강쪽에는 상피와 위샘(gastric gland)이 있으며 위샘 주위의 점막고유판(lamina propria)과 그 하부 점막하층(tela or tunica submucosa), 근육층(tunica muscularis)의 근섬유(muscle fiber) 주위 및 장막(tunica serosa)에 녹색으로 염색된 부분이 관찰된다.

고배율 소견

관찰되는 섬유다발의 두께는 일정하지 않으며 그 주행방향도 일정하지 않다. 점막하층(tela submucosa)은 불규칙치밀결합조직으로 이의 아교섬유다발은 굵고, 점막고유판(lamina propria)과 근육층(tunica muscularis)의 결합조직은 성긴결합조직으로 아교섬유는 비교적 미세한 섬유의 형태로 관찰된다.

## 실습 4-다. 치밀규칙결합조직(Dense regular connective tissue)

섬유성분이 매우 규칙적으로 배열되어 있는 조직이다.

[분포]

- **힘줄**(tendon)
- 인대(ligament)
- 널힘줄(aponeurosis)과 일부의 근막(fascia)
- 각막(cornea)

[표본] 힘줄(*tendon*), H., H-E

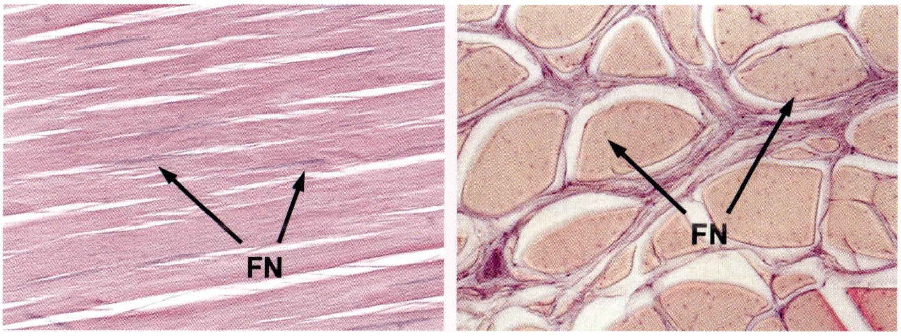


세로단면 ×100 가로단면 ×100

FN : 섬유세포(fibrocyte, 힘줄세포 tenocyte)의 핵(nucleus)

저배율 소견

힘줄(tendon)은 매우 규칙적으로 배열되어 있는 세포(섬유세포 fibrocyte)와 세포사이물질(아교섬유 collagen fiber)로 구성되어 있는 치밀규칙결합조직(dense regular connective tissue)이다. 힘줄은 근육(muscle)과 같이 관찰되는 경우가 흔하며, H-E 염색에서 근육은 강한 산호성으로 관찰되는데 비해 힘줄은 약한 산호성으로 관찰되므로 쉽게 구별 할 수 있다.

고배율 소견

힘줄의 세포는 거의 섬유모세포(fibroblast)로만 구성되어 있으며 섬유의 생산이 중단된 상태에 있으므로 섬유세포(fibrocyte)라고 할 수 있다. 이 세포는 **힘줄세포**(tenocyte)라고도 불리운다.

세로절단된 표본에서 힘줄세포(tenocyte)는 섬유다발의 방향에 따라 일렬로 배열되어 있다. 세포질은 뚜렷하지 않고 섬유모세포에 비해 작으며 약한 산호성으로 염색된다. 핵은 타원형이며 섬유모세포에 비해 이질염색질(heterochromatin)이 많아 짙게 염색된다.

섬유성분은 거의 모두 아교섬유이며 일정한 방향으로 주행하는 밀집된 두꺼운 섬유다발의 형태로 나타난다.

## 실습 4-라. 탄력조직(Elastic tissue)

탄력조직은 기질에 탄력섬유가 풍부한 고유결합조직을 말한다.

[분포]

- 동맥의 벽(arterial wall)
- 폐포사이중격(interalveolar septum)
- 복벽의 스카르파 근막(Scarpa's fascia)
- 척추의 황색인대(ligamenta flava)
- 경상설골인대(stylohyoid ligament)
- 귓바퀴의 연골(auricular cartilage)
- 후두의 후두덮개연골(epiglottic cartilage),<br>뿔연골(corniculate cartilage)<br>쐐기연골(cuneiform cartilage)
- 성대(vocal cord)
- 기관지(bronchus)
- 피부의 진피(dermis)

탄력섬유는 탄력소(elastin)로 구성되어 있으며 신선한 상태에서는 약간 노란색을 띤 섬유다발의 형태로 나타난다. 염색을 하지 않은 표본을 편광현미경으로 관찰하면 아교섬유보다 굴절성이 크기 때문에 더 뚜렷하게 관찰된다.

H-E 염색에서는 거의 염색이 안되며 오르세인(orcein), 레소르신 푹신(resorcin fuchsin, 바이게르트 Weigert 방법), 알데하이드 푹신(aldehyde fuchsin, 할미 Halmi 방법), 헤마톡실린(hematoxylin, 베르회프 Verhoeff 방법) 등의 염료를 사용한 특수 탄력염색(elastic stain)에서 강한 양성으로 나타난다.

[표본] 후두덮개(*epiglottis*), H., orcein

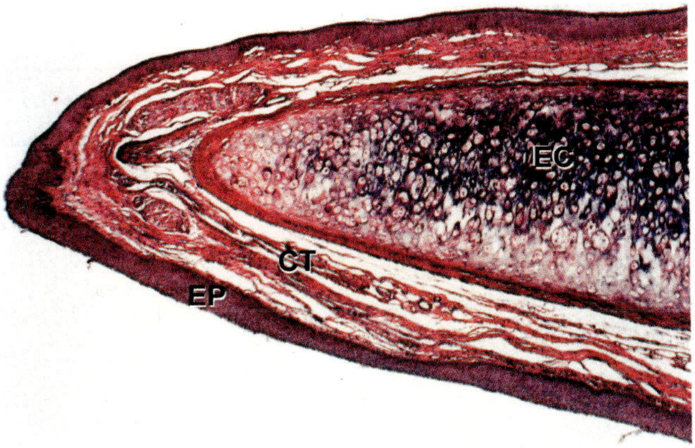


×40

EC : 후두덮개연골(epiglottic cartilage)
EP : 상피(epithelium) CT : 결합조직(connective tissue)

저배율 소견

후두덮개(epiglottis)는 후두(larynx)와 인두(pharynx)를 구분하는 구조로, 구강 쪽으로 면한 혀쪽면(lingual surface)과 기관 쪽의 후두쪽면(laryngeal surface)의 두 면(surface)이 있으며 그 사이에는 연골(cartilage)이 있다. 연골에는 많은 탄력섬유가 있다.

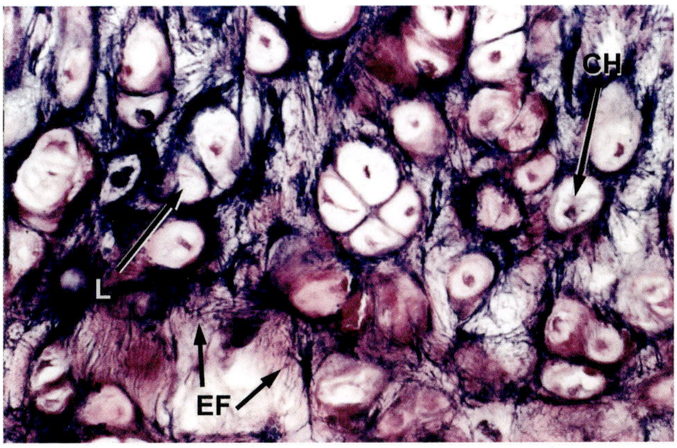


×400

EF : 탄력섬유(elastic fiber) L : 연골소강(lacuna) CH : 연골모세포(chondroblast)

고배율 소견

**탄력섬유**는 아교섬유보다는 약간 얇지만 세망섬유보다는 두꺼운 섬유다발로 관찰된다. H-E 염색에서는 나타나지 않지만 **오르세인(orcein) 염색**에서는 **적색**으로 뚜렷하게 관찰된다. 섬유의 주행 방향은 불규칙적이며, 그물형태 또는 중간이 뚫린 층판구조로 나타난다.

## 실습 4-마. 세망조직(Reticular tissue)

세망조직은 섬유성분이 주로 **세망섬유**(reticular fiber)로 구성된 결합조직을 말하며 **림프**절(lymph node), 가슴샘(thymus), 비장(spleen)을 구성하는 **림프**조직(lymphatic tissue)과 혈구를 생성하는 혈구형성조직(hemopoietic tissue)의 기본조직이다.

세망섬유는 III형 아교질(collagen)로 구성되어 있으며 광학현미경하에서는 가는 그물구조로 나타난다. 직경은 0.1~1.5 ㎛ 정도이다. 환원은착색법(reduced silver method)으로 염색하면 흑색 또는 짙은 갈색으로 뚜렷하게 염색된다.

간(liver), 부신(adrenal gland) 등 상피성 장기의 지질(stroma)과 배자조직(embryonic tissue)에도 세망섬유가 많으며 창상치유(wound healing) 시에도 세망섬유가 나타난다.

[표본] 비장(*spleen*), H., 환원은염색(reduced silver method)

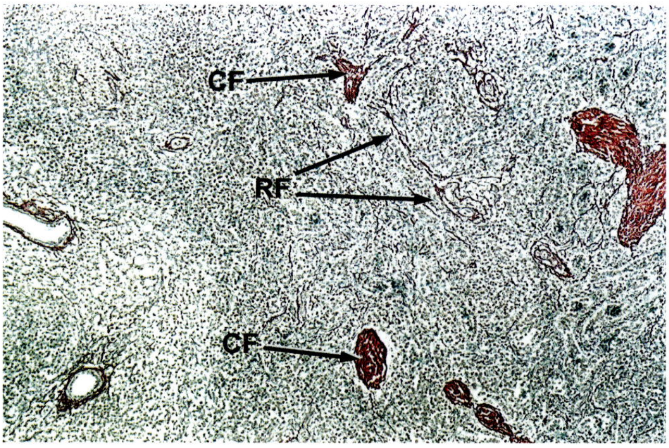


×100

RF : 세망섬유(reticular fiber)　　CF : 아교섬유(collagen fiber)

저배율 소견

비장은 일종의 독립장기(solitary organ)로 표면은 결합조직으로 이루어진 피막(capsule)에 의해 싸여 있다. 피막에서 장기 내부로 뻗어 나가는 비장지주(splenic trabecula)가 관찰되며, 피막과 지주는 주로 아교섬유로 구성되어 있다. 장기 내부의 지질(stroma)에는 가는 세망섬유로 구성된 그물구조가 있다.

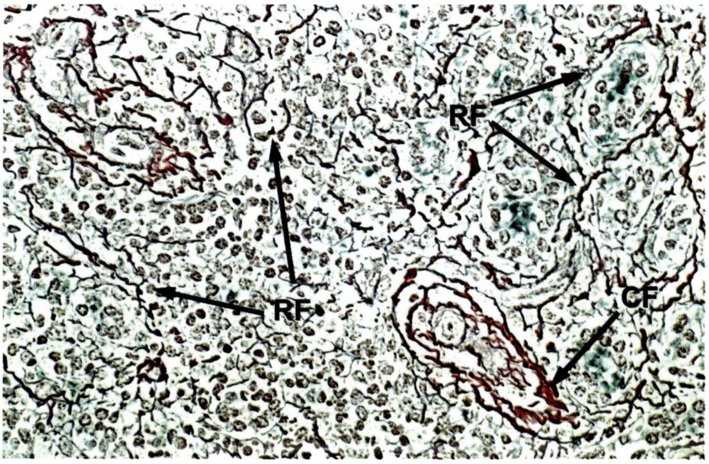


×400

RF: 세망섬유(reticular fiber) CF: 아교섬유(collagen fiber)

고배율 소견

고배율하에서도 세망섬유(reticular fiber)는 검은색 또는 짙은 갈색으로 염색된 가는 섬유로 나타나며 세포 주위에서 그물구조를 형성한다. 피막(capsule)과 비장지주(splenic trabecula)의 섬유성분은 주로 아교섬유(collagen fiber)이며 옅은 갈색으로 관찰된다.

세망섬유 사이에 약하게 염색된 원형의 세포는 세망조직의 세포성분으로 **림프**구(lymphocyte) 등의 자유세포와 일종의 섬유모세포인 세망세포(reticular cell)가 나타난 것이다. 이 염색은 세망섬유를 특별히 염색한 것으로 세포는 잘 구별되지 않는다.

## 실습 4-바. 중간엽조직(Mesenchymal tissue)

중간엽조직은 배자결합조직으로 모든 결합조직의 기원이 되는 중배엽성 조직이다. 세포성분은 중간엽세포(mesenchymal cell)이며 세포사이물질은 주로 무형질(amorphous ground substance)로 되어 있다.

[표본] 배자(*embryo*), H., H-E

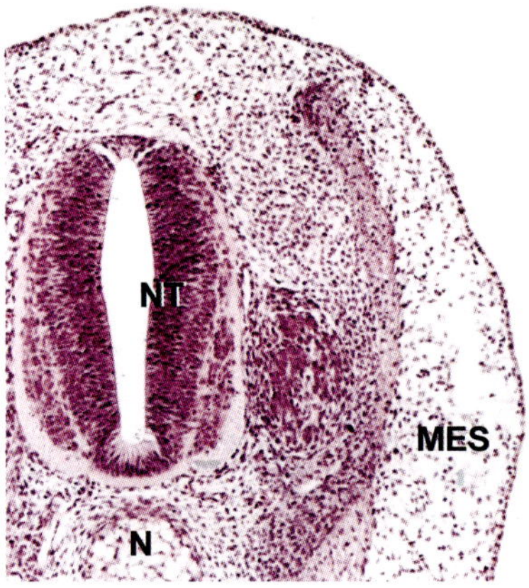


×40

NT : 신경관(neural tube)
N : 척삭(notochord)

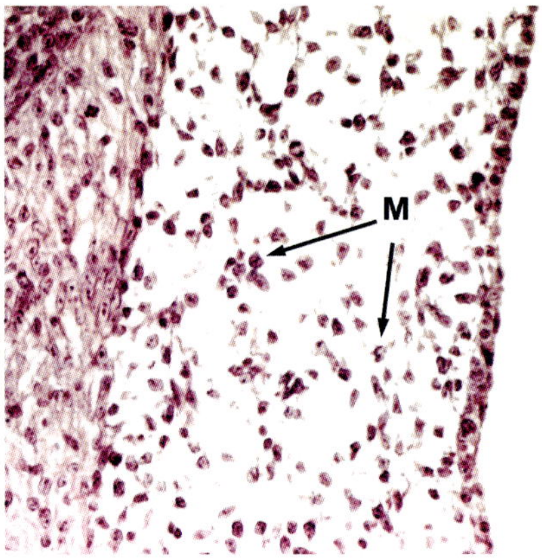


×400

M : 중간엽세포(mesenchymal cell)
MES : 중간엽(mesenchyme)

저배율 소견

배자의 조직중 세포가 밀집된 외배엽(ectoderm)과 내배엽(endoderm)을 제외한 부분이 **중배엽**(mesoderm)으로 초기에는 대부분이 **중간엽조직**이다. 외배엽은 바깥쪽에서 얇은 상피를 형성하며, 여기에서 파생된 신경관(neural tube)이 내강을 둘러 싼 상피의 형태로 나타난다. 중간엽조직은 중간엽세포와 아직 섬유형태가 완전히 갖추어져 있지 않은 세포사이물질로 구성되어 있다.

고배율 소견

**중간엽세포**는 핵이 대부분을 차지하며, 세포질은 별모양(stellate shape) 또는 방추형(spindle shape)으로 관찰된다. 핵은 비교적 크고 이질염색질이 많아 짙게 염색되며 핵소체(nucleolus)도 관찰된다. 세포질에는 **리보솜**이 많아 염기호성으로 나타난다.

세포사이물질은 풍부하며 뚜렷한 섬유형태는 관찰할 수 없고 기질은 약한 산호성으로 염색된다.

## 실습 4-사. 점액결합조직(Mucoid connective tissue)

배자의 중간엽조직의 한 변형으로 탯줄(umbilical cord)의 혈관 주위에서 볼 수 있다. 세포의 형태는 중간엽세포(mesenchymal cell)와 비슷하며, 이 시기에 다른 중간엽세포들은 대부분 다른 종류의 세포들로 분화하는 반면 탯줄의 세포는 원시적인 중간엽세포의 형태를 그대로 유지하고 있다. 세포사이물질은 단백당(proteoglycan)이 주성분으로 PAS 반응 양성이다. **와튼 젤리**(Wharton's jelly) 또는 **젤라틴**성결합조직(gelatinous connective tissue)이라고도 한다.

[표본] 탯줄(*umbilical cord*), H., H-E

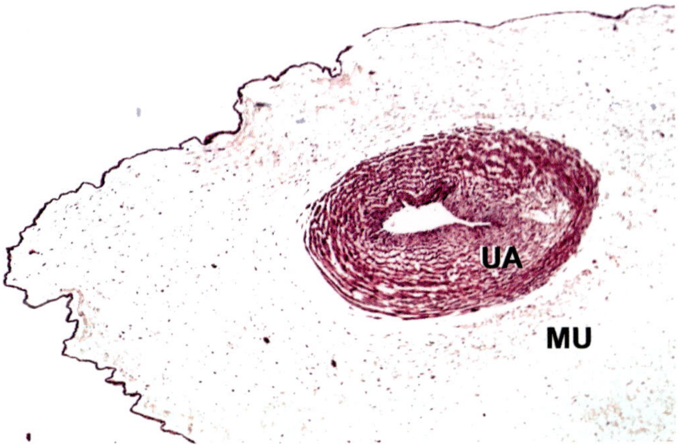


×40

UA : 배꼽동맥(umbilical artery)  MU : 점액결합조직(mucoid connective tissue)

저배율 소견

탯줄은 세 개의 큰 혈관(배꼽동맥과 정맥)과 이를 둘러싼 결합조직으로 구성되어 있다. 이 결합조직 전체가 점액성결합조직이다. 세포는 혈관 주위에 밀집되어 있으며, 그 바깥쪽으로는 산재되어 있다.

고배율 소견

점액결합조직의 세포성분은 일종의 섬유모세포(fibroblast)이며, 중간엽세포와 그 형태가 비슷하다. 핵이 비교적 크고 이질염색질이 많으며 세포질은 적고 별모양 또는 방추형이다.

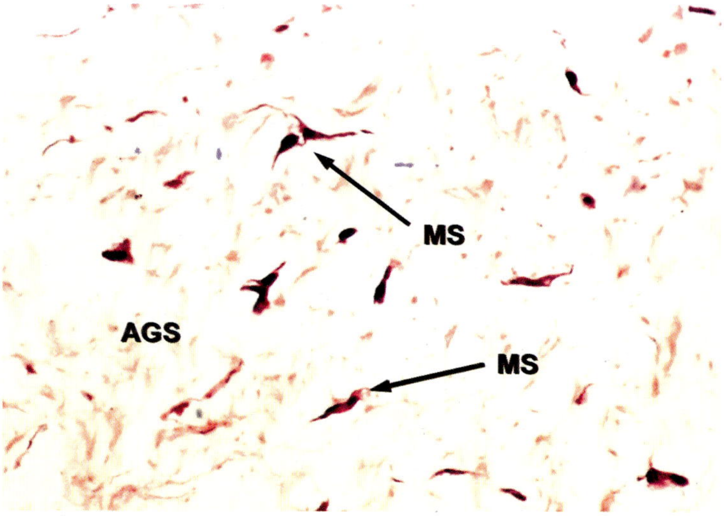


×400
MS : 중간엽세포(mesenchymal cell) AGS : 무형질(amorphous ground substance)

세포사이물질은 풍부하며 약간의 아교섬유도 있으나 대부분은 무형질로 무형질의 주성분은 단백당(proteoglycan)이다. PAS 반응 등 점액질염색(mucous stain)에 양성반응을 보인다.

## 실습 4-아. 비만세포(Mast cell)

비만세포는 **톨루이딘 블루**(toluidine blue)나 **메틸렌 블루**(methylene blue), 또는 **타이오닌**(thionine) 등과 같은 염기성 **아닐린** 염료 (basic aniline dye)로 염색했을 경우 원래 염료의 색(청색)과는 다르게(보라색) 염색되는 **변색성과립**(metachromatic granule)이 있는 세포로 결합조직 내에 광범위하게 분포되어 있다. 변색성과립 내에는 **헤파린**(heparin)과 같이 음**이온**성 결합 부위(anionic binding site)가 밀집되어 있는 물질이 있어 수많은 염기성 염료 분자와 결합하기 때문에 흡수하는 빛의 파장이 달라져 변색성을 나타낸다.

흰쥐와 같은 설치류(rodent)에서는 보통의 고정액으로 고정을 해도 쉽게 염색, 관찰할 수 있지만 사람이나 다른 동물에서는 과립이 수용성이므로 특수한 고정액에 고정해야만 관찰되기 때문에 일반적인 표본에서는 관찰할 수 없다.

변색성과립 내에는 **헤파린**(heparin), **히스타민**(histamine), **류코트라이인**(leucotrienes; 과민증 저속반응물질 slow reacting substance of anaphylaxis, SRS-A), 산호성백혈구유인인자(eosinophil chemotactic factor of anaphylaxis, ECF-A) 등의 물질이 들어 있다. 비만세포는 여러 가지 화학적 물질, 조직손상, 면역반응에 의해 탈과립(degranulation)되어 과립내의 여러 가지 물질을 분비(release)한다.

[표본] 장간막(*mesentery*), 흰쥐(*rat*), 메탄올(methanol) 고정, 톨루이딘 블루(toluidine blue)

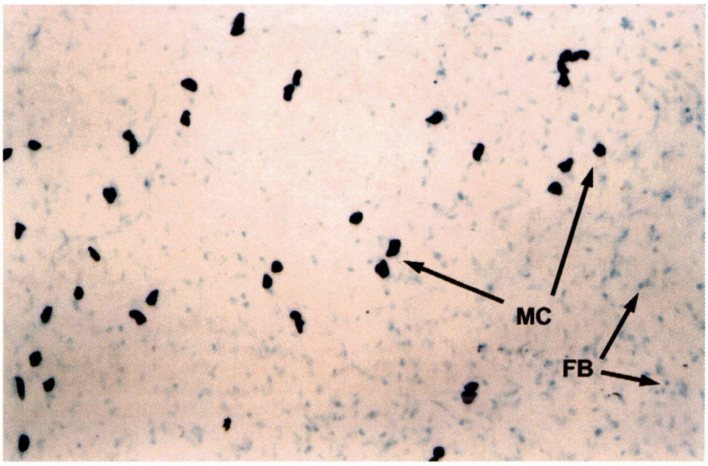


×100

MC : 비만세포(mast cell) FB : 섬유모세포(fibroblast)

저배율 소견

염기성 **아닐린** 염료의 하나인 **톨루이딘 블루**(toluidine blue)를 사용하여 비만세포(mast cell)를 염색하면 비만세포의 과립이 뚜렷하게 염색된다. 이 방법은 한 종류의 염료만을 사용한 염색(단염료염색 single dye stain)이므로 세포는 뚜렷하게 염색되지만 세포사이물질은 거의 염색되지 않는다. 그러므로 염색된 부위를 주의해서 찾아야한다.

조직은 전체적으로 약한 염기호성으로 나타나며 중간에 보라색 또는 자주색으로 보이는 뚜렷한 점 모양의 세포들이 비만세포이다.

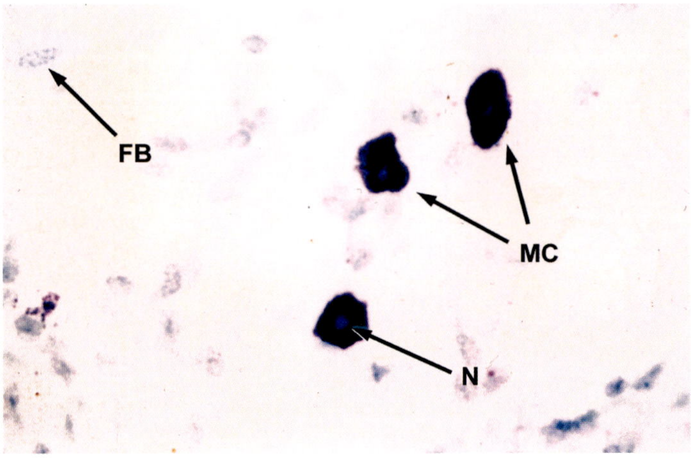


×800
MC : 비만세포(mast cell)　N : 비만세포 핵(nucleus)　FB : 섬유모세포(fibroblast)

고배율 소견

비만세포는 직경이 20~30 ㎛로 비교적 크며 세포질은 변색성과립으로 가득 차 있다.

**핵**은 세포의 크기에 비해 작으며 **변색성과립**(metachromatic granule)이 있는 세포질에 둘러싸여 있어 세포 중앙에 빈 공간으로 나타난다. 과립에 가려 핵이 잘 관찰되지 않는 경우도 있으며 이 경우에도 미동나사를 약간 조정하여 관찰하면 중앙부에 옅게 염색되는 부분을 찾을 수 있다.

**세포질**은 거의 전부가 변색성과립으로 가득 차 있다. 과립이 변색성인 이유는 과립내에 들어있는 성분 중의 하나인 **헤파린**(heparin)의 화학구조에 **음이온**기($SO^{3-}$)가 규칙적으로 밀집되어 있어 염기성 **아닐린** 염료(basic aniline dye)의 **양이온**기가 매우 조밀하게 결합되기 때문이라고 알려져 있다.

## 실습 4-자. 큰포식세포(Macrophage)

큰포식세포는 그 형태학적 특징보다는 포식작용(phagocytosis)의 능력이 크기 때문에 다른 세포와 쉽게 구분될 수 있다. 즉, **트라이판 블루**(trypan blue), **파이롤 블루**(pyrrhol blue), **인디아 잉크**(india ink, 먹물) 또는 **탄산리티움**(lithium carbonate)과 같은 생체염료(vital dye)를 살아 있는 동물에 주사하면, 이들 생체염료는 큰포식세포에 의해 포식되어 큰포식세포의 세포질에 과립상으로 나타나게 된다.

큰포식세포는 세포가 위치하는 기관이나 조직의 종류에 따라 세포형태에 차이가 있어 여러가지 명칭으로 불리우고 있다.

최근 큰포식세포의 정의는 (1) 전구세포가 혈액의 단핵구(monocyte)일 것, (2) 특징적인 미세구조가 공통적으로 관찰될 것, (3) 포식작용능력이 면역글로불린(immunoglobulin)과 보체(complement)에 의해 현저히 증가될 것의 세 조건을 만족시켜야 하며, 이들과 이들의 전구세포인 단핵구를 큰포식세포계통(macrophage system) 또는 단핵포식세포계통(mononuclear phagocytic system)이라고 한다. 이에 속하는 세포는 표 4-4에 열거하였다.

표 4-4. 단핵포식세포계통의 세포

| 부위 | 명칭 |
|---|---|
| 혈액 | 단핵구 (monocyte) |
| 결합조직 | 조직구 (histiocyte) |
| 뼈조직 | 뼈파괴세포 (osteoclast) |
| 중추신경계 | 미세아교세포 (microglia) |
| 간 | 쿠퍼 세포 (von Kupffer cell) |
| 폐 | 폐포큰포식세포 (alveolar macrophage) |
| 림프조직, 장막강 | 큰포식세포 (macrophage) |
| 병리조직 | 거대세포 (giant cell) |
| | 상피모양세포 (epithelioid cell) |

### [표본] 간(*liver*), 흰쥐(*rat*), 먹물주입 생체염색(*india ink vital staining*), H-E

먹물(India ink)을 복강내에 주입하고 수시간 후에 동물을 희생시켜 표본을 제작하면 간의 큰포식세포인 쿠퍼세포(von Kupffer cell)가 이를 포식(phagocytosis)하여 세포질 내에 과립의 형태로 나타나게 된다.

저배율 소견

제1장 세포(cell)에서 관찰한 간의 저배율 소견과 동일하다.(p.34, 실습 1-가 참조)

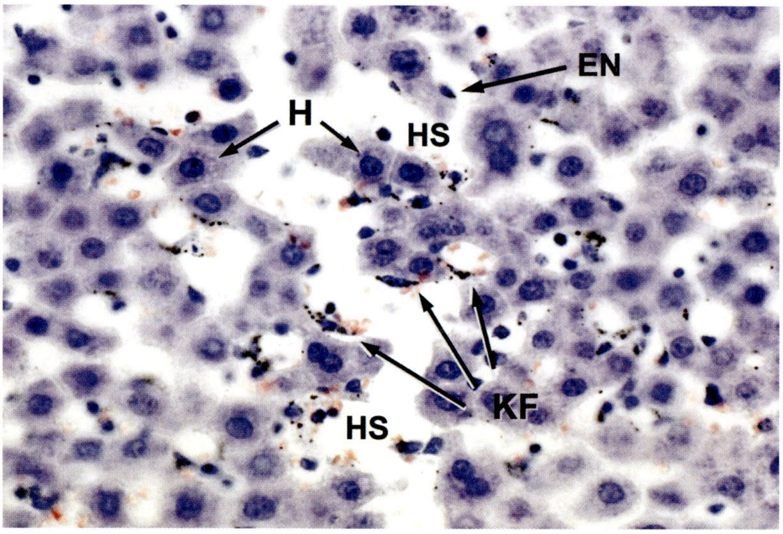


×400

KF : **쿠퍼**세포(von Kupffer cell)　　H : 간세포(hepatocyte)
EN : 내피세포(endothelial cell)　　HS : 간동모양혈관(hepatic sinusoid)

고배율 소견

간세포(hepatocyte)는 열을 지어 배열되어 간세포판(hepatic plate)을 이루고 있고 하나의 간세포판과 인접된 간세포판의 사이에는 간동모양혈관(hepatic sinusoid)이 있다.

동모양혈관을 이루는 세포는 주로 내피세포(endothelial cell)이지만 중간 중간에 큰포식세포(macrophage)가 관찰되며, 이 세포를 **폰 쿠퍼(von Kupffer) 큰포식세포** 또는 **쿠퍼세포**(학명으로는 **별모양큰포식세포** stellate reticuloendothelial cell)라 한다.

**쿠퍼**세포의 세포질에는 주입된 먹물(india ink)이 포식되어 흑색의 과립 형태로 나타난다. 세포질은 내피세포에 비해 풍부하며 세포 전체의 모양은 방추형(spindle shape) 또는 별모양(stellate appearance)으로 관찰된다.

핵은 이질염색질이 많아 짙게 염색된다.

## 실습 4-차. 지방세포 (Adipose cell, Fat cell, Adipocyte)

지방세포는 결합조직 내에 단독, 또는 몇 개의 세포가 모인 작은 집단으로 나타나기도 하며, 매우 많은 지방세포가 모여 특수한 고유결합조직인 **지방조직**(adipose tissue, fatty tissue)을 이루기도 한다. 지방세포는 크게 **백색지방세포**(white adipose cell)와 **갈색지방세포**(brown adipose cell)로 나누어지며 그 형태가 다르다. 사람의 성인조직(adult tissue)에서 관찰되는 대부분의 지방세포는 백색지방세포이다. 갈색지방세포는 모여서 갈색지방조직을 이루며 사람에 있어서는 태아와 신생아에서만 약간 발견되지만 동면을 하는 동물에는 많이 있다.

세포는 비교적 큰 편이며 세포질이 지방으로 가득 차 있어 핵이 한쪽으로 치우쳐 있다. 보통의 염색과정에서 세포질 내의 지방은 유기용매(organic solvent)에 용해되기 때문에 세포질의 지방은 염색되지 않는 빈 공간으로 관찰된다. 지방세포의 지방을 관찰하기 위해서는 고정 후 바로 동결절편을 만들어 **수단**(sudan)염료나 **오일 레드 오**(oil red O), **룩솔 패스트 블루**(luxol fast blue), **오스뮴산**(osmic acid or osmium tetroxide) 등과 같은 지방염료로 염색해야 한다.

[표본] 결장(*colon*), 장막(*tunica serosa*), H., H-E

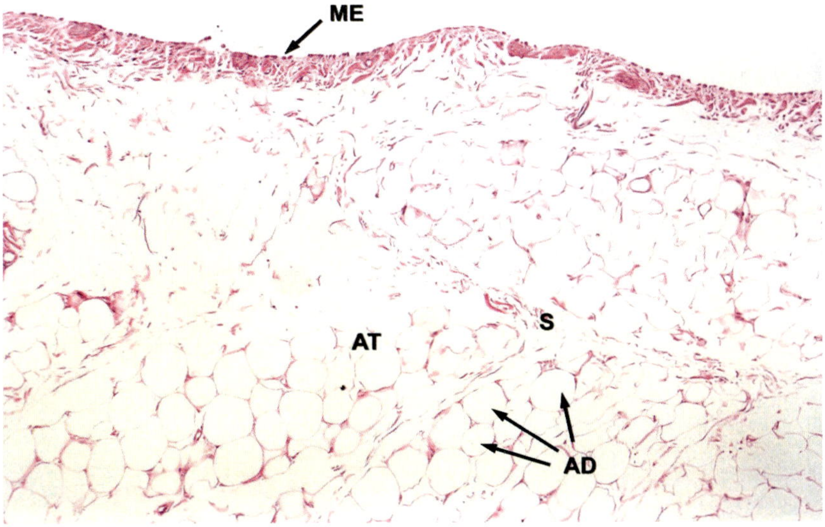


×400

AT : 지방조직(adipose tissue)
AD : 지방세포(adipose cell, fat cell)
ME : 장막 중피(mesothelium)
S : 중격(septa)

저배율 소견

결장의 내강 쪽에는 장샘(intestinal gland)이 있고 바깥쪽 표면에는 장막(tunica serosa)이 있다. 장막은 표면 쪽의 중피(mesothelium)와 내강측의 고유결합조직으로 구성되어 있으며 고유결합조직에는 지방세포가 집단으로 모여 있다.

일반적인 H-E 염색에서 지방세포의 지방은 염색되지 않기 때문에, 지방조직은 일정한 크기의 빈 공간이 많은 구조로 관찰된다.

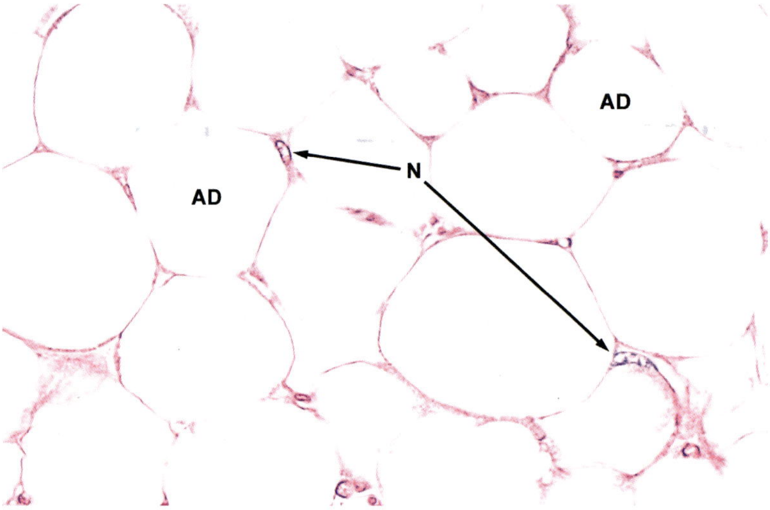


×400

AD : 지방세포(adipose cell) N : 지방세포핵(nucleus of adipose cell)

고배율 소견

각각의 지방세포의 형태는 대체로 원형이며 세포질은 대부분 지방과립이 차지하고 있어 빈 공간으로 관찰된다. 나머지 세포질은 세포의 둘레를 싸고 있는 얇은 산호성 구조로 나타난다.

핵은 대부분이 이질염색질로 짙게 염색되며 세포의 한쪽에 치우쳐 있다. 지방세포의 전체적인 형태는 중앙은 빈 공간이고 주위는 얇은 산호성의 세포질이며 핵이 있는 부분만이 염기호성으로 두껍게 나타나기 때문에 그 모양이 알이 있는 반지와 유사하여 이를 인장이 박힌 반지 형태(signet ring appearance)라고 한다.

핵은 전체 세포의 크기에 비해서는 매우 작기 때문에 절단면에 따라서는 핵이 관찰되지 않을 수도 있다.

## 참고 : 특수염색된 지방세포

특수염색된 지방세포의 형태는 H-E 염색에서와 동일하며 세포 중앙의 빈 공간이 **오일 레드 오**(oil red O) 염색에서는 적색, **수단 블랙**(sudan black) 염색에서는 흑색, **룩솔 패스트 블루**(luxol fast blue) 염색에서는 청색, 사산화 **오스뮴**(osmium tetroxide, 오스뮴산) 염색에서는 짙은 갈색으로 나타난다.

사진의 표본은 **수단 블랙** B (sudan black B)로 염색된 지방세포이다.

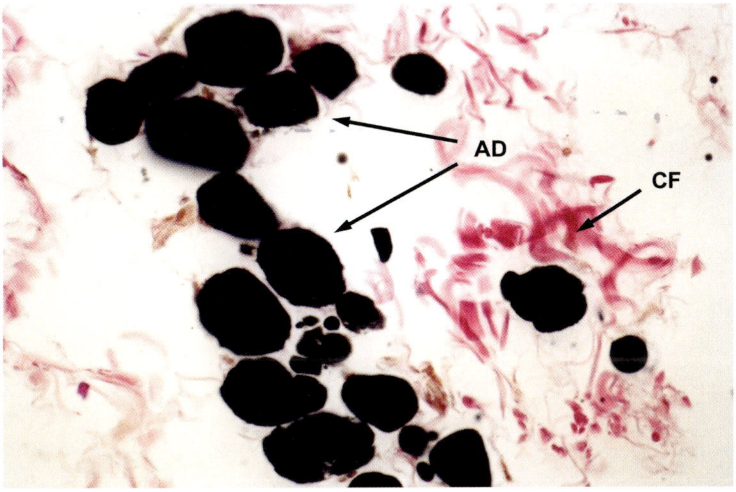


×200

AD : 지방세포(adipose cell) CF : 아교섬유(collagen fiber)

## 참고: 갈색지방세포 (Brown adipose cell)

사람에서 **갈색지방세포**는 태아와 신생아에서만 약간 발견되며 성인에서는 거의 볼 수 없다. 동면을 하는 동물에는 성숙한 후에도 계속 많은 양이 분포하며 열(heat)의 생성에 중요한 역할을 한다고 알려져 있다.

세포의 형태는 다각형 또는 원형이고 핵은 중앙에 위치하며 짙게 염색된다. 핵의 크기가 세포에 비해 매우 작기 때문에 절단면에 따라서는 나타나지 않는 경우도 많이 있다.

세포질에는 지방과립이 매우 많이 들어 있으며 백색지방세포는 지방 전체가 균일하지만 갈색지방세포는 많은 수의 지방과립으로 구성되어 **다방성 형태**(multilobular appearance)로 관찰된다.

사진의 표본은 H-E 염색한 어린 토끼의 갈색지방조직이다.

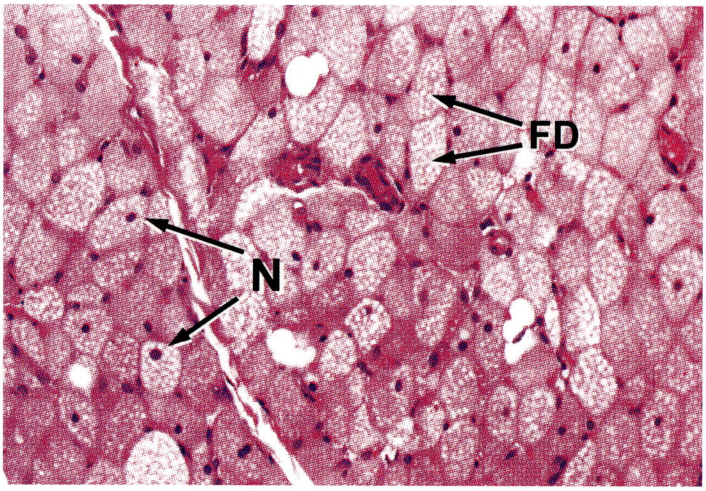


×150

N : 갈색지방세포핵(nucleus of adipocyte) FD : 지방과립(fat droplet)

## 실습 4-카. 형질세포 (Plasma cell)

소화관의 점막고유판 등 일부 조직 외에는 정상 상태에서 관찰하기 어려운 세포로 병적 상태(pathologic condition), 즉 만성염증(chronic inflammation)이 있는 조직에서는 매우 많이 나타난다.

고유결합조직의 자유세포의 하나로 분류되며, 결합조직 자유세포의 거의 대부분이 혈액에서 관찰되나 형질세포만은 혈액에 없는 결합조직의 세포이다. 이 세포는 B **림프구**(B lymphocyte)가 특수한 상태에서 분화된 세포로 항체(antibody)인 면역글로불린(immunoglobulin)을 생성한다.

[표본] 염증 상태의 자궁목(*inflammated uterine cervix)*, H., H-E

저배율 소견

자궁목의 표면에는 표면상피가 있으며 결합조직쪽으로 자궁목샘(uterine cervical gland)이 내려와 있다. 상피 아래쪽, 자궁목샘 사이의 결합조직에는 무수히 많은 세포들이 관찰된다. 이 세포의 대부분은 자유세포(wandering cell)인 염증세포(inflammatory cell)로 **림프구**(lymphocyte), 큰포식세포(macrophage), **형질세포**(plasma cell) 등이 이에 속한다.

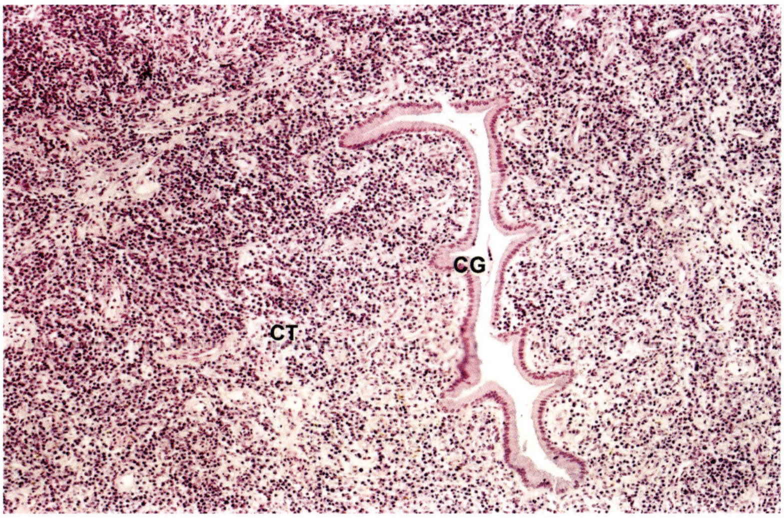


×100

CG : 자궁목샘(cervical gland) CT : 결합조직(connective tissue)

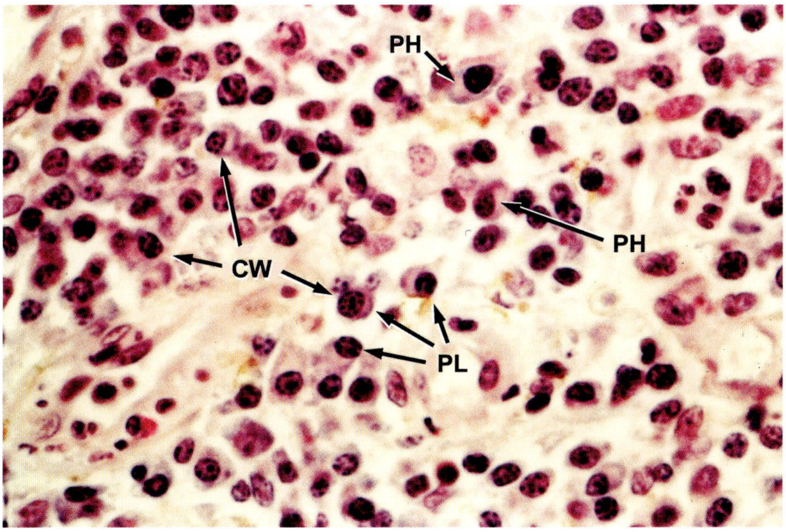


×400

PL : 형질세포(plasma cell) PH : 핵주위공간(perinuclear halo)
CW : 마차바퀴모양(cartwheel appearance) 핵

고배율 소견

형질세포의 전체 모양은 대부분 타원형이며 핵은 원형으로 세포의 중앙부에서 한쪽으로 약간 치우쳐 있다. 핵의 중앙에 뚜렷한 핵소체가 있으며 핵막 주위에 약간의 이질염색질이 일정한 간격을 두고 덩어리져 있고 나머지 부분에는 염색이 안되는 진정염색질이 있다. 짙게 염색되는 핵소체는 바퀴의 중심이고 이질염색질은 마치 마차바퀴의 살과 같이 나타나므로 핵 전체는 특징적인 마차바퀴 모양(cart wheel appearance)을 나타내며, 이질염색질을 시계 글자판의 숫자와 비슷한 형태로 나타난다고 하여 시계판모양(clock face appearance)이라고도 한다.

세포질은 염기호성으로 염색되며, 한쪽으로 치우쳐 있는 핵의 주변 세포질이 많은 부분에는 염색이 잘 되지 않는 부분이 있어 **핵주위공간**(perinuclear halo)이라고 한다. 세포질이 염기호성인 이유는 RNA를 많이 함유한 **리보솜**이 많기 때문이며 핵주위 공간은 **골지**복합체가 있는 부분이다.

많은 진정염색질, 뚜렷한 핵소체, 풍부한 **리보솜**은 단백질을 많이 생성하는 세포의 특징이며 항체의 성분은 대부분이 단백질이다. 잘 발달된 **골지**복합체는 항체의 탄수화물 성분의 합성과 항체의 농축, 분비와 관계 있다고 생각된다.

# 5 연골조직 (Cartilage)

연골(cartilage)은 다른 결합조직과 같이 결합조직세포와 세포외기질로 구성되어 있지만, 고유결합조직과는 달리 단단하면서도 어느 정도 유연성이 있는 기질을 함유한 특수한 결합조직이다. 연골의 결합조직세포는 대부분 **연골세포**(cartilage cell or chondrocyte) 한가지로 구성되어 있으며 이들은 연골기질 안의 빈 공간인 연골소강(lacuna)에 위치해 있다.

세포외기질은 **섬유**(fibers)와 **무형질**(ground substance)로 나누어지며, 섬유성분은 대부분 II형 아교질(type II collagen, II형 **콜라젠**)로 구성되어 있으나, 일부 연골에는 탄력섬유(elastic fiber)가 풍부하게 있으며, 무형질은 주로 황산화**글라이코스아미노글라이칸**(sulfated glycosamino-glycan)으로 구성되어 있는 단백당(proteoglycan)이 주성분을 이루고 있다. 연골기질에서는 많은 수의 단백당 분자가 **글라이코스아미노글라이칸**의 하나인 **하이알루론**산(hyaluronic acid)에 연결단백질(link protein)에 의해 연결되어 거대분자(macromolecule)를 이룬다. 이 거대분자는 아교섬유(collagen fiber)와도 결합되어 있다. 단백당 분자는 무형질의 당단백질(glycoprotein)인 **콘드로넥틴**(chondronectin)에 의해 아교섬유에 부착되어 있다.

연골은 연골기질을 구성하는 섬유의 종류와 특성에 따라서 **유리연골**(hyaline cartilage), **탄력연골**(elastic cartilage) 및 **섬유연골**(fibrous cartilage)로 분류한다.

유리연골은 주로 II형 아교질을 함유하고 있으며, 가장 흔한 종류의 연골이다. II형 아교질은 대부분 미세원섬유(microfibrils)의 형태로 나타나며 무형질의 주성분인 단백당과 굴절율(refractory index)이 거의 같기 때문에 섬유성분과 무형질은 균일한 물질로 관찰된다.

탄력연골의 기본 구조는 유리연골과 동일하지만 기질 내에 탄력섬유가 풍부하다는 점에서 유리연골과 구별된다.

섬유연골은 다른 연골에 비해 무형질이 적으며, 아교섬유가 많고 이들 섬유는 대부분 일정한 방향으로 배열되어 있다. 섬유연골을 구성하는 아교섬유의 아교질은 I형 아교질이다.

유리연골은 뼈의 관절면(articular surface), 늑연골(costal cartilage), 기관(trachea), 기관지(bronchus) 후두연골(laryngeal cartilage) 등에서 관찰된다. 탄력연골은 외이(external ear)와 후두덮개(epiglottis) 및 일부 후두연골을 구성하며, 섬유연골은 척추사이원반(intervertebral disc) 치골섬유연골결합(symphysis pubis) 등에 존재한다.

다른 결합조직과는 다른 연골만의 뚜렷한 특징은 혈관, **림프**관, 신경 등이 존재하지 않는다는 점이며, 특히 혈관이 없기 때문에 연골조직의 영양 공급은 기질의 수분을 통한 확산에 의해 일어난다.

연골의 제일 바깥 층은 연골막(perichondrium)에 의해 둘러싸여져 있다. 연골의 성장은 내부에서는 **간질성장**(interstitial growth), 표면 쪽에서는 **부가성장**(appositional growth)의 두 가지 방법으로 일어난다. 연골의 기질이 단단하기 때문에 연골 내부의 연골세포가 분열할 경우 가까운 곳에 모여 있게 된다. 이를 **동형세포집단**(isogenic cell group)이라고 한다. 섬유연골에서 동형세포집단은 아교섬유의 방향을 따라 세포로 줄을 지어 있다.

연골은 배자기에 중배엽에서 형성되기 시작한다. 중배엽의 중간엽세포(mesenchymal cell)는 **연골모세포**(chondroblast)로 분화하며 이 세포는 II형 아교질과 **콘드로넥틴** 등 기질 성분을 분비한다. 연골은 비교적 단단하고 빨리 자라므로 배자(embryo)의 뼈대구조를 형성하기에 적당한 구조이다.

대부분의 뼈조직(bony tissue)은 연골로 구성된 뼈대의 모형(cartilage model)이 만들어진 후, 괴사한 연골조직에 의해 생긴 공간에 뼈발생싹(osteogenic bud)과 혈관이 들어와 증식하여 발생된다. 장골의 성장도 뼈끝판(epiphyseal plate)에 있는 연골의 성장에 의해 주도된다. 뼈끝판의 연골이 뼈조직으로 바뀌게 되면 뼈의 길이 성장은 더 이상 일어나지 않는다.

어른의 경우에도 연골막에는 중간엽세포(mesenchymal cell)가 있으며 때에 따라 연골모세포로 분화할 수도 있다.

## 실습 5-가. 유리연골(Hyaline cartilage)

유리연골은 자연 상태에서 청백색의 투명한 조직으로 인체의 늑연골(costal cartilage), 기관(trachea), 기관지(bronchus), 코중격(nasal septum), 후두연골(cartilage of larynx), 뼈끝연골판(epiphyseal cartilagenous plate of bone) 등을 구성한다.

유리연골은 관절면(articular surface)의 연골을 제외하고는 치밀결합조직인 연골막(perichondrium)에 싸여 있으며 연골막은 내층인 연골발생층(chondrogenic layer)과 외층인 섬유층(fibrous layer)으로 구분된다.

나이가 많아짐에 따라 유리연골의 기질에는 무기질이 침착되어 석회화(calcification)되는 경향을 보인다.

[표본] 기관(*trachea*), H., H-E

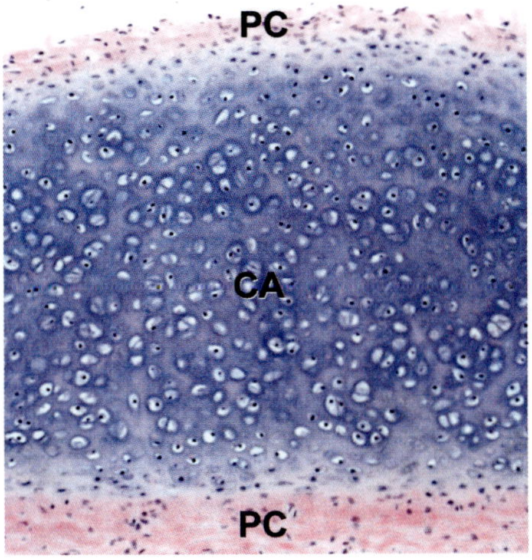


×40

CA : 연골(cartilage)
PC : 연골막(perichondrium)

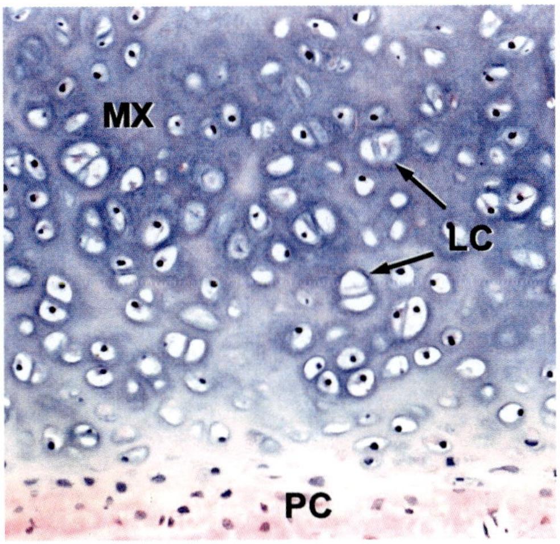


×100

MX : 연골기질(cartilage matrix)
LC : 연골소강(lacuna)

저배율 소견

기관(trachea)의 연골은 유리연골(hyaline cartilage)이며 기관 벽의 중간층에 위치한다. 바깥쪽에는 치밀결합조직으로 구성된 연골막(perichondrium)이 있다.

**연골기질**(cartilage matrix)에는 황산화**글라이코스아미노글라이칸**이 주성분인 단백당(proteoglycan)이 풍부하므로 변색성(metachromasia)을 나타내며 PAS 반응 양성이다(참고 표본). 연골기질은 특수한 형태가 없으며(amorphous) 섬유성분과 무형질(ground substance)이 구분되지 않아 전체적으로 균질성(homogenous)으로 보인다. 그 이유는 연골의 아교질이 미세원섬유(microfibril) 상태로 되어 있어 뚜렷한 섬유(fiber)의 형태를 이루지 않으며, 기질과 아교섬유의 굴절지수(refractive indices)가 비슷하기 때문이다.

유리연골 표본에서 기질은 뚜렷한 두 부위로 구분할 수 있다. 세포의 둘레에는 강한 염기성을 띠는 부위가 있고, 그 주변에는 엷은 색조를 띠는 부위가 있다. 강한 염기성을 띠고 있는 부위는 **세포영역기질**(territorial matrix)이라 하고, 약한 염기호성을 띠고 있어 엷은 색조로 나타나는 기질은 **영역사이기질**(interterritorial matrix)이라고 한다.

안쪽의 연골세포들은 연골소강(lacuna) 내에 무리를 지어 서너 개씩 함께 모여서 나타난다.

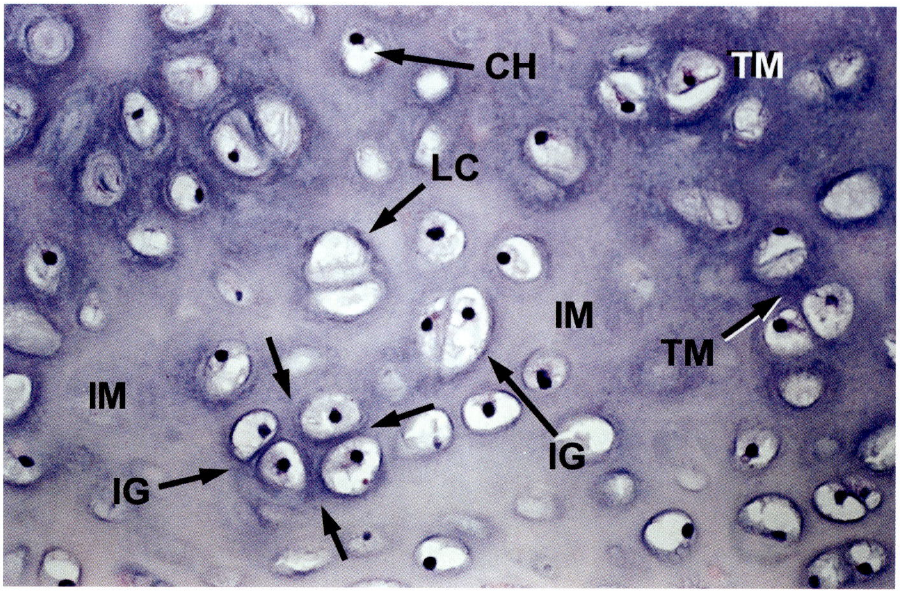


×400

CH : 연골세포(chondrocyte)
LC : 연골소강(lacuna)
IG : 동형세포집단(isogenous cell group)
TM : 세포영역기질(territorial matrix)
IM : 영역사이기질(interterritorial matrix)

고배율 소견

**연골세포**는 연골소강(lacuna)내에 자리잡고 있다. 핵은 작고 짙게 농축된 형태로 관찰된다. 기질 성분의 합성작용이 활발할 경우에는 세포질 내에 과립형질내세망(r-ER)이 잘 발달되어 세포질은 염기호성으로 나타난다. 합성작용이 활발하지 못할 경우에는 과립형질내세망은 적어진다. 핵보다도 큰 지방방울(lipid droplet)이 종종 세포질 내에 존재하며 **글리코겐**과립(glycogen particle)도 많이 포함되어 있다. 그러나 연골세포는 일반적인 표본 제작 과정 중 흔히 위축되므로 위에 기술된 형태를 제대로 관찰하기가 어렵다.

연골세포는 서너 개의 세포가 무리를 지어 나타나며 이는 세포가 연골 내부에서 분열하여 성장할 경우(간질성장 interstitial growth) 주위의 단단한 기질 때문에 분열 후 멀리 이동하지 못하는 때문이다. 이러한 세포의 집단을 **동형세포집단**(isogenous cell group) 또는 **연골세포무리**(aggregation of chondrocyte)라고 한다.

연골소강 주위 즉, 동형세포집단 부근의 기질은 강한 염기호성으로 관찰되며 **세포영역기질**(territorial matrix)이라 하고 동형세포집단과 동형세포집단사이의 기질은 약한 염기호성을 나타내며 이를 **영역사이기질**(interterritorial matrix)이라 한다.

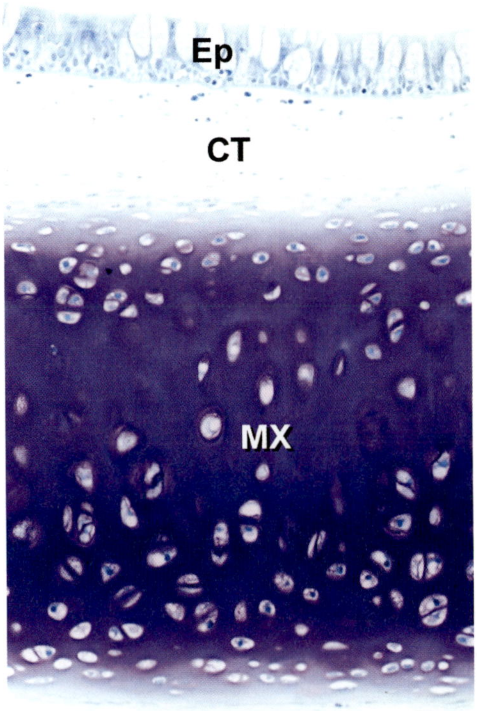


[참고 표본]
기관(trachea), 원숭이(monkey),
**톨루이딘 블루**(toluidine blue)

×40
Ep : 상피(epithelium)
CT : 결합조직(connective tissue)
MX : 연골기질(cartilage matrix)

연골을 염기성**아닐린**염료(basic aniline dye)로 염색하면 변색성(metachromasia)이 나타나 염료의 원래 색인 청색이 보라색으로 변색된다.

## 실습 5-나. 탄력연골(Elastic cartilage)

탄력연골의 조직학적 구조는 유리연골과 비슷하나 기질에 **탄력섬유**(elastic fiber)가 대량 분포되어 있고 생체에서 노란 색을 띠고 있다. 탄력연골세포는 유리연골세포보다 크기가 작고 연골소강(lacuna) 내에 위치하며 탄력섬유로 형성된 그물 구조 사이에 위치한다.

탄력연골의 내부에는 지방조직이 침착되는 경우가 많으며 유리연골과 같이 연골막(perichondrium)으로 둘러싸여 있다.

탄력연골을 제대로 관찰하기 위하여는 탄력섬유를 보기 위한 **특수염색**(**오르세인** *orcein*, **리조르신 푹신** *resorcin fuchsin*, **알데하이드 푹신** *aldehyde fuchsin*, **베르회프**단력염색 *Verhoeff 's elastic stain* 등)을 해야만 한다. 탄력섬유는 **오르세인** 염색에서는 적색, **알데하이드 푹신** 염색에서는 청색 나머지 두 염색에서는 청흑색으로 나타난다.

탄력연골은 탄성이 많이 요구되는 부위에 분포하며, 유리연골과는 달리 나이가 들어도 거의 석회화(calcification)되지 않는다.

[분포]

- 외이(external ear)
- 중이관(Eustachian tube)
- 후두덮개(epiglottis)
- 뿔연골(corniculate cartilage)
- 쐐기연골(cuneiform cartilage)

### [표본] 후두덮개(*epiglottis*), H., Orcein

저배율 소견

후두덮개 연골에는 주행방향이 불규칙한 그물구조를 형성하는 탄력섬유와 연골소강 내에 있는 연골세포가 관찰된다. 연골세포는 유리연골에서와 같이 위축되어 있고 세포영역기질과 영역사이기질이 나타난다.

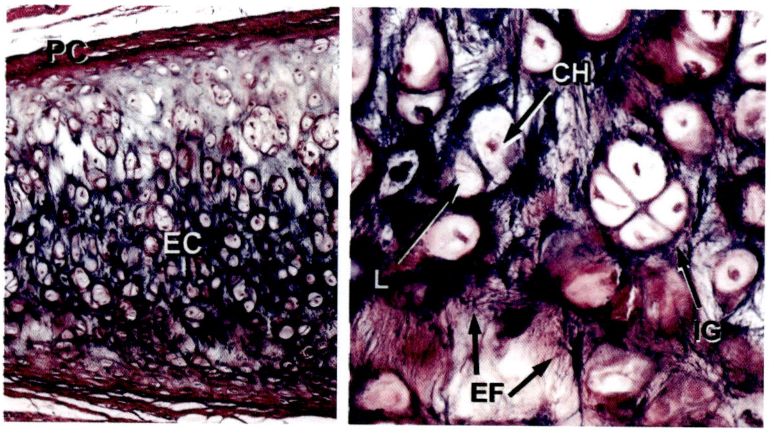


×40 ×400

EC : 후두덮개연골(epiglottic cartilage)
L : 연골소강(lacuna)
IG : 동형세포집단(isogenic cell group)
PC : 연골막(perichondrium)
CH : 연골세포(chondrocyte)
EF : 탄력섬유(elastic fiber)

고배율 소견

기질은 균질성이 아니며 세포영역기질과 영역사이기질을 구별할 수 있다. 미세한 탄력섬유가 그물구조를 이루고 있으며 영역사이기질에서 잘 관찰할 수 있다.

연골세포는 연골소강 내에 위축되어 있으며 핵과 약간의 세포질만이 관찰된다. 탄력연골의 세포는 역시 동형세포집단을 구성하며, 동형세포집단을 이루는 연골세포의 수는 2~4개 정도로 유리연골에 비해 적은 편이다.

## 실습 5-다. 섬유연골(Fibrous cartilage)

섬유연골은 연골기질(cartilage matrix)의 대부분이 **아교섬유**로 구성되어 있는 연골이며 처음에는 치밀결합조직으로 발달하다가 섬유모세포가 연골세포로 대체되어 섬유연골을 형성한다. 섬유연골의 아교질은 다른 연골과는 달리 I형 아교질(type I collagen)이다. 섬유연골과 치밀결합조직의 차이점은 연골의 기질 내에는 혈관과 **림프**관이 없다는 점이다.

섬유연골은 척추사이원반(intervertebral disc)과, 힘줄(tendon)이나 인대가 뼈에 부착되는 부위에서 볼 수 있다.

[표본] 척추사이원반(intervertebral disk), H., H-E

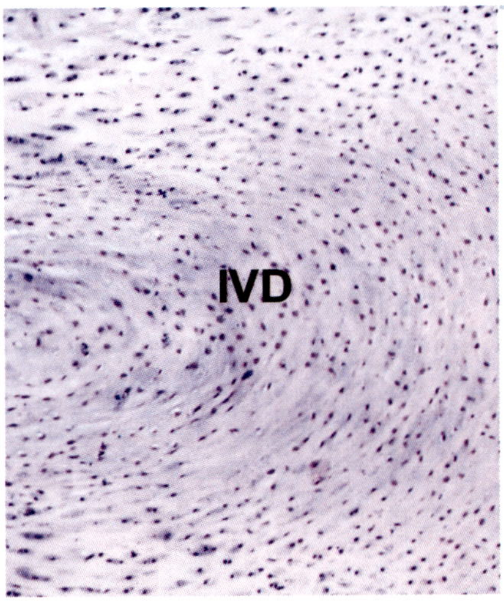


×40

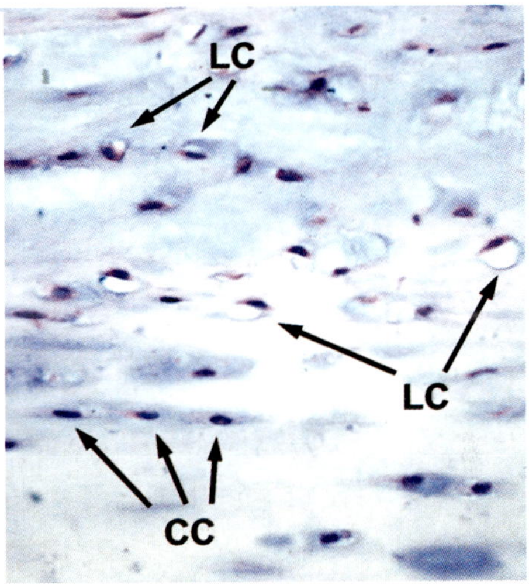


×400

IVD : 척추사이원반(intervertebral disk) LC : 연골소강(lacuna) CC : 연골세포(chondrocyte)

저배율 소견

기질에는 아교섬유가 많아 약한 산호성으로 나타나며 연골세포는 아교섬유다발 사이에 줄을 지어 배열되어 있다. 세포영역기질과 영역사이기질은 잘 구별하기 어렵다. 연골막(perichondrium)이 없이 주위 조직으로 이행된다.

고배율 소견

다른 연골에 비해 세포의 밀도가 낮으며 **동형세포집단**은 세포가 줄을 지어 일렬로 배열된 형태를 하고 있다. 세포는 연골소강 내에 있으며 역시 위축되어 있는 경우가 대부분이다.

# 6 뼈조직 (Osseous Tissue, Bone)

뼈조직은 세포외기질(extracellular matrix)에 무기질(inorganic substance)이 함유된 특수한 결합조직이다. 뼈조직은 골격(skeleton)을 형성하여 몸을 지지해주며, 두개골(cranium)과 흉강(thoracic cavity) 골반(pelvis) 내의 장기를 보호하고 근육의 수축을 운동으로 바꾸어 주는 역할을 한다. 또한 뼈조직은 혈중 무기질, 특히 **칼슘**(calcium) 농도의 조절에 깊이 관여한다. 뼈의 내부에는 혈구형성조직(hemopoietic tissue)인 골수(bone marrow)가 있다.

뼈조직의 세포외기질은 **뼈기질**(bone matrix)이라 하며 주로 **아교섬유**(collagen fiber)와 무기질인 **수산화인회석결정**(hydroxypatite crystal)으로 구성되어 있고, 세포성분에는 **뼈모세포**(osteoblast), **뼈세포**(osteocyte), **뼈파괴세포**(osteoclast)가 있다. **뼈모세포**는 세포내에서 아교섬유를 활발하게 분비하여 골성기질(osteoid matrix)을 형성하며 여기에 무기질이 침착되면 기질은 뼈기질이 되고 뼈모세포는 더 이상 아교섬유를 생성하지 않게 된다. 이와 같이 생성능력이 저하된 뼈모세포를 **뼈세포**(osteocyte)라고 한다. 뼈세포는 **뼈소강**(bony lacuna)내에 위치해 있으며 각 뼈소강은 **뼈세관**(bony canaliculi)이라는 미세한 관에 의해 서로 연결되어 있다. 뼈조직은 계속 성장 변형되는 조직으로 경우에 따라서는 일부가 파괴되고 새로운 조직이 생성된다. 뼈조직은 쉽게 파괴되는 조직이 아니므로 이를 파괴하는 특수한 세포인 **뼈파괴세포**(osteoclast)가 있어야한다. 뼈파괴세포는 여러 개의 큰포식세포가 융합되어 형성된 세포로 뼈조직의 성장, 변형과 혈중 **칼슘** 농도의 조절에 관여한다고 알려져 있다.

뼈조직은 기질 내에 무기질이 함유되어 있는 점이 다른 결합조직과 크게 다른 점으로 무기질이 침착되면(**석회화** calcification) 조직은 매우 단단해지며 단단해진 뼈기질 사이로는 혈액이 확산되어 들어가지 못하기 때문에 뼈세관(canaliculi)을 통해서만 영양분의 공급이 일어난다. 뼈지주(bony trabeculae)와 같은 얇은 뼈조직에서는 뼈소강과 이어진 뼈세관만으로도 영양의 공급이 가능하지만, 두꺼운 뼈조직에는 뼈소강과 뼈세관이 하나의 혈관을 둘러싸고 동심원적으로 배열되어 있는 **골원**(**뼈단위** osteon, **하버스계통** Haversian system)이란 특수한 혈관구조가 발달되게 되어 뼈조직의 영양분의 공급을 담당한다. 또한 뼈기질이 석회화되면 뼈조직의 성장 역시 제한되게 되어, 뼈조직의 바깥쪽으로만 성장하는 **부가성장**(appositional growth)만 일어나고 뼈조직의 내부에서는 성장이 일어나지 않는다.

뼈는 **해면뼈**(spongy bone)와 **치밀뼈**(compact bone)로 나눌 수 있으며, 해면뼈는 좁고 긴 기둥 모양의 **지주**(trabeculae)가 서로 분지, 연결되어 마치 **스폰지**와 같은 형태로 나타나고, 치밀뼈는 단단한 판(plate) 형태로 나타나며 골원(뼈단위 osteon)으로 구성되어 있는 것이 특징적이다. 뼈지주(bony trabeculae)의 뼈소강은 지주의 방향에 평행하게 배열되어 있으며 뼈소강을 서로 이어주는 뼈세관은 이에 수직으로 배열되어 있다. 뼈지주의 뼈소강은 3-4 층 정도로 배열되어 있어 뼈세관을 통한 혈액의 공급이 원활하게 이루어 질 수 있다.

**골원(뼈단위** osteon)은 두꺼운 치밀뼈에 혈액을 공급하기 위해 발달한 특수 구조로, 중앙에 혈관인 **하버스관**(Haversian canal)이 있으며 이를 중심으로 뼈소강이 여러 층의 동심원상으로 배열되어 있고 각각의 뼈소강은 뼈세관에 의해 연결된 단위구조이다. 골원은 원주형이며 여러 개의 골원이 모여 치밀뼈를 형성한다. 치밀뼈는 뼈의 바깥쪽에 주로 있으며 내부 골수 쪽은 해면뼈로 구성되어 있다.

뼈조직의 외부는 특수한 결합조직인 **골막**(periosteum)에 의해 싸여 있으며 안쪽 골수강(bone marrow cavity)과의 경계에는 **골내막**(endosteum)이 있다. 골내막(endosteum)과 골막의 내층(inner layer of periosteum)은 뼈모세포로 분화될 수 있는 **뼈선조세포**(osteoprogenitor cell)로 구성되어 있으며 골막의 외층(outer layer of periosteum)은 보통의 치밀불규칙결합조직이다.

## 뼈발생(Bone formation, Osteogenesis)

뼈조직은 중간엽조직(mesenchymal tissue)에서 기원된다. 중간엽조직의 중간엽세포가 **뼈모세포**(osteoblast)로 분화되어 그 주위에 주로 아교섬유와 단백당으로 구성된 **골성기질**(osteoid matrix)을 분비하며, 이 부분에 곧 무기질 성분인 수산화인회석결정(hydroxypatite crystal)이 침착되어 **뼈기질**(bone matrix)을 형성한다. 뼈모세포에는 수 많은 세포질돌기가 인접한 세포와 연접되어 있으며, 뼈모세포체와 돌기가 있는 부분에는 뼈기질이 없어, 뼈모세포체가 있는 부위는 뼈소강(lacuna)이 되고 돌기가 있는 부위는 뼈세관(canaliculi)이 된다.

뼈발생은 중간엽조직에서 직접 발생되는 **막성뼈발생**(intramembranous ossification)과 뼈조직이 형성될 위치에 먼저 연골조직이 먼저 형성된 후 이 연골이 파괴된 자리에 뼈모세포가 들어와 뼈조직을 형성하는 **연골성뼈발생**(cartilagenous or endochondral ossification)으로 나눌 수 있다.

**막성뼈발생**에서는 앞으로 뼈조직이 될 부분의 중심부의 중간엽세포가 바로 뼈모세포로 분화되며 골성기질을 분비하여 뼈조직을 형성한다. 이 부분이 **골화중심**(ossificatin center)으로 중앙부의 뼈모세포는 분비된 뼈기질에 둘러싸이게 되어 더 이상 분열하지 못하므로 주변부의 세포만 계속 분열하여 점차 주변부 쪽으로 성장하게 된다. 그러나 주변부의 모든 부분이 같은 정도로 성장하는 것은 아니며 한쪽이 특별히 왕성히 성장하여 좁고 긴 뼈지주(bony trabecula)를 형성한다. 뼈지주들은 서로 분지, 연결되어 먼저 해면뼈(spongy bone)를 형성하며 후에 뼈조직의 표면 쪽으로는 골원(osteon)이 생겨 치밀뼈(compact bone)가 된다.

* 처음 형성되는 뼈조직의 아교섬유와 뼈소강은 그 배열이 성숙한 뼈에 비해 불규칙하므로 미성숙뼈(immature bone, woven bone, nonlamellar bone, reticular bone, 학명으로는 세망섬유성막성뼈 os membranaceum reticulofibrosum)라고 한다. 미성숙뼈의 뼈지주는 비교적 크고 불규칙한 형태를 하고 있고 기질 내에 약간의 혈관과 결합조직이 있는 경우도 있다. 연골성뼈발생 또는 골절(fracture) 후 재생되는 뼈조직도 처음에는 미성숙뼈였다가 점차 성숙뼈로 변화된다.

연골성뼈발생(endochondral or cartilagenous bone formation)에서는, 앞으로 뼈조직이 형성될 부분의 중간엽조직(mesenchymal tissue)에서 먼저 연골조직(cartilage)이 발생되어 성장한 후 이 연골이 파괴된 자리에 뼈형성조직(**일차뼈발생싹** primary osteogenic bud)이 들어와 뼈조직을 형성한다. 연골조직을 싸고 있는 원시중간엽조직으로 구성된 연골막(perichondrium)의 뼈몸통(diaphysis) 부위에서 처음 **뼈모세포**(osteoblast)가 형성되며 이 세포에서 만들어진 뼈조직이 연골의 뼈몸통을 둘러싸 **연골막성뼈둘레**(perichondrial bony ring)를 형성한다. 연골조직의 뼈몸통부는 혈액의 공급이 잘 되지 않으므로 이 부위의 연골세포는 비대(hypertrophy)되고 연골기질은 석회화(calcification)되어 결국 세포는 괴사(necrosis)하게 되고 기질은 용해(dissolution)된다. 이 부위에 연골막성뼈둘레에서 형성된 일차뼈발생싹(primary osteogenic bud)이 들어가 일차골화중심(primary or diaphyseal ossification center)이 만들어지고 뼈몸통부에서 뼈끝(epiphysis) 쪽으로 계속 용해되는 연골조직을 따라 뼈조직이 형성되게 된다. 뼈끝 연골의 중심부 역시 혈액의 공급이 잘되지 않으므로 위와 같은 과정을 거쳐 용해된 자리에 **이차뼈발생싹**이 들어가 이차골화중심(secondary or epiphyseal ossification center)을 형성하여 뼈몸통 쪽으로 자라 나오게 된다. 그러므로 뼈몸통과 뼈끝이 만나는 부분에는 연골조직이 가장 오랫동안 남아 있게 되어 **뼈끝판**(epiphyseal plate)이 되며 완전히 성장이 멈춘 후에는 **뼈끝선**(epiphyseal line)이 된다(실습 6-라 참조).

## 실습 6-가. 뼈조직(Osseous tissue, Bone)의 일반구조

[표본] 뼈조직(*osseous tissue*), H., 탈회(*decalcified*), H-E, 가로단면(*transverse section*)

뼈조직은 석회화(calcification)되어 매우 딱딱하므로 그대로 얇게 자를 수 없다. 뼈조직을 강산(strong acid)으로 처리하면 뼈기질의 무기질 성분은 모두 용해되어 없어지게 되며 이를 탈회(decalcification)라고 한다. 탈회된 뼈조직은 보통의 방법대로 포매하여 박절기에서 얇게 자를 수 있다. 그러나 산의 영향으로 골조직의 세포성분은 위축되고 일부는 용해된 형태로 나타난다.

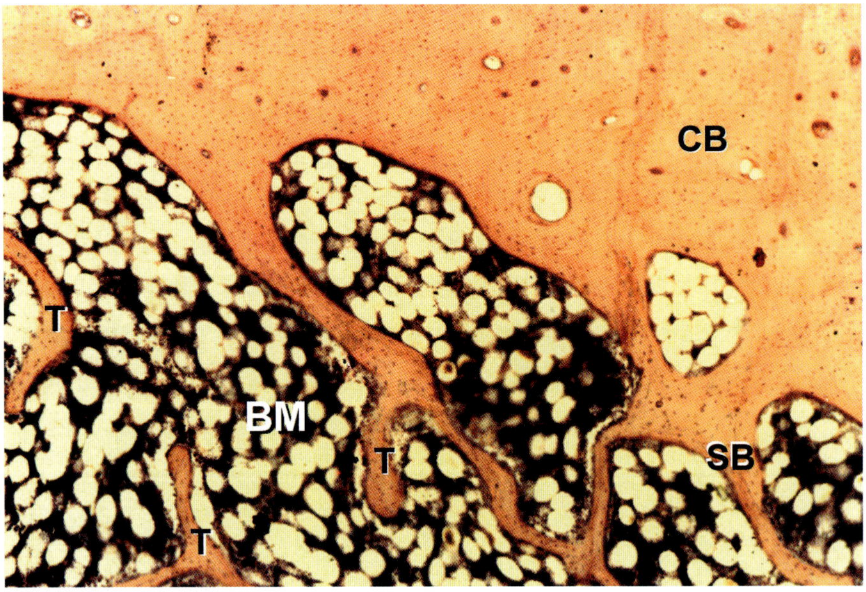


×40

SB : 해면뼈(spongy bone)
CB : 치밀뼈(compact bone)
T : 뼈지주(bony trabecula)
BM : 골수(bone marrow)

저배율 소견

뼈조직은 주위 구조에 비해 그 기질이 강한 산호성으로 나타나므로 비교적 뚜렷하게 구분된다. 뼈조직의 내부에는 혈구형성조직(hemopoietic tissue)인 골수(bone marrow)가 있으며 표면은 골막(periosteum)에 의해 둘러싸여 있다.

골수 쪽의 뼈조직은 좁고 긴 지주(trabeculae)의 형태로 나타나며 여기에서 분지되는 이차지주도 있고 분지된 지주들이 서로 연결되기도 한다. 이 부위의 뼈조직을 해면뼈(spongy bone, cancellous bone)라고 한다. 골수의 바깥쪽을 싸는 뼈조직은 두꺼우며 중간 중간에 많은 가로 절단된 혈관이 관찰된다. 이 부위의 뼈조직을 치밀뼈(compact bone)라고 하며 가로절단된 혈관은 골원(osteon)의 중심부에 있는 **하버스관**(Haversian canal, 골원중심관)이다.

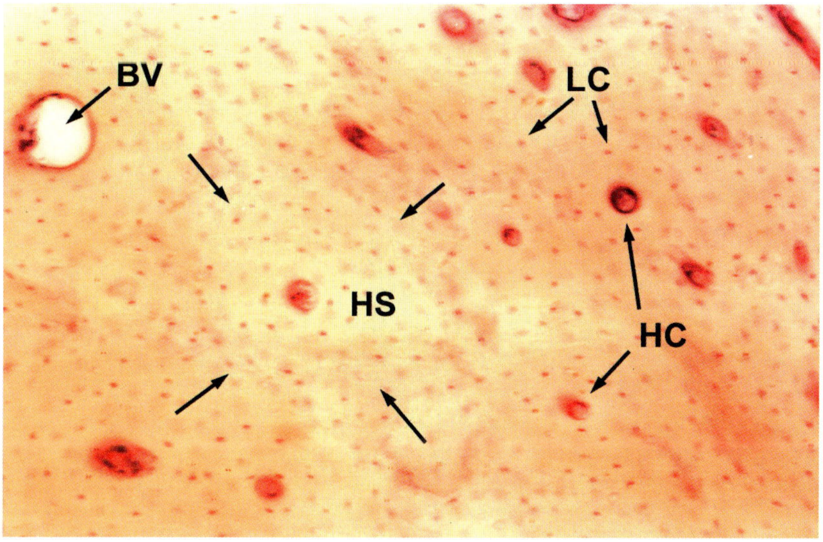


×200

HS : 하버스계통(Haversian system)　　HC : 하버스관(Haversian canal)
LC : 뼈소강(lacuna)　　BV : 혈관(blood vessel)

고배율 소견

뼈기질(bone matrix)은 산호성이며 균일(homogenous)하게 관찰되므로 연골처럼 세포영역기질, 영역사이기질과 같은 구분은 없다. 기질은 일정한 방향으로 배열된 아교섬유로 주로 이루어져 있기 때문에 정상 성인의 뼈조직은 층판뼈(lamellar bone)라고도 한다.

기질의 중간중간에는 뼈소강(lacuna)이 있으며 뼈소강 내에는 뼈세포(osteocyte)가 위치해 있다. 탈회된 표본에서 뼈세포는 위축되어 작으며 핵은 염기호성으로 짙게 염색된다. 뼈파괴세포(osteoclast)는 골내막(endosteum)쪽에서 기질 쪽으로 함입된 침식소강(Howship's lacuna, lacuna erosionis)에 위치하며 핵이 여러 개인 큰 세포이다.

뼈세관(bony canaliculi)은 뚜렷하게 나타나지 않는다.

## 실습 6-나. 골원(뼈단위, Osteon)

[표본] 뼈조직(*osseous tissue, bone*), H., 연마표본(*ground preperation*)

치밀뼈의 골원을 이루는 뼈소강(bony lacuna)의 배열과 뼈세관(bony canaliculi)을 자세하게 관찰하기 위해서는 뼈의 작은 절편을 만든 후 이것을 빛이 투과할 수 있을 정도로 얇게 갈아 연마표본을 만들어 현미경으로 관찰한다.

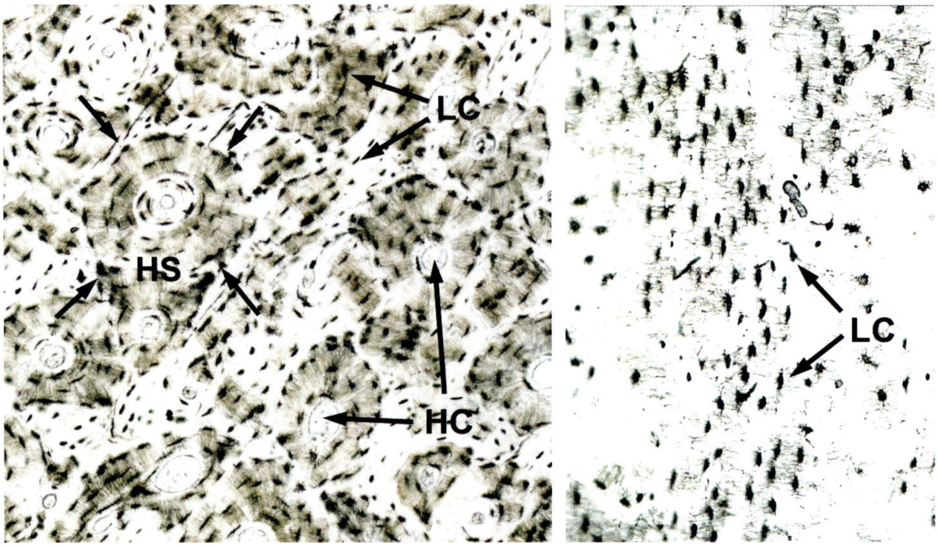


×100, 가로단면 ×150, 세로단면

LC : 뼈소강(lacuna) HS : 하버스계(Haversian system) HC : 하버스관(Haversian canal)

저배율 소견

가로절단면에서 골원은 중앙에 **하버스관**(Haversian canal)이 있고 그 주위를 뼈소강이 여러 층으로 둘러싸고 있는 동심원적 구조로 관찰된다. 이와 같은 골원이 매우 많이 모여 치밀뼈를 형성한다.

치밀뼈의 외측에는 **하버스관**이 없이 뼈소강들이 평행으로 배열된 **외주위층판**(outer circumferential lamella)이 있고 내측에는 **내주위층판**(inner circumferential lamella)이 있다. 골원과 골원 사이에는 결합선(cement line)이 있으며 간질층판(interstitial lamella)도 관찰된다. 간질층판은 골원 사이의 틈새를 뼈소강들이 채우고 있는 구조이다.

세로절단면에서 **하버스관**은 긴 관의 형태로 나타나며 뼈소강은 이에 평행으로 배열되어 있다. 가끔 하나의 **하버스관**과 다른 **하버스관**을 잇는 **볼크만관**(Volkman's canal, 관통관)이 관찰되기도 한다.

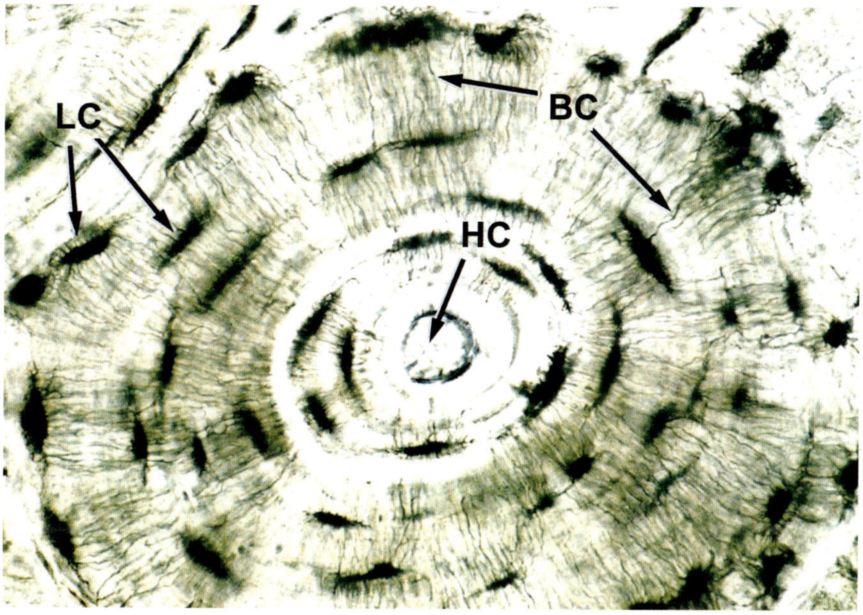


×400, 가로단면

LC : 뼈소강(lacuna) HC : 하버스관(Haversian canal) BC : 뼈세관(bony canaliculi)

고배율 소견

연마표본에서는 가로절단면, 세로절단면 모두 뼈소강(bony lacuna)과 뼈소강 사이에 얇은 관의 형태로 나타나는 **뼈세관**(bony canaliculi)을 뚜렷하게 관찰할 수 있으며, 하나의 뼈소강에 많은 뼈세관이 이어져 있다. 뼈세관의 방향은 가로절단면에서 방사상이고 세로절단면에서는 **하버스관**(Haversian canal)에 수직 방향으로 관찰된다. 골원의 가장 외층에 존재하는 뼈소강에서 나오는 뼈세관은 대부분 골원의 내부 쪽을 향하고 있으며 외부 쪽 다른 골원과는 거의 연결되지 않는다. 뼈세관은 **하버스관**에서 골원의 뼈세포로 혈액 공급이 이루어지는 통로가 되며 그 안에는 뼈세포(osteocyte)의 돌기가 위치해 있다.

간질층판(interstitial lamella)에서도 뼈소강은 일정한 배열을 하고 있으며, 뼈세관으로 이어져 있다.

## 실습 6-다. 막성뼈발생(Intramembranous ossification)

막성뼈는 중간엽조직(mesenchymal tissue)에서 직접 발생된다. 앞으로 뼈조직이 될 부분의 중심부(골화중심 ossificatin center)의 중간엽세포가 직접 뼈모세포(osteocyte)로 분화되며 골성기질(osteoid matrix)을 분비하여 뼈조직을 형성한다.

[표본] 두개골(*skull*), H., 태아(*fetus*), H-E

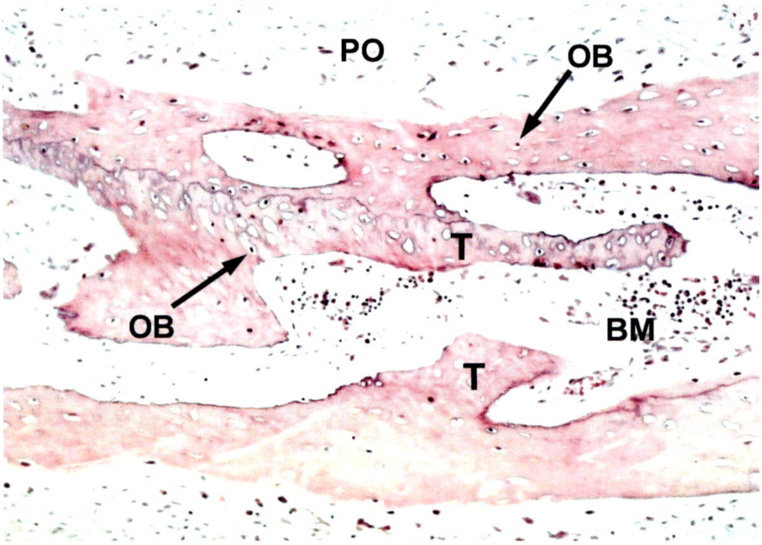


×40

T : 뼈지주(bony trabecula)
PO : 골외막(periosteum)
OB : 골모세포(osteoblast)
BM : 골수(bone marrow)

저배율 소견

막성뼈는 직접 중간엽조직에서 발생하므로 중간엽조직으로 구성된 구조에 뼈모세포와 뼈기질로 형성된 뼈지주가 있는 형태로 나타난다. 뼈지주 사이에는 약간의 혈구형성조직이 있어 나중에 골수를 형성한다. 뼈조직 바깥쪽의 중간엽조직은 결합조직막을 형성하여 골막(periosteum)이 된다.

뼈지주는 서로 분지 연결된다. 뼈기질은 균일(homogenous)하며 산호성으로 염색된다. 뼈소강의 배열은 약간 불규칙하여 미성숙뼈(immature bone)의 형태를 하고 있다.

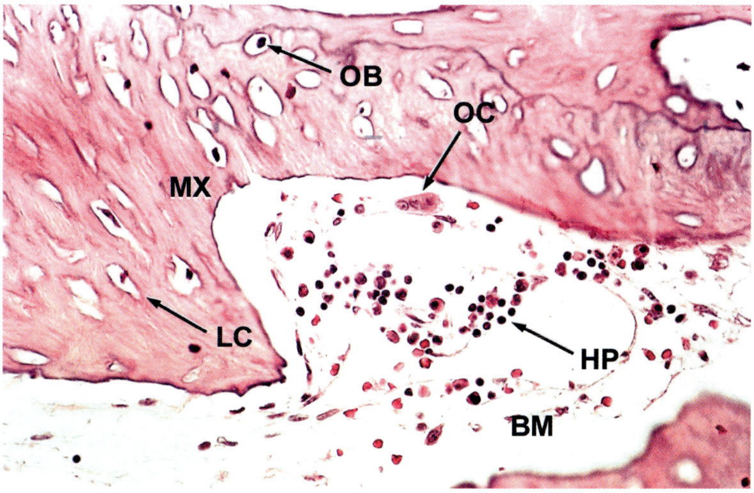


×400

OB : 골모세포(osteoblast)
MX : 뼈기질(bony matrix)
LC : 뼈소강(lacuna)
OC : 뼈파괴세포(osteoclast)
BM : 골막(periosteum)
HP : 조혈세포(hemopoietic cells)

고배율 소견

뼈기질(bony matrix)은 산호성으로 균일하게 염색되며 중간 중간에 뼈소강(lacuna)이 나타난다. 뼈소강 내의 뼈모세포(osteoblast) 역시 위축되어 그 형태가 뚜렷하지 않다. 뼈지주 사이의 골수강에서는 다핵세포(multinucleated cell)인 뼈파괴세포(osteoclast)가 관찰되기도 한다.

## 실습 6-라. 연골성뼈발생(Cartilagenous ossification)

[표본] 손가락(*finger*), H., 태아(*fetus*), H-E

저배율 소견

손가락의 뼈는 첫마디뼈(proximal phalanx), 중간마디뼈(middle phalanx), 끝마디뼈(distal phalanx)로 구성되어 있으며 모두 긴뼈이다. 이 중 중간마디뼈를 보면 중앙에 뼈몸통(diaphysis)과 양쪽의 뼈끝(epiphysis)이 관찰된다. 뼈끝 쪽으로는 기질(matrix)이 염기호성인 연골이 관찰되며, 뼈몸통에는 기질이 산호성인 뼈조직으로 형성된 뼈지주(bony trabecula)가 관찰된다.

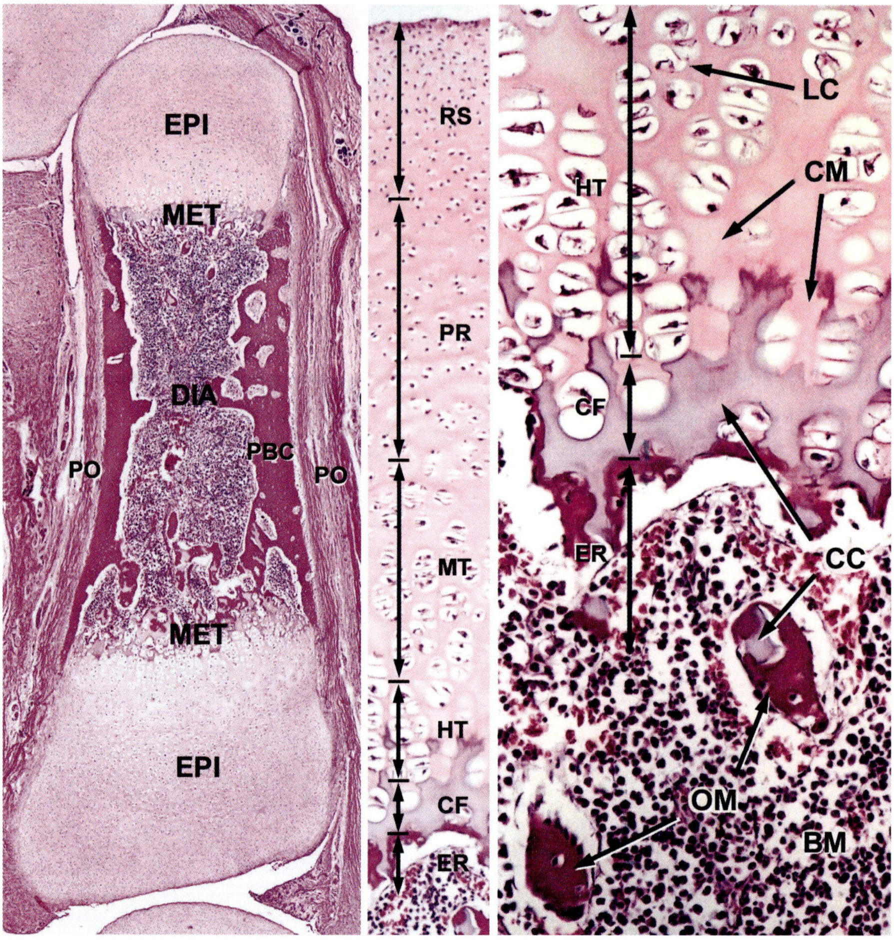


×40 ×100 ×400

EPI : 뼈끝부분(epiphysis)
MET : 뼈몸통끝(metaphysis)
DIA : 뼈몸통(diaphysis)
PO : 골막(periosteum)
OM : 뼈기질(osseous matrix)
CC : 석회화연골(calcified cartilage)
CM : 연골기질(cartilage matrix)
LC : 연골소강(lacuna)
RS : 예비연골구역(zone of reserved cartilage)
PR : 증식구역(zone of proliferation)
MT : 성숙연골구역(zone of maturation)
HT : 비대연골구역(zone of hypertrophy)
CF : 석회화구역(zone of calcification)
ER : 침식구역(zone of erosion)
PBC : 연골막성뼈둘레(perichondrial bony collor)
BM : 골수(bone marrow)

고배율 소견

(1) 뼈몸통(골간, Diaphysis)

뼈몸통에는 골막 쪽으로 비교적 두꺼운 뼈조직이 형성되어 있으며 이는 연골막성뼈둘레(perichondrial bony ring)가 발달된 구조이다. 내강인 골수강에는 혈구형성조직(hemopoietic tissue)과 혈관들이 관찰된다.

(2) 뼈끝부분(골단, Epiphysis)

뼈끝부에는 아직 이차골화중심이 형성되지 않아 모두 연골로 되어 있으며 뼈몸통쪽으로 점차 형태가 조금씩 변화되어 결국 뼈조직과 만나게 된다. 연골조직과 뼈조직의 형태는 층을 이루며 달라지기 때문에 여러 층으로 나누어진다.

1. **예비연골구역**(zone of reserved cartilage): 연골모세포(chondroblast)는 비교적 작으며 연골소강 내에 위치해 있다. 기질에 비해 연골소강이 밀집되어 있으나 동형세포집단을 이루지는 않는다. 아직 증식이 활발하지 않은 부분이다.
2. **증식대**(zone of proliferation): 연골모세포가 활발히 분열 증식하는 부위로, 증식된 세포는 세로로 길게 배열된 동형세포집단인 세포기둥(cell column)을 형성한다. 세포는 예비연골구역에 비해 약간 편평하지만 크기는 비슷한 편이다.
3. **성숙연골구역**(zone of maturation): 증식된 세포의 크기가 점차 증가되는 부위로 일반적인 유리연골의 연골세포와 비슷한 크기가 된다.
4. **비대연골구역**(zone of hypertrophy): 성숙된 세포의 크기가 더욱 증가하여 보통의 연골세포에 비해 상당히 큰 세포로 구성되어 있는 부분이다. 기질에는 무기질성분이 침착되기 시작한다.
5. **석회화구역**(zone of calcification): 기질에 석회화가 진행된 부위이다. 기질은 짙은 염기호성을 나타낸다. 기질이 석회화되면 혈액은 연골세포가 있는 연골소강으로 들어오지 못하므로 세포는 괴사하게된다.
6. **침식구역**(zone of erosion): 괴사된 연골세포 주위의 연골기질은 점차 연골파괴세포(chondroclast)에 의해 파괴되어 용해(dissolution)되는 부위이다.

* 연골파괴세포(chondroclast)는 연골내골화에서 석회화된 연골기질을 파괴, 흡수하는 세포로 그 형태는 뼈파괴세포(osteoclast)와 같은 다핵거대세포(multinucleated giant cell)이다. 뼈파괴세포와 같은 세포로 생각된다.

7. **골화대**(zone of ossification): 연골기질이 용해되어 형성된 공간에는 뼈몸통(diaphysis)쪽에서 뼈발생싹(osteogenic bud)이 들어와 뼈조직이 생성된다. 이 층에서는 아직 용해되지 않은 연골기질도 발견되며, 골기질은 산호성이고 연골기질은 염기호성이기 때문에 쉽게 구분된다. 뼈발생싹에는 뼈모세포만 있는 것이 아니라 혈구세포(blood cell)를 형성하는 혈구모세포(hemocytoblast, stem cell)와 혈관을 형성하는 혈관모세포(angioblast)도 있어 골수(bone marrow)조직과 뼈의 혈관(blood vessel)을 형성한다.

# 7 혈액 및 혈구형성
## (Blood and Hemopoiesis)

### 혈 액 (Blood)

혈액은 특수한 형태의 결합조직으로, 세포성분은 **혈구세포**(blood cell)이며 기질에 해당하는 성분은 **혈장**(plasma)이라고 할 수 있다.

혈구세포에는 적혈구(erythrocytes), 백혈구(leukocytes), 혈소판(platelets)이 있으며, 혈장은 주로 수분으로 구성되어 있고, 그 밖에 무기염과 단백질도 포함되어 있다. 단백질의 종류로는 대부분을 차지하는 **알부민**과 면역계통에 관여하는 **글로불린**, 혈액의 응고에 관여하는 섬유소원(fibrinogen) 등이 있다.

혈액의 주된 기능은 산소, 이산화탄소, 영양분, 노폐물, 호르몬 등을 몸 전체에 운반하는 역할이다. 이러한 기능은 혈장과 적혈구에 의해 수행된다. 또한 혈액의 백혈구와 면역**글로불린**은 다른 생물체의 침입으로부터 우리의 몸을 보호해 주는 역할을 한다. 혈소판과 섬유소원은 혈관이 손상되었을 경우 혈액의 응고에 관여한다. 혈장의 단백질성분 중에서 가장 많은 비율을 차지하는 **알부민**은 혈액의 삼투압을 유지시키는 역할을 한다.

표 7-1. 혈액의 성분

- 혈구 (blood cell, blood corpuscle)
  - 적혈구 (erythrocyte, red blood cell, RBC)
  - 백혈구 (leukocyte, white blood cell, WBC)
    - 과립백혈구 (granular leukocyte, polymorphonuclear leukocyte)
      - 중성호성백혈구 (neutrophilic leukocyte, neurophil)
      - 산호성백혈구 (eosinophilic leukocyte, eosinophil)
      - 염기호성백혈구 (basophilic leukocyte, basophil)
    - 무과립백혈구 (agranular leukocyte, mononuclear leukocyte)
      - **림프구** (lymphocyte)
      - 단핵구 (monocyte)
  - 혈소판 (platelet, thrombocyte)
- 혈장 (plasma)

**적혈구**는 세포핵이 없으며 가운데가 오목한 원반(biconcave disc)형의 세포로 세포 내에는 **헤모글로빈**이 있어 산소와 이산화탄소의 운반과 교환에 관여한다.

**백혈구**는 **과립백혈구**(granular leukocyte, **다형핵백혈구** polymorphonuclear leukocyte)와 **무과립백혈구**(agranular leukocyte, **단핵백혈구** mononuclear leukocyte)로 나눌수 있다. 과립백혈구의 핵은 두 개 이상의 엽으로 나누어지며, 세포질에는 **로마노프스키** 혈액염색액(Romanovsky blood stain)의 중성, 산성, 염기성 성분과 선택적으로 결합하는 특수과립(specific granule)이 있다. 과립백혈구는 이 특수과립의 염색성에 따라 **중성호성백혈구**(neurophil), **산호성백혈구**(eosinophil), **염기호성백혈구**(basophil)의 세 종류로 나누어진다.

무과립백혈구에는 특수과립이 없으며, 핵의 모양은 대부분 원형 또는 한쪽이 약간 들어간 원형이다. 무과립백혈구에는 **림프구**(lymphocyte)와 **단핵구**(monocyte)가 있다.

**혈소판**(platelet)은 핵이 없는 양쪽이 볼록한 작은 원판형 세포 조각으로 골수에 존재하는 거대핵세포(megakaryocyte)의 파편으로부터 형성된다.

혈구세포는 모두 하나의 전구세포(**혈구형성원조세포** pluripotential stem cell)에서 기원된다. 골수에 있는 원조세포인 혈구모세포(hemocytoblast)는 적혈구형성계열(erythropoietic series)과 과립백혈구형성계열(granulopoietic series), **림프**구형성계열(lympopoietic series), 단핵구형성계열(monopoietic series), 혈소판형성계열(megakaryopoietic series)로 나누어져 분화한다.

혈액은 다른 조직과는 달리 세포외기질(extracellular substance)이 액체 상태이기 때문에 유리 **슬라이드** 위에 혈액을 도말(smear)하여 관찰한다. 의과대학 교과과정에서 대부분의 경우 혈액도말표본은 다른 표본과는 달리 직접 만들어 관찰하므로 아래에는 혈액도말표본을 제작하는 방법에 대해 기술하였다.

## 혈액도말표본(Blood smear)의 제작 방법

혈액의 관찰을 위하여는 **로마노프스키**(Romanovsky) 원법을 이용한 **김사**(Giemsa) 염색이나 **라이트**(Wright) 염색이 주로 사용되고 있으며, 이러한 **로마노프스키** 염색에서는 염기성 염료인 **메틸렌 블루**(methylene blue)와 산성 염료인 **에오신**(eosin)을 혼합한 용액을 사용한다.

**라이트**염색을 이용한 혈액의 관찰방법은 다음과 같다.

준비물 : 멸균 **란세트**(lancet), **알코올** 탈지면, 깨끗한 수건이나 **거즈**, 탈지면, **스포이드**(spoid), 유리**슬라이드**(slide), 염색액(**라이트** 염색액 및 완충액)

• 라이트염색용액 (Wright's stain solution)

| | |
|---|---|
| 라이트 분말(Wright powder) | 0.3 *gm* |
| 글리세린(glycerin) | 3.0 *ml* |
| 메탄올(methanol) | 97.0 *ml* |

염색액은 실험하기 적어도 1주일 전에 만들어 놓아 숙성(ripening) 시킨다.

• 인산염 완충액 용액(phosphate buffer solution, pH 6.4)

1/15M 인산칼륨(postassium phosphate, 0.98 gm $KH_2PO_4$/100 *ml*) -- 7.0 *ml*

1/15M 인산나트륨(sodium phosphate, 1.19 gm $Na_2HPO_4$/100 *ml*) -- 3.0 *ml*

(1) 유리슬라이드 준비 : 95% 알코올에 담가 기름기를 제거한 슬라이드를 꺼내 거즈로 깨끗이 닦고 공기 중에서 말린다.

(2) 미는 슬라이드 준비 : (1)에서 준비한 슬라이드 중에서 끝 부분이 매끈하고 깨어지지 않은 슬라이드 한 장을 골라 혈액을 미는(도말 smear) 슬라이드로 정한다.

(3) 모세혈관 혈액 채혈 : 귀젖 보다는 혈액순환이 좋은 손끝을 택하는 것이 좋다. 채혈 부위가 차지 않게 미리 따뜻하게 하여 혈액순환을 좋게 한다. 손끝을 알코올 탈지면으로 깨끗이 닦고 공기 중에서 말린다. 손끝이 완전히 마르면 멸균된 란세트(lancet)로 충분히 깊게 찌른다. 찌른 직후는 모세관 수축 때문에 피가 잘 나오지 않는다. 이 경우 억지로 피를 짜내지 말고 3~4초 기다려서 혈관수축이 풀린 다음 손가락 끝 측면을 양쪽에서 약간 눌러 피가 나오게 한다. 처음 한두 방울은 닦아버리고 그 다음에 자연스럽게 나오는 혈액을 사용한다.

(4) 도말(smear) : 슬라이드 한쪽 끝에서 1~2 cm 떨어진 곳에 직경 5 mm 정도의 혈액 한 방울을 놓고 미는 슬라이드를 약 45° 각도로 세워 다른 쪽 끝에서부터 혈액이 있는 쪽으로 접근시켜 살짝 닿게 한다(그림 1).

(5) 미는 슬라이드 끝을 따라 혈액이 골고루 퍼지면 거침없이 반대방향으로 민다. 이때 미는 슬라이드의 각도를 세우면 도말(smear)이 두껍게 되고, 눕히면 얇아진다. 각도를 조절하여 smear가 반대편 끝에서 1~2cm 되는 곳에서 끝나도록 밀어야 한다.

(6) 공기 중에서 흔들어 빨리 말린 후 슬라이드 한쪽 끝에 연필로 이름을 써두어 다른 사람의 표본과 서로 바뀌지 않게 한다.

(7) 잘 만들어진 혈액도말표본은 다음과 같아야 한다.

1. 도말 부위가 울퉁불퉁 파도치거나 구멍 뚫린 데 없이 고르게 보인다.
2. 도말된 부분이 슬라이드 옆으로나 끝으로 넘치는 일이 없고, 길이가 적어도 슬라이드의 3분의 2 이상 되어야 한다.
3. 전체 도말된 길이의 반 정도는 현미경으로 관찰하기에 알맞을 정도로 얇게 밀어져야 한다.

(8) 염색(staining)

1. 완전히 마른 도말표본을 수평이 되도록 놓고 도말 부위 전체가 덮히도록 충분한 양의 라이트염색액을 스포이드(spoid)를 이용하여 올려놓는다.
2. 5분 정도 염색한다. 이때 주의할 점은 염색액이 말라서 달라붙는 일이 없도록 주의 깊게 지켜보아야 하며, 그 후 완충(buffer) 용액을 다시 올려놓고 입으로 불어서 두 액이 잘 섞이도록 한다. 이때 엎질러 쏟아지지 않도록 주의하며 대략 라이트 염색액과 완충액의 양이 비슷하도록 조정한다.
3. 3~5분이 지난 후 흐르는 물로 충분히 씻는다.
4. 염색이 끝난 도말표본은 공기 중에서 세워두어 말린다.
5. 염색의 조정

가) 염색이 잘 된 표본은 육안적으로 도말 부위가 분홍색으로 보인다. 현미경으로 보면 적혈구는 분홍색으로, 백혈구의 핵은 짙은 보라색으로 보인다. 그리고 어떠한 색소 침전도 없어야 한다.

나) 침전물이 나타나는 것은 1단계의 라이트염색 시간이 과도하였거나, 물로 잘 씻지 않았거나, 슬라이드 자체가 더러웠기 때문이다.

다) 적혈구까지 퍼렇게 염색되는 것은 도말된 혈액이 두꺼웠거나, 1단계의 라이트염색 시간이 너무 길었거나, 혹은 완충액, 물 또는 염색액의 pH가 높았기(알칼리성 alkali) 때문이다.

라) 육안적으로 도말부가 벽돌색으로 너무 빨갛게 염색되는 것은 2단계의 완충액을 놓은 시간이 너무 길었거나 혹은 완충액, 물 또는 염색액의 pH가 너무 낮았기(산성 acid) 때문이다.

마) 그러므로, 도말된 슬라이드를 서너 장 여분으로 더 만들어 놓고 우선 한 장을 가지고 염색을 하여 본 다음 1단계, 2단계의 염색시간을 결정하여 나머지 표본을 염색하여야 한다.

(9) 현미경관찰

1. 육안으로 도말된 모양, 두께 및 염색된 정도 등을 우선 관찰한 후 현미경관찰을 시작한다.
2. 현미경은 먼저 저배율(x 100)로 도말부 전체를 돌려가면서 현미경으로 관찰하기에 가장 적당한 부위, 즉 적혈구가 서로 겹치지도 않고 너무 떨어져 있지도 않은 부위를 찾아 유침렌즈기름(cedarwood oil)을 떨어뜨린 다음, 대물렌즈가 유침렌즈기름에 잠겨 표본의 표면과 거의 닿을 정도로 한 후에 미동나사를 조절하여 렌즈를 천천히 위로 올리면서 관찰한다.

## 혈구형성 (Hemopoiesis)

혈구형성이란 혈구세포가 미성숙 단계로부터 성숙한 세포로 전환되는 과정을 말하며 성인에서는 주로 골수(bone marrow)에서 일어난다. 그러나 사람의 태아시기의 혈구형성은 원시중간엽(primitive mesenchyme)에 속하는 혈액섬(blood island)에서 시작되며, 다음에는 간(liver)과 비장(spleen)에서 형성된다. 그러나 태아의 말기에 이르러서는 골수(bone marrow)에서 주로 혈구형성이 일어난다.*

* 특별한 경우, 즉 골수에서 혈구형성을 하지 못하는 경우 성인에서도 간과 비장에서 혈구형성 작용이 일어날 수 있다. 이를 **골수외혈구형성**(extramedullary hemopoiesis)이라고 한다.

출생 후 골수는 일부를 제외하고는 점점 혈구형성 능력을 잃게 된다. 적색골수(red bone marrow)는 혈구형성이 활발한 골수를 말하며 대부분이 혈구형성세포로 구성되어 있다. 혈구형성 능력이 퇴화되어 혈구형성세포가 거의 지방세포(fat cell)로 대치된 골수는 황색골수(yellow bone marrow)이다.

적색골수는 골수성조직(myeloid tissue)으로 세망섬유(reticular fiber)와 세망세포(reticular cell)로 구성된 지질(stroma)에 혈관 및 동모양혈관(sinusoid) 등이 분포하며, 적혈구와 백혈구의 원조세포, 분화중인 수많은 미성숙 혈구세포 및 혈소판의 모세포인 거대핵세포모세포(megakaryoblast) 등의 세포성분으로 구성된 조직이다.

골수성조직인 골수에는 형성중인 혈구세포 외에도 큰포식세포(macrophage), 형질세포(plasma cell), 비만세포(mast cell) 등 수많은 중간엽세포(mesenchymal cell)가 존재한다.

표 7-2. 각각의 혈구의 비교

| 세 포 | 적혈구 | 중성호성 백혈구 | 산호성 백혈구 | 염기호성 백혈구 | 림프구 | 단핵구 | 혈소판 |
|---|---|---|---|---|---|---|---|
| 크기(㎛) | 6~8 | 7~9 | 9~10 | 7~9 | 6~8 | 9~12 | 2~4 |
| 수/$mm^3$ | 4백만~6백만 | 2,800~5,250 | 70~420 | 0~70 | 1,400~3,150 | 140~700 | 15만~40만 |
| 감별계수 백분율(%) | - | 60~75 | 1~3 | 0.5~1 | 20~40 | 3~8 | - |
| 성숙기간 | 5~7 일 | 6~9 일 | 6~9 일 | 3~7 일 | 1~2 일 | 2~3 일 | 4~5 일 |
| 수 명 | 120 일 | 6시간~몇일 | 8~12일 | ? | ? | 몇달~몇년 | 8~12일 |

## 실습 7-가. 혈구 (Blood cells)

[표본] 혈액도말표본(*blood smear preparation*), H., 라이트(Wright) 염색

1) 적혈구(Red Blood Cell, Erythrocyte)

적혈구는 혈액 중의 세포, 즉 고형성분(formed element) 중에서 가장 많은 비율을 차지하고 있다. 남자의 경우 1 $mm^3$ 당 500만, 여자인 경우 1 $mm^3$ 당 450만개 정도가 존재한다.

라이트 염색을 하였을 때 분홍색을 띠며 중앙부위가 약간 연하게 나타난다. 크기는 직경이 7.5 ㎛ 정도이며, 세포핵이 없고, 가운데가 오목한 원반(biconcave disc) 모양이다. 일단 혈관 밖으로 나오면 표면장력에 의해 서로 달라붙어 적혈구군집(rouleaux formation)을 일으키는 경향이 있다.

적혈구는 고장액(hypertonic solution)에서는 위축되어 톱니모양(crenation)이 되며, 저장액(hypotonic solution)에서는 팽창되어 용혈(hemolysis)현상을 일으켜 혈영(erythrocytic ghost, blood shadow)만을 남긴다.

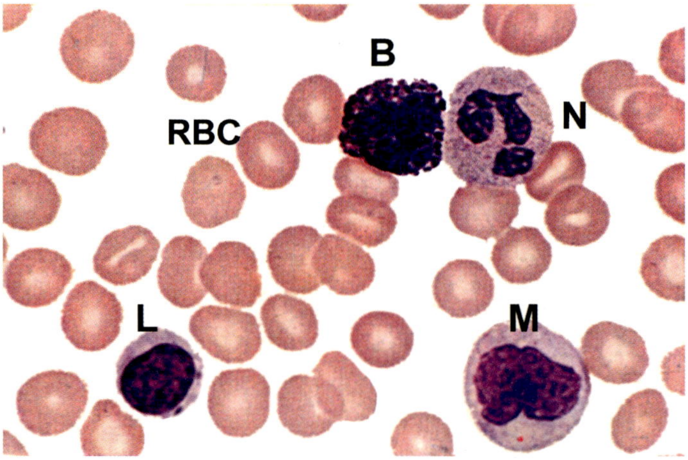


×1,000

RBC : 적혈구(erythrocyte, red blood cell) N : 중성호성백혈구(neutrophil)
L : 림프구(lymphocyte) M : 단핵구(monocyte) B : 염기호성백혈구(basophil)

2) 백혈구(Leukocyte, White Blood Cell)

백혈구는 과립백혈구(granular leukocyte)와 무과립백혈구(agranular leukocyte)의 두 종류의 세포로 나누어진다.

가) 무과립백혈구 (Agranular leukocyte, Mononuclear leukocyte)

무과립백혈구에는 **림프**구(lymphocyte)와 단핵구(monocyte)의 두 종류가 있다. 전체 백혈구 중 이들의 출현비율은 각각 20~25%와 3~8%이다.

**림프**구에는 작은**림프**구(small lymphocyte), 중간**림프**구(medium sized lymphocyte) 및 큰**림프**구(large lymphocyte)의 세 종류가 있으나, 보통 말초 혈액 내에서 쉽게 관찰할 수 있는 것은 작은**림프**구이다. 적혈구보다 약간 크며(직경 7~9 ㎛), 핵이 세포의 대부분을 차지하고 있고, 이질염색질이 많아 농축되어 있다.

세포질의 양은 아주 적고 염기호성(basophilic)이며, 극히 소량의 **아주르**호성과립(azurophilic granule)을 함유하고 있다.

단핵구(monocyte, large mononuclear leukocyte)는 **림프**구보다 크며(직경 9~12 ㎛) 핵은 둥글고 약간 표면이 함몰(indented)되어 있다. **림프**구의 핵보다 진정염색질이 많아 옅게 염색되며, 세포질 내에는 소량의 **아주르**호성과립(azurophilic granule)이 함유되어 있다.

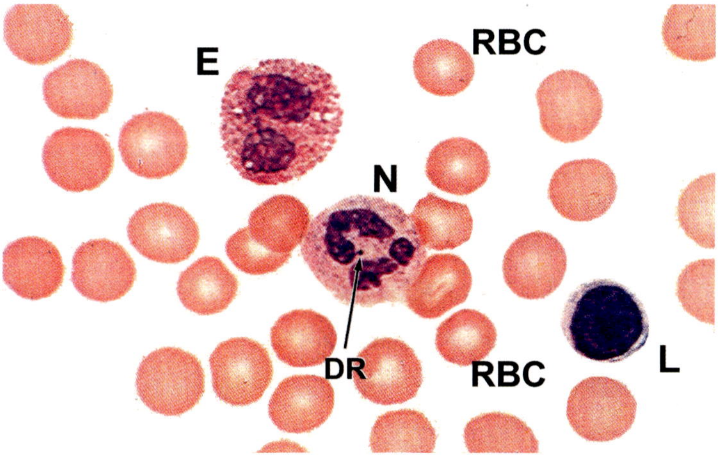


×1,000

RBC : 적혈구(erythrocyte, red blood cell) N : 중성호성백혈구(neutrophil)
L : **림프**구(lymphocyte) E : 산호성백혈구(eosinophil) DR : 북채(drumstick)

나) 과립백혈구(Granulocyte, granular leukocyte)

과립백혈구에는 중성호성백혈구(neutrophil), 산호성백혈구(eosinophil) 및 염기호성백혈구(basophil) 등 세 종류가 있다. 전체 백혈구에서 과립백혈구의 출현 비율은 다음과 같다.

중성호성백혈구 ———— 60~75%
산호성백혈구 ———— 1~3%
염기호성백혈구 ———— 0.5~1%

이들 과립백혈구에는 세포질내에 각 종류마다 염색성이 서로 다른 특수과립(specific granule)이 관찰되며, 핵의 형태도 서로 다르다.

중성호성백혈구(neutrophil)는 적혈구보다 크고(직경 7~9 ㎛), 세포질내에는 연한 분홍색의 특수과립(specific granule)인 중성호성과립(neutrophilic granule)이 고르게 분포되어 있다. 핵의 형태는 불규칙하며(다형성 polymorphous), 보통 3~5개 정도의 분엽(segment)으로 나누어져 있다. 각 분엽은 핵실(nuclear thread)에 의해 서로 연결되어 있다.

산호성백혈구(eosinophil)는 중성호성백혈구보다도 크며(직경 9~10 ㎛), 핵은 대부분 둥근 2개의 엽(lobe)으로 구성되어 있고, 핵실(nuclear thread)에 의해 서로 연결되어 있다. 세포질에는 크기가 일정하지 않은 붉은 색의 산호성과립(eosinophilic granule)이 산재해 있다.

염기호성백혈구(basophil)는 적혈구보다 약간 크며(직경 7~9 ㎛), 핵은 S자형 또는 말발굽 모양이고 세포의 중앙에 위치한다. 세포질에는 결합조직의 비만세포와 같이 짙게 염색되는 다양한 크기의 염기호성과립(basophilic granule)이 많아 핵을 가리므로 핵은 뚜렷하게 관찰되지 않는다.

* 각 백혈구의 비율은 질병에 따라 큰 차이가 있으므로 백혈구를 **감별계수**(differential count)하면 병의 진단에 크게 도움을 준다.
* 또한 중성호성백혈구의 경우 그 핵의 형태가 분화단계의 초기 즉, 미성숙단계에는 띠 모양 또는 말굽형이지만 성숙될수록 점차 핵 엽(lobe)의 수가 증가한다. 그러므로 미성숙 단계의 백혈구를 **띠모양중성호성백혈구**(band form neutrophil)라 하고 성숙단계의 백혈구는 **분절성중성호성백혈구**(segmented neutrophil)라고 한다. 띠모양중성호성백혈구(band neutrophil)가 말초혈액에 증가하는 것은 아직 성숙되지 않은 백혈구가 골수에서 바로 말초혈액으로 나오는 것을 뜻하며 '**좌측이동**(shift to left)'이라고 하여 심한 빈혈(anemia)이나 백혈병(leukemia) 등 질병의 예후가 좋지 않은 것을 의미한다.

여성의 중성호성백혈구를 자세히 관찰하면, 핵 옆에 마치 북채와 같은 모양을 한 조그만 소엽이 매달려 있는 것을 볼 수 있다. 이것을 북채(drum stick)라고하며, 다른 세포의 바소체(Barr body), 즉, 불활성화된 여성의 X 염색체(X chromosome)가 농축되어 나타나는 것으로 여성 백혈구의 2~3%에서 관찰된다.

3) 혈소판(Blood platelet, Thrombocyte)

혈소판는 **김사**(Giemsa) 또는 **라이트**(Wright) 염색을 한 혈액도말표본에서 작고 염기호성인 구조로 쉽게 관찰되며, 보통 적혈구 사이에 여러 개의 혈소판이 군집을 이루고 있다.

대체로 볼록**렌즈** 모양이며, 크기는 직경이 3 ㎛ 정도이고 혈액 1 $mm^3$ 당 20~30만개 정도가 있는 것이 정상이다. 혈소판의 주변부는 투명질(hyalomere)이라고 하며 보다 옅게 염색되고, 중심부인 과립질(granulomere)은 약간 어둡게 나타나며 **아주르**호성과립이 관찰된다.

혈소판은 거대핵세포(megakaryocyte)의 세포질이 떨어져 나와서 형성된다.

## 실습 7-나. 혈구형성 (Hemopoiesis)

성인에서 혈구형성은 주로 골수(bone marrow)에서 일어난다. 빈혈이나 백혈병 등 혈액의 각종 질병을 진단을 위하여 임상에서 골수를 검사하는 것은 흔히 있는 일이다. 골수의 이상여부를 검사하기 위해서는 골수조직을 흡인(aspiration)한 후 도말(smear)하여 말초혈액과 같이 염색해서 관찰하거나, 골수조직을 적출하여 보통의 조직표본을 만들어 검사하는 두 가지 방법이 있다.

[표본] 골수도말표본(*bone marrow smear preparation*), H., 라이트(Wright) 염색

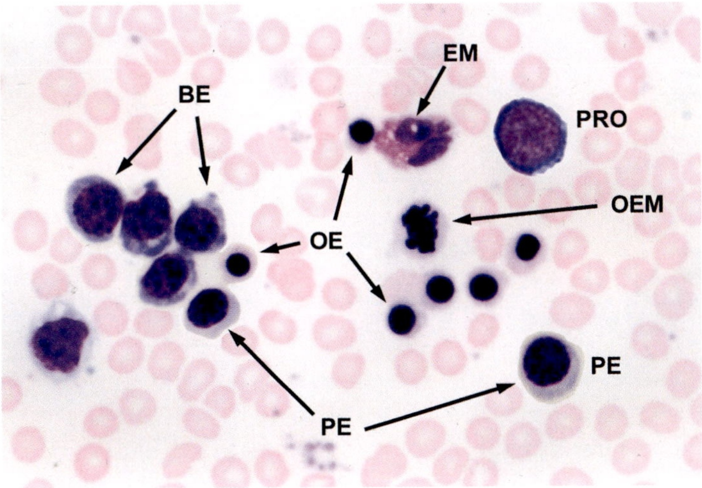


×800

PRO : 전적혈구모세포(proerythroblast) EM : 분열중인 산호성백혈구 전구세포
BE : 염기호성적혈구모세포(basophilic erythroblast)
PE : 다염색성적혈구모세포(polychromatophilic erythroblast)
OE : 산호성적혈구모세포(normoblast) OEM : 분열중인 산호성적혈구모세포

1) 적혈구 발생(Red cell formation, Erythropoiesis)

혈구모세포(hemocytoblast), 전적혈구모세포(proerythroblast), 염기호성적혈구모세포(basophilic erythroblast), 다염색성적혈구모세포(polychromatophilic erythroblast) 및 산호성적혈구모세포(normoblast) 등이 적혈구 형성과정의 전구세포들이다.

적혈구 발생과정의 주된 변화는 다음과 같다.

1. 세포의 크기는 분열하여 다음 단계의 세포가 될수록 작아진다.
2. 핵의 크기도 점차 작아지며 핵질은 진염색질에서 이염색질로 변화되어 농축핵이 된 후 마지막 단계에서 소실된다.
3. 초기단계세포의 세포질에는 **리보솜**(ribosome)이 많아 염기호성을 나타내나 점차 **헤모글로빈**(hemoglobin)이 형성될수록 산호성을 나타낸다.
4. 세포소기관은 점차 소실된다.

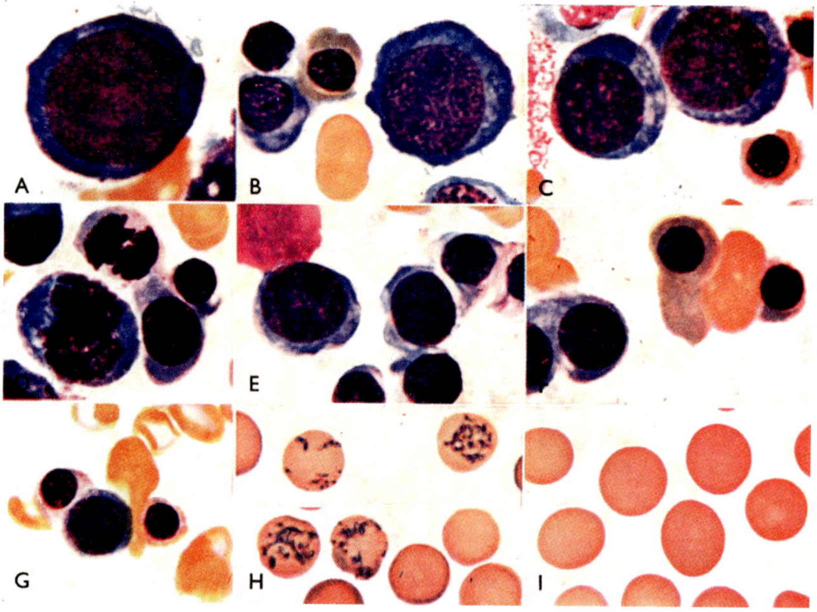


적혈구 발생(erythropoiesis) ×1,200

A: 혈구모세포(hemocytoblast) B: 전적혈구모세포(proerythroblast)
C: 염기호성적혈구모세포(basophilic erythroblast)
D: 염기호성적혈구모세포의 분열(mitosis of basophilic erythroblast)
E: 염기호성적혈구모세포 및 다염색성적혈구모세포(polychromatophilic erythroblast)
F: 후기 다염색성적혈구모세포(late polychromatophilic erythroblast)
G: 산호성적혈구모세포(orthochromatophilic erythroblast, normoblast)
H: 세망적혈구(reticulocyte) I: 성숙적혈구(mature erythrocyte)

**전적혈구모세포**는 직경이 12～20 ㎛ 이고 핵이 세포질에 비해 크고 둥글며, 세포질에는 많은 **리보솜**이 있어 염기성을 띠고 있다. 다음 단계로 갈수록 핵과 세포의 크기가 작아지며, 세포질에는 **헤모글로빈**이 형성되어 산호성(acidophilic)을 띠기 시작한다.

**염기호성적혈구모세포** 단계에는 아직 **헤모글로빈**이 형성되지 않고 **리보솜**만 많기 때문에 세포질이 염기호성이지만, **다염색성적혈구모세포** 단계에는 **헤모글로빈**도 형성되고 **리보솜**도 아직 많으므로 다염색성으로 관찰되며, **산호성적혈구모세포**의 단계에서 **리보솜**은 감소되고 **헤모글로빈**만 많아 세포질이 산호성으로 나타난다.

산호성적혈구모세포의 핵은 떨어져 나와 동모양혈관 벽의 큰포식세포에 의해 포식되며 세포질은 **세망적혈구**(reticulocyte)가 되어 말초혈액으로 나오게 된다.

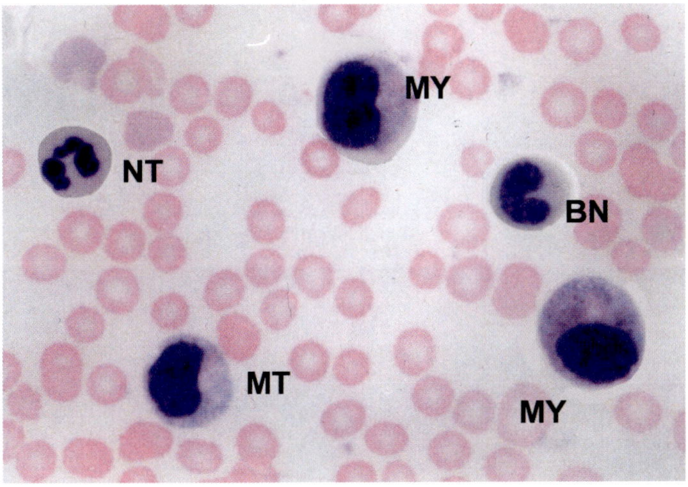


×800

MY : 중성호성골수세포(neutrophilic myelocyte)
MT : 중성호성후골수세포(neutrophilic metamyelocyte)
BN : 띠모양중성호성백혈구(band neutrophil)
NT : 중성호성백혈구(neutrophil)

2) 과립백혈구 발생(Granulopoiesis)

백혈구는 세포질 내에 특수과립(specific granule)을 함유하는 세포와 특수과립이 없는 세포, 즉 **과립백혈구**(granulocyte)와 **무과립백혈구**(agranulocyte)로 크게 나눌 수 있다.

**과립백혈구**는 특수과립(specific granule)의 염료에 대한 친화성(affinity)에 따라 **산호성백혈구**(eosinophil, eosinophilic leukocyte), **염기호성백혈구**(basophil, basophilic leukocyte) 및 **중성호성백혈구**(neutrophil, neutrophilic leukocyte)로 분류하며, 이들의 기원세포는 모두 동일한 세

포, 즉 **골수모세포**(myeloblast)이다.

골수모세포는 분화됨에 따라 **전골수세포**(promyelocyte), **골수세포**(myelocyte), **후골수세포**(metamyelocyte)로 된다. 골수세포부터는 각각 중성호성, 산호성 및 염기호성세포가 있어 각각 그 발생단계를 달리한다.

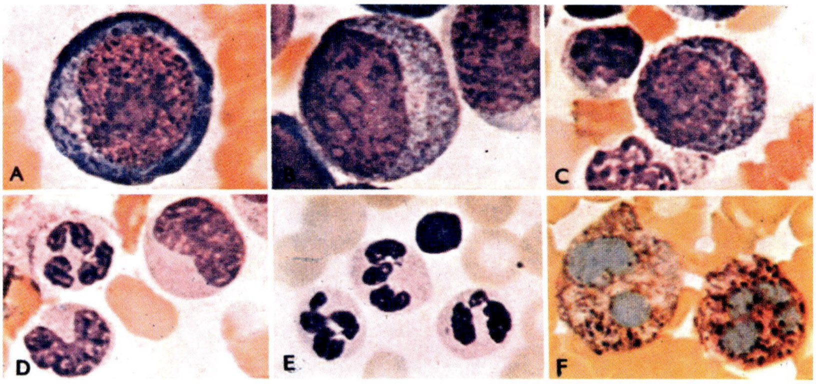


중성호성백혈구 발생(neutrophilic leukopoiesis) ×1,000

A : 골수모세포(myeloblast)
B : 전골수세포(promyelocyte)
C : 중성호성골수세포(neutrophilic myelocyte)
D : 중성호성후골수세포(neutrophilic metamyelocyte)
E : 중성호성백혈구(neutrophil)
F : 산성인산가수분해효소(acid phosphatase)로 염색된 특수과립(specific granule)

과립백혈구 발생 과정의 주된 변화는 다음과 같다.

1. 세포의 크기는 전골수세포(promyelocyte) 단계에서 가장 크며 다음 단계의 세포로 분화됨에 따라 점차 작아진다.
2. 핵은 점차 농축되며 분절(segmentation)된다. 중성호성백혈구의 분절이 특히 심하며 분절되기 전 단계에서는 구부러진 띠모양의 백혈구(띠모양 중성호성백혈구 band neutrophil)로 관찰된다.
3. 세포과립은 두 단계로 형성되어 초기 전골수세포의 단계에서는 **아주르**호성과립이 형성되며, 골수세포(myelocyte) 단계에서는 세 가지 종류의 **특수과립**이 형성된다. 전골수세포에서는 특수과립이 아직 형성되어 있지 않아 세 종류의 세포를 구별할 수 없다. 골수세포 단계에는 세 가지 종류의 **특수과립**이 형성되어, 골수세포 이후의 단계에서는 중성호성, 산호성, 염기호성의 세 종류의 세포가 구별된다. **아주르**호성과립은 전골수세포의 단계에서만 형성되며 이후 단계의 세포에도 남아 있기는 하나 숫자는 점차 줄어든다.

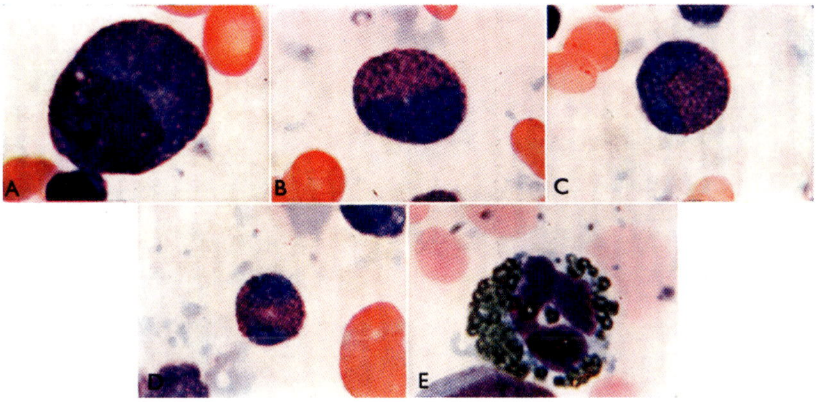

산호성백혈구 발생(eosinophilic leukopoiesis) ×1000

A : 산호성골수세포(eosinophilic myelocyte)
B : 산호성후골수세포(eosinophilic metamyelocyte)
C : 산호성백혈구(eosinophil), 미성숙형(juvenile form)
D : 산호성백혈구(eosinophil)
E : 과산화효소(peroxidase)로 염색된 특수과립(specific granule)

과립백혈구의 각 계열별로 그 발생 및 분화 단계에 속하는 세포와 이들의 형태를 각각의 사진에 나타내었다.

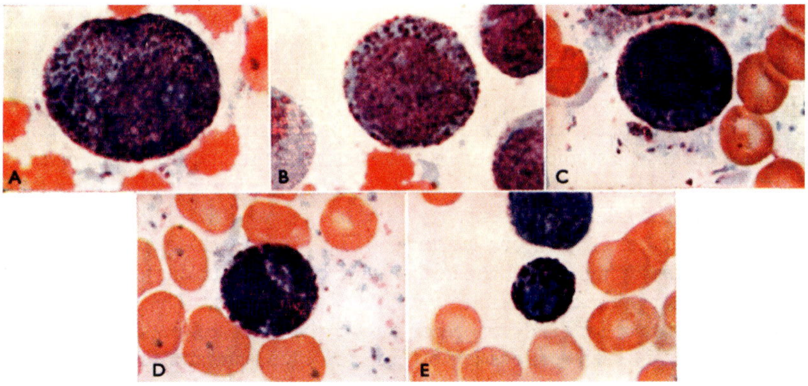

염기호성백혈구 발생(basophilic leukopoiesis) ×1000

A, B : 염기호성골수세포(basophilic myelocyte)
C : 염기호성후골수세포(basophilic metamyelocyte)
D, E : 염기호성백혈구(basophil)

3) 림프구 발생(Lymphopoiesis)

**림프**구는 골수(bone marrow)의 혈구모세포(hemocytoblast, stem cell)에서 기원되며, 다음 단계의 세포인 **림프**모세포(lymphoblast)의 단계에서 일부 세포는 가슴샘(thymus)으로 이동하여 T **림프**구로 분화되며, 일부 세포는 조류에서는 **파브리시우스**주머니에서(포유류에서는 아직 확실하지 않으므로 **파브리시우스**주머니와 상동기관이라는 의미에서 '**파브리시우스**주머니상동기관 bursa analogue'라고도 부른다. 현재에는 많은 학자들이 골수 자체가 B **림프**구로 분화되는 기관이라고 생각하고 있다) B **림프**구로 분화된다(제10장 림프계통 참조).

**림프**모세포(lymphoblast)의 형태는 골수모세포(myeloblast)와 거의 비슷하다. 가슴샘이나 **파브리시우스**주머니상동기관(골수)에서 **림프**모세포가 성숙하면서 점차 세포질의 양이 감소하여 핵과 세포질의 비율이 증가하게 되며 전**림프**구(prolymphocyte) 단계를 거쳐 표면에 특수한 표면항원(cell-surface antigen)이 형성되어 성숙한 T **림프**구와 B **림프**구로 분화한다. 성숙한 **림프**구는 작은**림프**구라고도 하며 직경이 6~9 ㎛인 작은 세포이다. 핵이 세포의 대부분을 차지하고 있으며 세포질은 식별하기 힘들 정도로 그 양이 적고 약한 염기호성으로 나타난다.

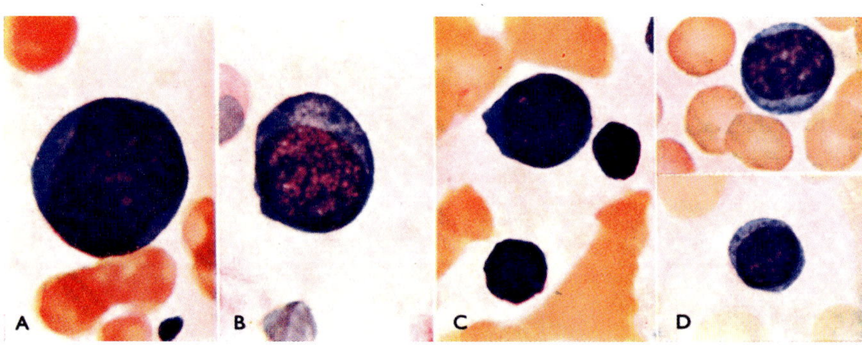


**림프**구 발생(lymphopoiesis) ×1000
A, B : **림프**모세포(lymphoblast) C, D : **림프**구(lymphocyte)

성숙한 T **림프**구는 혈액 속을 순환하다가 **림프**절(lymph node)의 곁피질(paracortical area)과 비장(spleen)의 **림프**성동맥주위집(periarterial lymphatic sheath)에 모여 있다가 다시 혈액 속을 순환하는 것을 반복하며, 세포면역(cellular immunity) 기능에 참여한다. B **림프**구는 **림프**절과 비장의 **림프**소절(lymph nodule)에 모여 있다가 항원(antigen)이 들어오면 항체(antibody)를 생산하는 형질세포(plasma cell)로 분화되어 체액면역(humoral immunity) 기능에 참여한다.

4) 단핵구 발생(Monopoiesis)

단핵구의 전단계 세포는 단핵모세포(monoblast)이며, 형태는 골수모세포와 유사하다고 알려져 있다. 분화됨에 따라 세포의 크기는 점차 작아지며, 핵은 다른 혈구세포에 비해 크고 엳게 염색되며 한 쪽이 약간 함몰되어 있다.

단핵구는 큰포식세포(macrophage)의 전단계세포(precursor cell)로 혈액 내에서 1~2일 정도 머물렀다가 조직내로 들어가 큰포식세포가 된다.

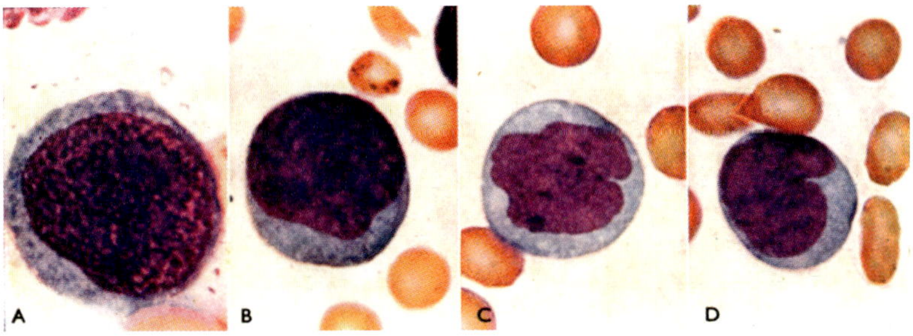


단핵구형성(monopoiesis) ×1,000
A, B: 단핵모세포(monoblast) C, D: 단핵구(monocyte)

5) 혈소판 발생(Platelet formation)

혈소판의 발생은 혈구모세포가 분화된 거대핵세포모세포(megakaryoblast)에서 시작된다. 이 세포는 직경이 15~25 ㎛ 정도로 비교적 작다. 핵은 둥글며 골수모세포에 비해 짙게 염색된다.

이 세포는 그 후 세포질의 분열없이 핵분열만이 일어나 다배수성(polyploidy)의 큰 핵을 가진 거대핵세포(megakaryocyte)가 된다. 거대핵세포는 세포의 직경이 100 ㎛에 이르는 매우 큰 세포로 세포질내에 혈소판으로 떨어져 나갈 부위들이 이미 경계지워져 있어, 결국 세포질은 혈소판으로 모두 떨어져 나가고 남은 핵은 큰포식세포에 의해 포식된다.

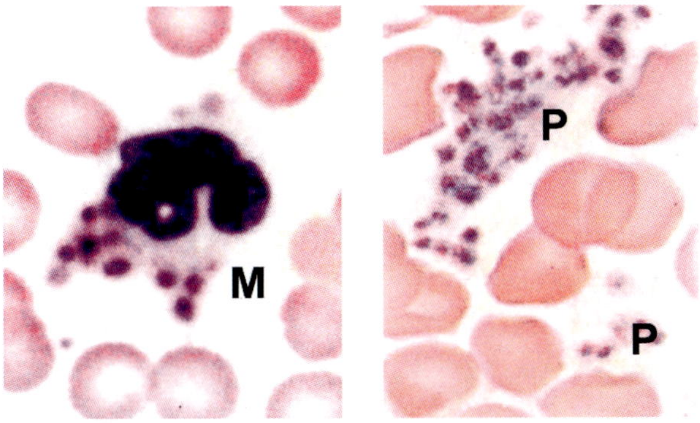


×800
M: 거대핵세포(megakaryocyte) P: 혈소판(platelets)

# 8 근육조직 (Muscular Tissue)

동물은 외부 또는 내부 환경의 변화, 즉 자극(stimulus)에 대해 즉시 능동적으로 대처한다는 점에서 식물이나 미생물과 구별된다. 이를 반응(reaction)이라고 하며, 대부분의 최종 반응은 근육조직의 운동을 통해 일어난다. 근육의 대부분을 차지하는 것은 골격에 붙어 있는 골격근(skeletal muscle)으로 이를 통해 일어나는 반응은 체운동반응(somatic motor reaction)이라고 하며, 의지에 따라 움직일 수 있다.

일부 반응은 의지에 관계없이 자율적으로 일어나며 이를 자율운동반응(autonomic motor reaction)이라고 한다. 자율운동반응은 대부분 내장(viscera)에 있는 근육(내장근)을 통해 일어난다.

이와 같이 근육조직은 반응의 거의 대부분을 담당하고 있다.

## 근육조직의 일반적 특징

근육조직은 운동을 할 수 있도록 특수하게 분화된 조직으로 **근세포**(muscle cell)로 이루어져 있다. 근세포는 **수축**(contraction)을 할 수 있는 특성이 있는 세포로 세포질에는 수축성이 있는 세포질세사(cytoplasmic filaments)가 매우 많이 있다. 세포질세사는 주로 **액틴**(actin)과 **마이오신**(myosin)이라는 근원섬유단백질(microfibrillar proteins)로 구성되어 있다. 근세포는 중배엽(mesoderm)에서 기원하며, 분화과정 중 근원섬유단백질이 합성되면서 세포가 한 방향으로 길어진다. 이러한 근세포들은 함께 모여 다발(bundle, fascicle)을 이루고 있으며, 여기에는 풍부한 혈관과 신경이 분포하고 있다.

* 근세포는 길기 때문에 근섬유(muscle fiber)라고 부르기도 한다. 그러나 이 때의 섬유란 결합조직의 섬유와는 달리 세포 자체를 부르는 명칭이다. 근세포 세포소기관의 명칭은 근육을 의미하는 **그리이스어** 어간인 'sarco~' 를 붙여 다르게 부르는 경향이 있다. 즉 근세포의 원형질은 근형질(sarcoplasm), 세포막을 근형질막(sarcolemma), 형질내세망을 근형질내세망(sarcoplasmic reticulum), **미토콘드리아**를 근육소체(sarcosome), 근 수축단위를 근원섬유마디(sarcomere)라고 한다.

## 근육조직의 분류

포유동물의 근육조직은 그 형태와 기능에 따라 평활근(smooth muscle), 골격근(skeletal muscle), 심장근(cardiac muscle)의 세 가지 유형으로 나누어진다.

근육조직을 나누는 기준은 다음과 같다.

(1) 기능에 따라

가. **불수의근**(Involuntary muscle) - 자율신경계(autonomic nervous system)의 지배를 받는 근육으로 수축운동을 의지(will)대로 할 수 없다.

나. **수의근**(Voluntary muscle) - 체신경계(somatic nervous system)의 지배를 받는 근육으로 의지에 따라 수축운동을 한다.

(2) 구조에 따라

가. **가로무늬근**(Striated muscle) - 근세포에 밝은띠(light band)와 어두운띠(dark band)가 번갈아 나타는 가로무늬(cross striation)가 광학현미경에서 관찰되는 근육.

나. **평활근**(Smoth muscle) - 근세포에 가로무늬가 없는 근육

이상과 같은 두 가지 기준에 따라 근육은 다음의 세 가지로 분류한다.

(1) **평활근**(Smooth muscle)

가로무늬가 없는 근육이며, 의지에 따라 수축할 수 없는 불수의근(involuntary muscle).

(2) **골격근**(Skeletal muscle)

가로무늬가 있는 근육이며, 의지에 따라 수축할 수 있는 수의근(striated voluntary muscle).

(3) **심장근**(Cardiac muscle)

가로무늬가 있는 근육이며, 의지에 따라 수축할 수 없는 불수의근(striated involuntary muscle).

**평활근세포**(smooth muscle cell)는 가늘고 긴 방추형의 세포로 길이는 20~500 ㎛ 이며 직경은 3~8 ㎛ 이다. 핵은 세포에 하나가 있으며 긴 난원형으로 세포의 중앙에 위치해 있다. 세포에는 가로무늬가 없으며 세포질에는 **액틴**(actin)과 **마이오신**(myosin)으로 구성된 세사가 격자(lattice) 모양의 그물구조를 형성하고 있다. 이 그물구조를 이루는 분자구조의 배열의 변화에 의해 수축이 일어난다.

평활근세포는 혈관계통(vascular system), 소화관(digestive tract), 호흡관(respiratory tract), 비뇨관(urinary tract), 생식관(reproductive tract), 등 관상구조(tubular structure)의 벽을 구성하

고 있으며, 결합조직 내에서 일종의 고정세포(fixed cell)로 존재하기도 한다.

**골격근세포**(skeletal muscle cell)는 길고 큰 원주형의 다핵세포로 길이는 1~40 mm 이며 직경은 10~100 ㎛ 이다. 골격근세포는 발생 중에 중배엽에서 기원된 여러 개의 근모세포(myoblast)들이 서로 융합하여 형성된 세포로, 핵은 세포막의 바로 밑, 근섬유의 가장자리에 위치해 있으며, 세포질(근형질)은 직경이 1~2 ㎛ 정도인 **근원섬유**(myofibril)로 가득 차 있다.

근원섬유는 가는세사(thin filament)와 굵은세사(thick filament)가 질서정연하게 배열되어 있는 구조이며, 고배율의 광학현미경으로 관찰하면 밝은띠(light band)와 어두운띠(dark band)가 교대로 나타나는 **가로무늬구조**(cross striation)를 관찰할 수 있다. 어두운띠는 편광현미경에서 이중굴절성을 나타내므로 **A 띠**(A band, anisotropic band)라고도 하며, 밝은띠는 등굴절성을 나타내므로 **I 띠**(I band, isotropic band)라고도 한다. 밝은띠의 중앙부에는 **Z 선**(Z line, 마디끝격막)이라고 하는 얇은 가로 선이 있으며 이 Z 선에서 다음 Z 선까지를 **근원섬유마디**(sarcomere)라고 한다. A 띠 부위에는 굵은세사가 세포의 장축 방향으로 여러 개 늘어서 있어 어둡게 보인다. 여러 개 늘어선 굵은세사 사이에는 Z 선에서부터 이어져 있는 가는세사가 역시 같은 방향으로 배열되어 있다. A 띠의 중간에는 가는세사가 없는 부분이 있으며 광학현미경으로 관찰하면 약간 밝게 나타난다. 이를 **H 띠**(투명띠)라고 한다. 근육이 수축할 경우에는 가는세사가 A 띠 쪽으로 미끄러져 들어와 굵은세사와 겹쳐지는 부분이 많아진다. 따라서 I 띠와 H 띠는 좁아지며 전체 근원섬유마디도 좁아진다. 근육이 이완될 경우에는 I 띠와 H 띠는 넓어지고 근원섬유마디도 넓어지게 된다. 그렇지만 A 띠의 길이는 수축에 관계 없이 동일하다.

**굵은세사**(thick filament)는 길이가 1.6 ㎛, 직경이 15 nm 인 구조로 근원섬유마디의 중앙에서 A 띠를 형성하며, 분자량이 50,000 정도인 **마이오신**이란 가는 막대모양의 단백질(길이 150 nm, 두께 2~3 nm)로 구성되어 있다. **마이오신** 분자의 끝부분은 공 모양이며 약간 외측으로 돌출되어 있다. 이 부분을 **마이오신**의 **머리**(head)라고 하며, ATP와 결합하는 부위로 ATP를 분해할 수 있는 효소활성이 있고, **액틴**과 결합할 수 있는 부분이다.

**가는세사**(thin filament)는 **액틴**(actin), **트로포마이오신**(tropomyosin), **트로포닌**(troponin)의 세 종류의 단백질로 구성되어 있다. **액틴** 분자는 직경이 5.6 nm 인 공모양의 구조로 두 줄로 꼬여 있는 이중 나선구조의 세사성 F-**액틴**을 형성한다. 이 세사성 **액틴**이 가는세사의 기본구조가 된다. **트로포마이오신**은 길이가 약 40 nm의 가늘고 긴 분자로 두 개의 **폴리펩타이드** 사슬로 구성되어 있다. 이 **폴리펩타이드** 사슬은 세사성 **액틴**을 따라 결합되어 있다. **트로포닌**은 T, C, I 의 세 개의 구형 단위구조가 복합체를 이룬 것으로 **액틴**세사 위에 일정한 간격을 두고 놓여있다. **트로포닌** T (TnT)는 **트로포마이오신**과 결합하는 부위이며, **트로포닌** C (TnC)는 **칼슘**과 결합하는 부위이고, **트로포닌** I (TnI)는 **액틴-마이오신** 사이의 상호작용을 방해하는 단위구조이다.

근육의 수축은 **액틴**과 **마이오신** 사이의 상호작용에 의해 이루어진다. 이완된 근육에서는 **마이오**

**신** 머리와 결합하는 F-**액틴**의 **마이오신**결합부위가 **트로포닌** I 에 의해 차단되어 있으나, 수축할 경우에는 근세포의 형질내세망(근형질세망) 내에 저장되어 있던 **칼슘 이온**이 방출되어 **트로포닌** C 와 결합하게 된다. 이에 따라 **트로포닌** 복합체의 삼차원적 배열이 변화되어 G-**액틴** 분자에 있는 **마이오신**결합부위가 노출되며 **마이오신** 머리가 이 부분에 결합된다. **마이오신** 머리의 ATP 분해효소는 역시 **칼슘**의 작용에 의해 활성화되어 **에너지**를 방출하며 이에 따라 **마이오신** 머리가 구부러져 이에 결합된 **액틴**이 한쪽으로 밀리게 되어 결과적으로 가는세사가 A 띠의 중앙부 쪽으로 미끄러지게 된다. 이러한 **액틴-마이오신** 결합은 **마이오신**이 새로운 ATP 분자와 결합함에 따라 잠시 떨어지게 되고, **마이오신** 머리는 다시 펴지게 되며 다음 결합을 위해 대기하고 있게 된다. 다음의 결합은 이미 이동한 **액틴** 부위의 다음 부위에서 일어나게 되며 **액틴-마이오신** 결합이 계속될수록 점차 가는세사가 A 띠의 중앙부 쪽으로 미끄러진다.

근육이 한번 수축하는 동안 **액틴-마이오신**의 결합과 분리는 수백 번 반복하여 일어나게 된다. **칼슘이온**이 제거되어 **트로포닌** 복합체가 원래의 자리로 돌아오면 **액틴**의 **마이오신**결합부위가 가려지게 되어 더 이상 수축이 일어나지 않게 된다.

수축의 분자적인 기전은 **칼슘 이온**의 방출에 의해 시작되지만, 골격근 전체의 수축은 신경기전(neural mechanism)에 의해 일어나게 된다. 근육의 표면에는 약간 오목한 부위가 있으며, 이 위에는 좁은 틈새를 사이에 두고 **신경근육종말**(neuromuscular junction, **근육신경종말** myoneural junction, **종말판** motor end plate)이 위치한다. 신경근육종말 내에는 신경전달물질로 **아세틸콜린**(acetylcholine)을 함유한 소포(vesicle)가 있으며 신경이 흥분하게 되면 소포 속에 있는 **아세틸콜린**이 종말판 밖으로 나와 근세포 표면에 있는 **아세틸콜린**수용체(acetylcholine receptor)와 결합하게 된다. 이 결합은 근세포를 탈분극(depolarization, 신경조직 참조)시키며 이에 의해 발생된 전기적인 **임펄스**(electrical impulse)는 세포막을 따라 퍼져 나간다. 근원섬유마디의 A-I 연접부위(A-I junction)에서 근세포의 세포막은 안쪽으로 함입되어 근원섬유를 둥글게 둘러싸고 있는 **가로소관**(T 소관, T tubule)을 형성한다. 가로소관의 양쪽에는 근형질세망(sarcoplasmic reticulum, 무과립형질내세망 s-ER)이 있다. 가로소관과 양쪽의 근형질세망을 **삼조체**(triad)라고 한다. 따라서 **임펄스**가 가로소관에 도달하면 인접한 근형질내세망에서 **칼슘**이 방출되며 이에 따라 수축이 근세포 전체에서 동시에 일어나게 된다.

골격근세포에는 많은 양의 **미토콘드리아**가 있으며, 특히 지속적으로 수축하는 근육에 풍부하다. 조직화학적으로 **미토콘드리아** 내에 있는 효소(NADH-TR, **숙신**산탈수소효소 succinic dehydrogenase 등)를 염색하면 골격근세포는 백색섬유(white fiber, A형 근세포), 적색섬유(red fiber, C형 근섬유), 중간섬유(intermediate fiber, B형 근섬유)의 세 유형으로 분류할 수 있다.

골격근세포 중에는 보통의 근세포에 비해 매우 작은 근세포가 결합조직으로 구성된 막에 의해 싸여 있는 경우가 있다. 이를 **신경근육방추**(neuromuscular spindle)라고 하며 근육의 수축정도를 중추신경계에 알리고 조절하는 구조이다. 신경근육방추 내에 있는 작은 골격근세포를 **방추내근세포**(intrafusal muscle fiber)라고 하며 보통의 근세포와는 달리 핵이 중앙부에 위치하며 핵이 있는 부위에는 가로무늬가 없다. 방추내근세포는 다시 근세포 중앙부에 핵이 여러 개 모여 핵주머니(nuclear bag)를 이루는 **핵주머니근세포**(nuclear bag fiber)와 핵이 일렬로 배열된 사슬 형태의 **핵사슬근세포**(nuclear chain fiber)로 나누어진다. 방추내근세포에 대해 보통의 골격근세포는 방추외근세포(extrafusal muscle fiber)라고 하기도 한다(제9장 신경조직 '말초신경종말' 참조)

**심장근세포**(cardiac muscle cell)는 직경이 약 15 ㎛, 길이가 100~150 ㎛ 인 단핵세포로 가로무늬(cross striation)가 있으며 핵은 세포의 중앙에 위치한다. 심장근세포는 여러 세포가 이어져 있어 연속된 세포사슬을 이루고 있지만 골격근세포와 같이 융합되어 있지는 않다. 연속된 사슬을 이루는 각각의 세포는 분지되는 경우가 많으며, 이웃한 사슬 내에 있는 세포와도 이어져 있다.

세포와 세포가 융합하는 부위에는 부착막(fascia adherens), 부착반(desmosome), 교통반(gap junction) 등의 연접복합체(junctional complex)가 발달되어 있다. 이러한 연접복합체는 광학현미경에서 연속된 세포사슬을 가로지르는 가로선으로 나타나며, 이를 **사이원반**(intercalated disk)이라고 한다.

심장근세포의 세포질에도 근원섬유가 있으며 이의 구조는 골격근과 거의 동일하다. 그렇지만 가로소관(T tubule)은 A-I 연접(A-I junction)부분이 아니라 Z 선 부위에 있고, 하나의 근형질세망(sarcoplasmic reticulum, 무과립형질내세망 s-ER)과 연관되어 있어 **이조체**(diad)를 형성한다. 심장근의 세포질에는 세포질 부피의 40% 이상을 차지할 정도로 많은 **미토콘드리아**가 존재한다.

심장근은 골격근과는 달리 **자율성**(autonomicity)을 갖고 있어 자율적으로 주기적인 수축과 이완을 반복한다. 심장근에는 특수한 **임펄스** 전도계통(impulse conductig system)이 발달되어 있어 심실(ventricle)과 심방(atrium)이 연속적으로 수축할 수 있게 하며, 효율적인 **펌프**(pump)로 작용할 수 있게 해준다. 심장근세포 중에서 동방결절(sinoatrial node)에 있는 세포들이 가장 빠른 심장박동활성을 나타내며 다른 심장근세포들은 이 세포의 박동에 맞춰 수축한다. 심장근세포에서 **임펄스**의 전달은 세포 사이의 교통반(gap junction)을 통한 이온의 교환에 의해 이루어지지만, 심실과 같이 넓은 부위에 걸쳐 있는 조직이 동시에 수축하기 위해서는 특수한 **임펄스**전도계통이 발달되어 있으며 이는 **푸르키니에**섬유(Purkinje fiber, 심장근전도세포)라는 특수한 세포에 의해 이루어진다. 심장근에도 신경이 풍부하게 발달되어 있지만 이는 골격근과 같이 수축을 직접적으로 지시하는 작용을 하는 것이 아니라 심장박동의 주기를 약간 빠르거나 느리게 조절하는 역할을 하는 자율신경(autonomic nerve)이다.

위의 세 종류의 근세포의 특징을 다음 표에 요약하였다.

표 8-1. 평활근, 골격근, 심장근의 형태학적 특징

<table>
<tr><th colspan="2">근육의 종류</th><th>평활근</th><th>골격근</th><th>심장근</th></tr>
<tr><td colspan="2">형태</td><td>가늘고 긴 방추형</td><td>긴 원주형</td><td>대체로 원주형</td></tr>
<tr><td rowspan="2">크기</td><td>길이</td><td>15~200 ㎛</td><td>1~40 mm</td><td>100~150 ㎛</td></tr>
<tr><td>폭</td><td>3~8 ㎛</td><td>10~100 ㎛</td><td>9~22 ㎛</td></tr>
<tr><td rowspan="3">핵</td><td>수</td><td>단핵</td><td>다핵</td><td>1~2 개</td></tr>
<tr><td>위치</td><td>중앙</td><td>가장자리</td><td>중앙</td></tr>
<tr><td>형태</td><td>긴 난원형</td><td>납작한 타원형</td><td>난원형</td></tr>
<tr><td colspan="2">분포부위</td><td>관상장기의 벽<br>혈관계통(vessels)</td><td>골격에 부착</td><td>심장(heart)</td></tr>
<tr><td colspan="2">가로무늬</td><td>없다</td><td>있다</td><td>있다</td></tr>
<tr><td colspan="2">세로단면<br>(longitudinal section)</td><td>핵이 있는 중앙부는 볼록하고 양끝으로 갈수록 가늘어지는 방추형의 구조로 인접한 근섬유와 겹쳐져서(overlapping) 나타난다.</td><td>핵은 섬유의 가장자리(periphery)에 존재한다. 섬유의 양끝은 뭉뚝하며 인접섬유에 가지를 내지 않는다. 고배율에서 가로무늬가 나타난다.</td><td>핵은 대체로 중앙에 위치하며 근섬유의 가장자리에는 인접한 근섬유와 계단상으로 연결되어 있는 사이원반(intercalated disc)이 있다.</td></tr>
<tr><td colspan="2">가로단면<br>(cross section)</td><td>크기가 다양한 다면체로 핵은 중앙에 위치한다. 절단면에 따라서는 핵이 관찰되지 않는 부위가 있다.</td><td>대체로 크기가 일정하며 형태가 불규칙적인 다면체로 핵은 세포의 가장자리에 위치한다.</td><td>모양이 매우 불규칙하며 크기도 각기 다르고 핵은 대부분 세포의 중앙에 위치한다.</td></tr>
</table>

## 실습 8-가. 골격근(Skeletal muscle)

골격근은 가로무늬가 있는 **가로무늬근**(striated muscle)이며, 의지에 따라 수축할 수 있는 **수의근**(voluntary muscle)이다.

각 골격근세포, 즉 골격근섬유는 한데 모여 다발(fasciculi)을 형성한다. 근다발은 결합조직으로 구성된 막에 의해 싸여 있다. 각각의 골격근섬유는 주로 세망섬유로 이루어진 섬세한 결합조직에 의해 싸여 있으며 이를 **근섬유막**(endomysium)이라고 한다. 근섬유들이 모여 이루어진 근섬유다발을 둘러싸는 결합조직은 **근다발막**(perimysium)이라고 하며 주로 아교섬유로 구성되어 있다. 근다발막을 따라 혈관과 신경이 분포한다. 대부분의 근육은 여러개의 근섬유다발로 구성되어 있다. 근육의 가장 바깥쪽은 비교적 두꺼운 치밀결합조직에 의해 둘러싸여 있으며, 이를 **근육외막**(epimysium)이라 한다.

[표본] 골격근(*skeletal muscle*), H, H-E

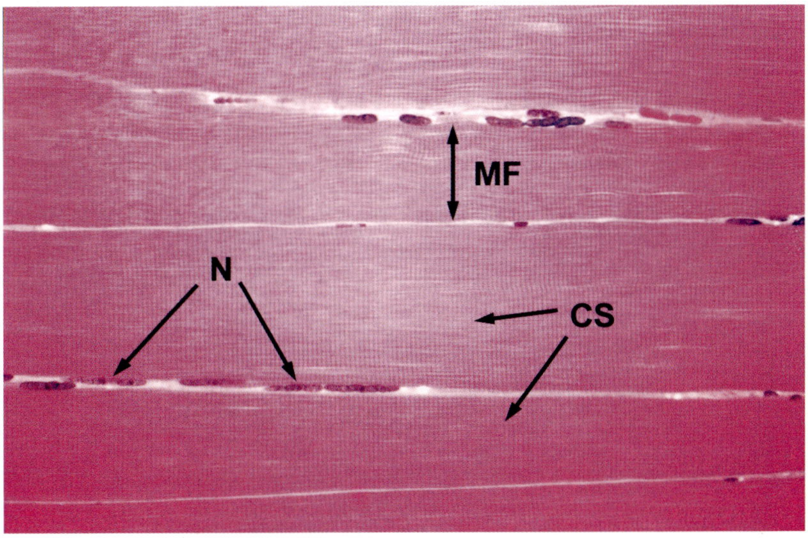


×400, 세로단면

CS : 가로무늬(cross striation) N : 골격근세포핵(nucleus of skeletal muscle)
MF : 골격근섬유(skeletal muscle fiber, 골격근세포 skeletal muscle cell)

저배율 소견

가로절단된 상태에서는 각각의 골격근섬유가 원형 또는 다각형으로 나타나며 짙은 산호성으로 염색된다. 근섬유의 주변부에는 염기호성으로 염색되는 핵이 관찰된다. 세로단면에서 근섬유는 원통형으로 나타나며, 이의 주변부에 작은 핵이 일렬로 늘어서 있는 것을 관찰할 수 있다. 경사절단(oblique section)된 경우에는 전체적으로 긴 원추형 또는 타원형으로 나타난다.

골격근섬유를 둘러싸고 있는 염색이 잘 안되는 미세한 결합조직인 근섬유막(endomysium)과 근다발(muscle bundle)을 둘러싸는 결합조직인 근다발막(perimysium)을 뚜렷하게 관찰할 수 있으며, 근다발막에서는 다수의 혈관을 볼 수 있다.

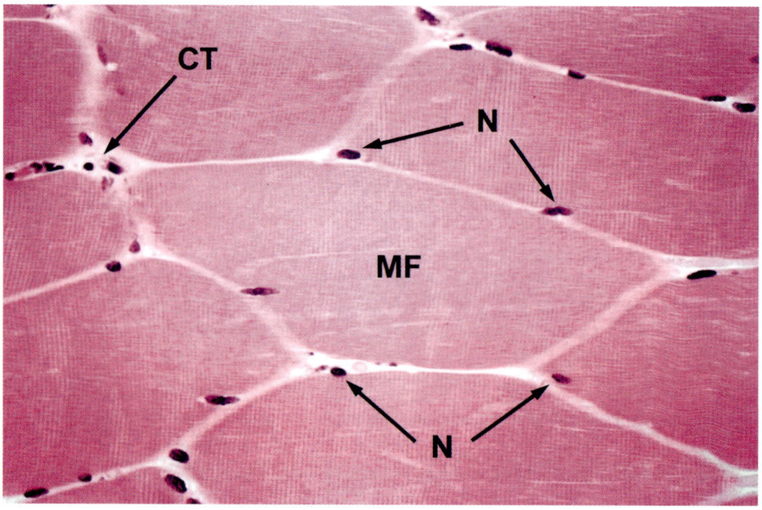


×400, 가로단면

N : 골격근세포핵(nucleus of skeletal muscle) MF : 근섬유(muscle fiber)
CT : 결합조직(connective tissue, 근섬유막 endomysium)

고배율 소견

**가로단면**의 골격근섬유는 원형 또는 다각형이며 크기는 대부분 일정하다. 주변부에는 타원형의 핵이 관찰된다. 한 단면에 여러 개의 핵이 나타난다.

**세로단면**에서는 가로무늬가 관찰된다. 밝은 부분인 밝은띠(light band)와 짙게 염색되는 어두운띠(dark band)가 번갈아 나타나며 밝은띠를 **I 띠**(I band, isotrophic band)라 하고 어두운띠를 **A 띠**(A band, anisotrophic band)라고 한다. 세로단면의 핵 역시 근섬유의 주변부에 나타나며 중앙부에서는 관찰되지 않는다. 핵은 타원형이며 장축은 근섬유의 방향과 평행하다. 핵은 포상형이며 하나 또는 두개의 핵소체가 있다.

## 참고 : 골격근 섬유의 종류

골격근은 육안으로 관찰하였을 경우 흰색을 띠는 백색근(white muscle)과 붉은 색을 띠는 적색근(red muscle)으로 나눌 수 있다. 현미경으로 관찰했을 경우 골격근섬유는 백색근섬유(white fiber, A 형 섬유), 적색근섬유(red fiber, C 형 섬유), 중간섬유(intermediate fiber, B 형 섬유)의 세 유형으로 다시 분류할 수 있으며, **미토콘드리아** 내에 있는 효소(**숙신**산탈수소효소 succinic dehydrogenase 또는 **니코틴아마이드 아데닌 다이뉴클레오타이드-테트라졸리움** 환원효소 nicotinamide adenine dinucleotide-tetrazolium reductase [NADH-TR] 등)를 조직화학적 방법으로 염색하여 구별할 수 있다.

[표본] 골격근(*skeletal muscle*), H, NADH-TR

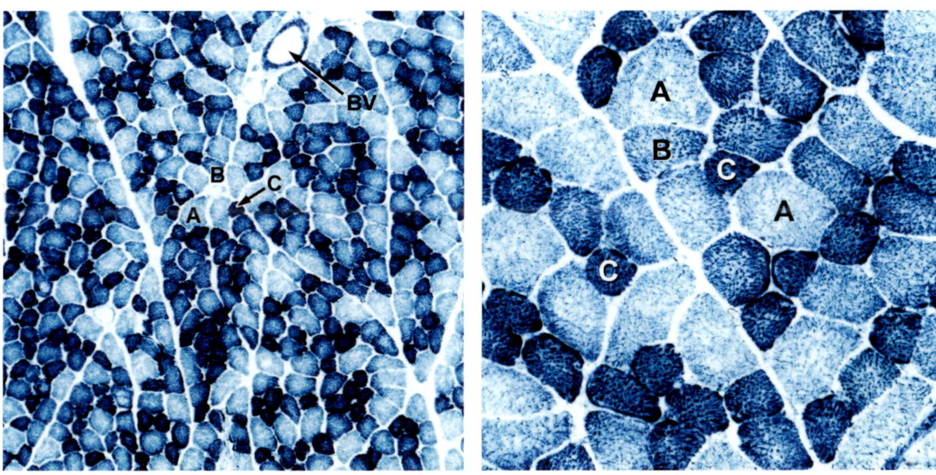


×100, 가로단면　　×400, 가로단면

A : 백색섬유(white fiber)　　B : 중간섬유(intermediate fiber)
C : 적색섬유(red fiber)　　BV : 혈관(blood vessel)

**백색섬유**(A 형 섬유): 가로단면에서 직경이 가장 큰 근섬유로서 **미토콘드리아**가 적은 양 함유되어 있으며, 따라서 **미토콘드리아**에 함유되어 있는 **사이토크롬**(cytochrome), ATP 가수분해효소(ATPase) 등도 적게 함유되어 있다. 근형질 내에는 **마이오글로빈**(myoglobin)의 함량이 적으며, 근형질 내에 **글리코겐**(glycogen)이 많이 함유되어 있고, 수축에 필요한 **에너지**는 주로 해당작용(glycolysis)에 의해 공급된다. 빨리 강하게 수축하나 쉬 피로해지므로 지속적으로 강한 운동은 할 수 없다.

미토콘드리아 효소인 니코틴아마이드 아데닌 다이뉴클레오타이드-테트라졸리움 환원효소 (nicotinamide adenine dinucleotide-tetrazolium reductase) 또는 숙신산탈수소효소(succinic dehydrogenase) 등으로 염색하면 가장 옅게 염색된다.

적색섬유(C 형 섬유) : 가로단면에서 가장 크기가 작은 섬유로 미토콘드리아가 풍부하며 사이토크롬, ATP 가수분해효소 등도 많이 함유되어 있다. 근형질 내에는 마이오글로빈이 많이 함유되어 있다. 이 근육의 에너지는 주로 산화적인산화반응(oxidative phosphorylation)에 의해 얻어진다. 백색근섬유보다 느리게 수축하나 지속적이며 강한 수축을 할 수 있다. 마이오글로빈이 많고 혈관분포가 좋아 붉은 색을 띤다.

미토콘드리아 효소인 니코틴아마이드 아데닌 다이뉴클레오타이드-테트라졸리움 환원효소 또는 숙신산탈수소효소 등으로 염색하면 진하게 염색된다.

중간섬유(B 형 섬유) : 형태적으로나 기능적으로 앞의 두 종류의 섬유의 중간형이다.

* 대체적으로 짧은 기간동안 강한 힘을 내는 근육은 백색근섬유이며, 지속적으로 오랫동안 힘을 내는 근육은 적색근섬유이다. 따라서 지속적으로 힘을 내는 근육인 사람 등의 근육이나 철새의 가슴근육, 계속 움직이는 어류 등은 적색근섬유로 구성되어 있고, 짧은 기간동안 강한 힘을 내는 근육, 예를 들면 어류 중에서도 바다 밑에 붙어 있다가 먹이를 보면 갑자기 뛰어 올라가 먹이를 잡는 광어, 가자미 등의 근육은 주로 백색근섬유로 구성되어 있다.

## 실습 8-나. 평활근 (Smooth Muscle)

평활근은 가로무늬가 없는 민무늬근(non-striated muscle)이며, 의지에 따라 수축할 수 없는 불수의근(involuntary muscle)이다. 평활근은 여러 관상구조(tubular structure)의 벽(wall)에 있는 근육층을 구성하고 있다.

[표본] 자궁(*uterus*), 자궁근육층(*myometrium*), H, H-E

저배율 소견

자궁의 벽은 세 층으로 나누어지며, 이 중에서 가장 두껍고 중앙부에 위치하는 층이 평활근세포로 구성된 자궁근육층이다.

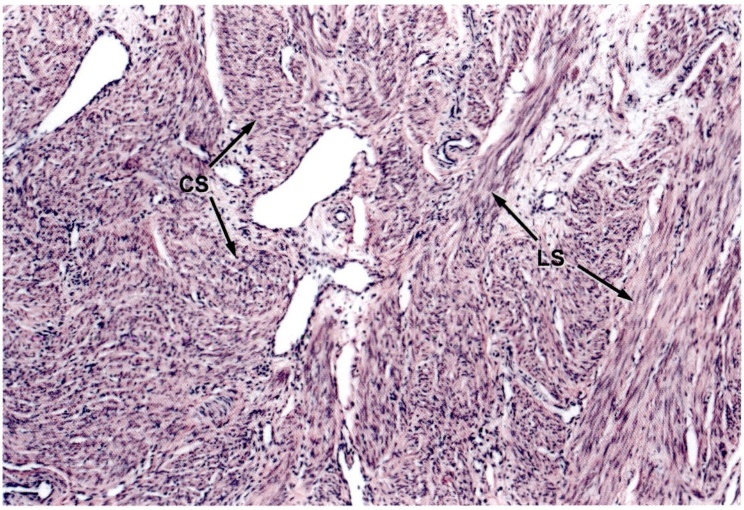


×100

CS : 가로절단된 평활근섬유(cross sectioned smooth muscle fiber)
LS : 세로절단된 평활근섬유(longitudinally sectioned smooth muscle fiber)

전체적으로는 산호성으로 나타나나 골격근보다는 옅게 염색되며, 섬유의 크기는 골격근에 비해 매우 작다. 세로단면에서 근세포의 핵은 타원형이며, 가로단면에서는 대부분 원형으로 나타난다.

근섬유막, 근다발막은 나타나지 않으며 혈관은 근섬유다발의 사이 사이에서 많이 관찰된다.

고배율 소견

**세로단면**의 평활근세포는 가늘고 긴 방추형이며, 중앙의 약간 넓어진 부위에 핵이 존재한다. **핵**의 형태는 긴 타원형이나 수축상태에 따라 나선형으로 나타나기도 한다. 핵은 포상핵으로 한 두개의 핵소체가 관찰된다. 광학현미경으로 관찰하였을 경우, **근형질**(sarcoplasm)에는 근원섬유가 관찰되지 않고 균일하게 나타나며 H-E 염색상에서 약한 산호성으로 관찰되나 함유하는 **리보솜**의 양에 따라 약간 염기호성으로 나타나는 경우도 있다.

**가로단면**의 근세포들은 서로 다른 부분이 절단되므로 핵이 있는 굵은 부위와 핵이 없는 가는 부분들이 함께 관찰된다. 핵이 있는 부위에서 가로절단된 근세포는 근형질 중앙에서 원형의 핵이 관찰된다.

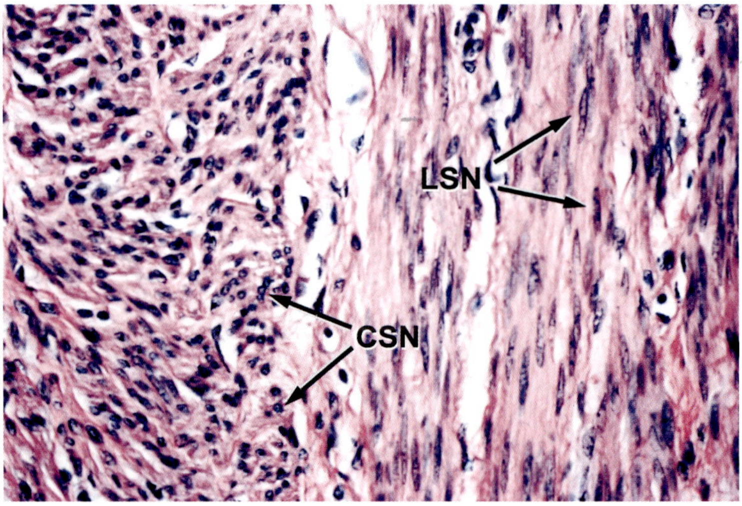


×400

CSN : 가로절단된 평활근섬유핵(cross sectioned smooth muscle nucleus)
LSN : 세로절단된 평활근섬유핵(longitudinally sectioned smooth muscle nucleus)

## 실습 8-다. 심장근 (Cardiac muscle)

심장근은 골격근과 같이 **가로무늬**가 있는 근육이지만, 의지에 따라 수축할 수 없는 **불수의근**(striated involuntary muscle)이다. 심방(atrium)과 심실(ventricle)의 심장근육층(myocardium)을 이루고 있다.

[표본] 심장(*heart*), 심장근육층(*myocardium*), H, H-E

저배율 소견

심장의 벽은 세 층으로 나누어진다. 이 중 가장 두껍고 중간에 위치하는 층이 심장근육층으로 **심장근세포**(cardiac muscle cell)로 구성되어 있다. 심장근은 구조적으로나 기능적으로 골격근과 평활근의 중간형이라 할 수 있다. 핵은 근섬유의 중앙에 위치해 있다. 섬유다발들 사이에는 수많은 모세혈관을 함유한 결합조직이 있으며 이를 심장골격(cardiac skeleton)이라고 한다.

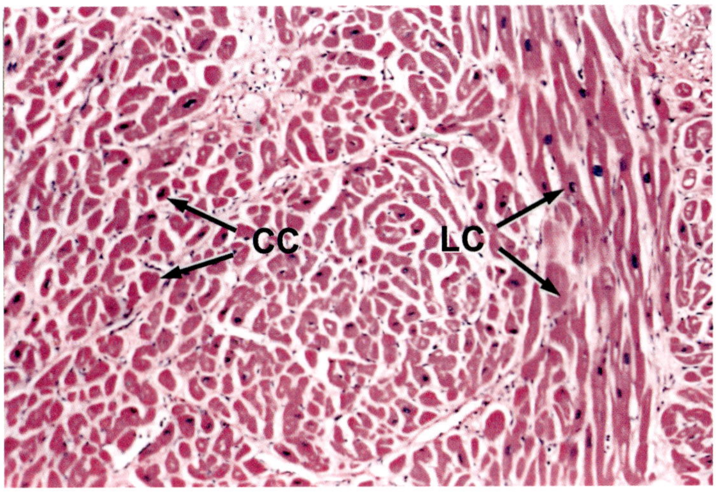


×100

CC : 가로절단된 심장근섬유(cross sectioned cardiac muscle fiber)
LC : 세로절단된 심장근섬유(longitudinally sectioned cardiac muscle fiber)

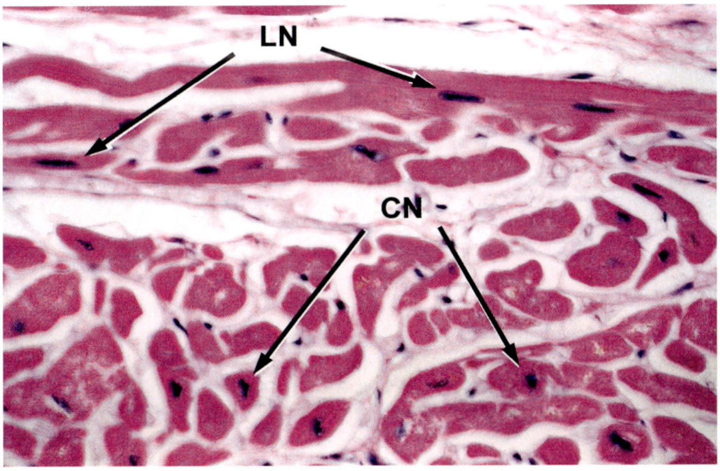


×400

CN : 가로절단된 심장근섬유핵(cross sectioned cardiac muscle nucleus)
LN : 세로절단된 심장근섬유핵(longitudinally sectioned cardiac muscle nucleus)

고배율 소견

**가로단면**에서 각각의 심장근세포는 크기가 다양하며 **핵**은 중앙에 위치한다. **세포질**은 짙은 산호성이며 짙은 부분과 그 사이에 옅게 염색되는 부분이 나타나 과립 형태로 관찰된다.

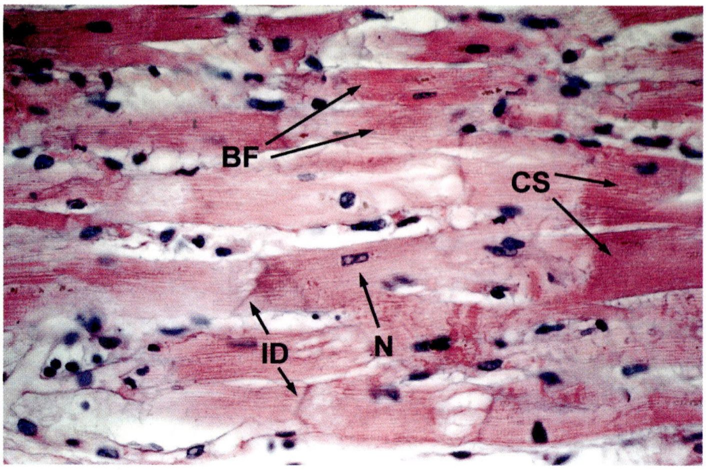


×600

CS : 가로무늬(cross striation) BF : 가지친 심장근섬유(branched cardiac fiber)
ID : 사이원반(intercalated disk) N : 심장근세포핵(nucleus of cardiac muscle cell)

**세로단면**에서는 한 개의 근세포에 한두개의 핵이 관찰되며 가로무늬도 관찰된다. 또한 근세포는 분지되어 근형질이 서로 연결된 복합체(syncytium)를 이룬다. 또한 인접한 세포 사이의 경계부위에서는 **사이원반**(intercalated disk)이 관찰된다. 사이원반은 심장근세포와 인접한 세포 사이에 있는 세포사이연접(intercellular junction; 부착막 fascia adherens, 부착반 desmosome, 교통반 gap junction)이 광학현미경에서 나타난 구조이다. 이 부위에 있는 교통반은 전기저항이 낮은 부위로서 수축현상이 인접한 세포로 전달될 수 있게 하는 역할을 하고 있다. 사이원반은 세포의 가로무늬에 평행한 짙은 선형 구조로 관찰된다.

### [참고] 푸르키니에섬유 (Purkinje fiber, 심장전도근세포)

**푸르키니에**섬유는 특수하게 분화된 심장근세포로서 심장의 자극전도계통에 속한다. 세포는 심장벽의 세 층 중 심장근육층(myocardium)보다 내측에 있는 심장내막(endocardium)에 위치한다. 보통의 심장근세포보다 크고 세포질 내에 많은 **글리코겐**(glycogen)을 함유하고 있어 옅게 염색된다. 뚜렷하지는 않지만 가로무늬도 관찰할 수 있다(더 자세한 것은 제11장 순환기계통 참조).

[표본] 심장(*heart*), 심장내막(*endocardium*), 돼지(hog), H-E

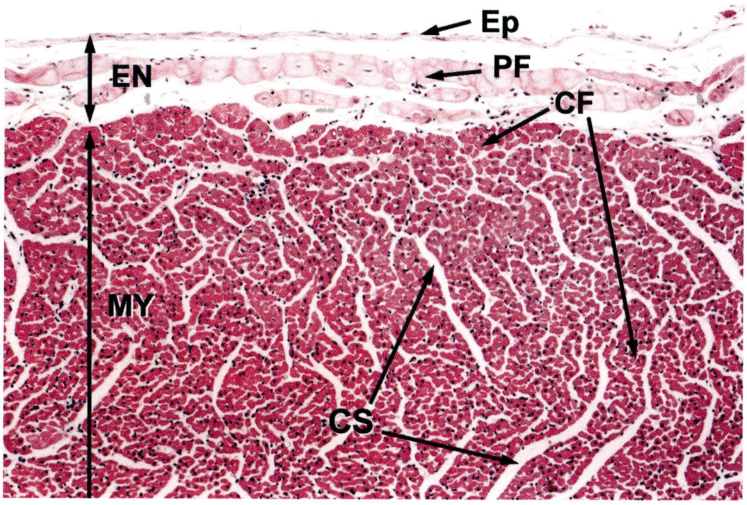


×100

EN : 심장내막(endocardium)
PF : 푸르키니에근섬유(Purkinje fiber)
Ep : 심장내막 상피(내피 endothelium)
MY : 심장근육층(myocardium)
CF : 심근섬유(cardiac muscle fiber)
CS : 심장골격(cardiac skeleton)

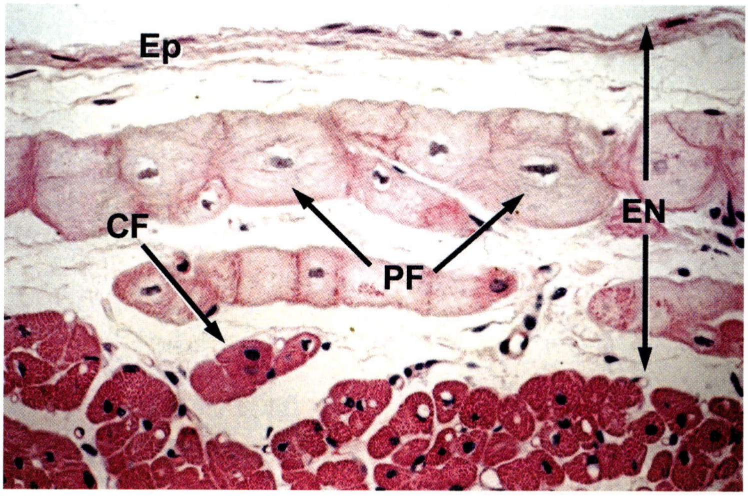


×400

PF : 푸르키니에근섬유(Purkinje fiber)
Ep : 심장내막 상피(내피 endothelium)
CF : 심근섬유(cardiac muscle fiber)
EN : 심장내막(endocardium)

# 9 신경조직 (Nervous Tissue)

동물은 외계 또는 내부 환경의 변화, 즉 자극(stimulus)에 대해 즉시 능동적으로 반응(reaction)한다는 점에서 식물이나 미생물과 구별된다. 여러 종류의 자극을 받아들이고 이를 종합하여 반응을 할 수 있게 해주는 것은 신경계통(nervous system)이며, 신경계통은 주로 신경조직으로 이루어져 있다. 신경계통은 중추신경계통(central nervous system, CNS)과 말초신경계통(peripheral nervous system, PNS)으로 구성되어 있다. 중추신경계통은 뇌(brain)와 척수(spinal cord)를 말한다. 말초신경계통은 중추신경계통과 이어져 있으며 다른 조직과 장기 내에서 신경(nerve)과 신경절(ganglion)을 구성하고 있다.

신경조직도 다른 조직과 같이 세포성분과 세포사이물질(intercellular substance)로 구성되어 있다. 신경조직, 특히 중추신경계통의 신경조직에는 세포사이물질은 극히 적으며, 대부분이 세포성분으로 구성되어 있다. 세포사이물질의 대부분은 조직액(tissue fluid)이다.

## 신경계통의 세포성분 (Cellular Elements of the Nervous System)

신경계통의 형태학적 기능적 기본단위는 **신경원**(neuron) 즉, **신경세포**(nerve cell)이다. 신경계통에는 신경세포 외에 **신경아교세포**(neuroglial cells)가 있다.

신경아교세포에는 여러 종류가 있으며 중추신경계통(CNS)과 말초신경계통(PNS)의 신경아교세포는 그 형태가 서로 다르므로 중추신경아교세포(central neuroglia)와 말초신경아교세포(peripheral neuroglia)로 나누어진다. 중추신경아교세포에는 별아교세포(astrocyte)와 희소돌기아교세포(oligodendrocyte), 미세아교세포(microglia), 뇌실막세포(ependymal cell)가 있고, 말초신경아교세포에는 **슈반**세포(Schwann cell, neurilemma cell 신경초세포), 신경절아교세포(satellite cell, capsular cell), **메르켈**세포(Merkel's cell, 촉각세포) 등이 있다. 망막(retina)의 **뮐러**세포(Muller's radial neuroglia, 부챗살아교세포)도 일종의 신경아교세포이다.

표 9-1. 신경계통의 구성 성분

- 신경조직(nervous tissue)
  - **신경세포**(nerve cell)
    - 신경세포체(nerve cell body)
      - 핵(nucleus)
      - 핵주위부(perikaryon)
    - 신경세포돌기(nerve cell process)
      - 축삭(axon)
      - 가지돌기(dendrite)
  - **신경아교세포**(neuroglial cell)
    - 중추신경아교세포(central neuroglial cell)
      - **별아교세포**(astrocyte)
        - 원형질성별아교세포(protoplasmic astrocyte)
        - 섬유성별아교세포(fibrous astrocyte)
      - **희소돌기아교세포**(oligodendrocyte)
      - **미세아교세포**(microglia)
      - **뇌실막세포**(ependymal cell)
    - 말초신경아교세포(peripheral neuroglia)
      - **신경초세포**(**슈반**세포, neurilemma cell)
      - **신경절아교세포**(stellate cell, capsular cell)
      - 종말아교세포(terminal glial cell)
- 결합조직(connective tissue)
  - 중추신경계통 : 뇌척수막(meninges)
    - 맥락얼기(choroid plexus)
  - 말초신경계통 : 신경섬유막(endoneurium)
    - 신경다발막(perineurium)
    - 신경외막(epineurium)
    - 신경절 피막(capsule of ganglion)
- 기타 : 혈관(blood vessel)과 **림프**관(lymphatic vessel)

신경세포는 다른 세포와는 달리 세포체 보다도 부피가 훨씬 더 큰 매우 긴 돌기(process)가 있는 것이 특징적이므로, 세포를 핵과 세포질로 구분하지 않고 **세포체**(cell body)와 **세포돌기**(cell process)로 구분한다. 세포체는 핵과 세포질로 나누어지며, 세포체의 세포질을 돌기에 있는 세포질과 구분하기 위하여 **핵주위부**(perikaryon)라고 한다. 돌기는 다시 **축삭**(axon)과 **가지돌기**

(dendrite)라는 두 종류의 돌기로 분류된다.

* 학자에 따라서는 핵주위부(perikaryon)를 세포체(cell body)의 의미로 쓰는 경우도 있으며, 신경세포(nerve cell)를 신경세포체(nerve cell body)의 의미로(특히, 신경해부학 교과서) 쓰기도 한다.

중추신경계통에는 적은 양의 결합조직이 있다. 중추신경계통의 실질(parenchyma)에는 결합조직은 거의 없으며, 뇌척수막(meninges)과 맥락얼기(choroid plexus), 및 혈관의 주위에만 약간 존재한다.

말초신경계통에는 하나의 신경섬유를 둘러싸고 있는 신경섬유막(endoneurium), 여러 개의 신경섬유로 구성된 신경섬유다발(nerve fiber bundle)을 싸고 있는 신경다발막(perineurium), 여러 개의 신경섬유다발로 이루어진 전체 신경을 싸고 있는 신경외막(epineurium)이 결합조직 구조이다. 신경절(ganglion)의 피막(capsule)도 결합조직으로 구성되어 있다.

## 신경세포 (Nerve Cell)

신경세포의 형태는 매우 다양하며, 크기도 세포의 위치와 종류에 따라 큰 차이가 있어 세포체의 직경은 작은 세포는 3~4 ㎛ 이고, 큰 세포는 120 ㎛ 정도에 이른다. 세포돌기도 긴 것은 1 m에 달한다.

세포체(cell body)는 핵(nucleus)과 핵주위부(perikaryon)로 나누어진다.

핵은 둥글고 진정염색질이 대부분으로 소포상핵(vesicular nucleus)으로 나타난다. 크고 뚜렷한 하나의 핵소체(nucleolus)가 있으며, 여성 신경세포의 핵에는 XX 염색체 중 하나가 불활성화 되어 형성된 구조인 **바소체**(Barr body, sex chromatin, 성염색질소체)가 핵막 또는 핵소체의 주위에 작은 점 형태의 이질염색질 구조로 관찰된다.

핵주위부에는 여러가지 세포소기관들이 관찰된다.

광학현미경으로 관찰하였을 경우, 세포소기관 중에서 가장 뚜렷하게 나타나는 구조는 **니슬**소체(Nissl body, chromophilic substance)이다. **니슬**소체는 특히 염기성**아닐린**염료(basic aniline dye)로 염색하였을 때 염기호성으로 뚜렷하게 나타나며, 이의 전자현미경적 구조는 밀집된 과립형질내세망(rough endoplasmic reticulum)으로 세망의 수조(cistern)는 평행하게 배열되어 있다. **니슬**소체는 특히 척수(spinal cord) 앞뿔(anterior horn)의 운동신경원(motor neuron)이나 척수신경절세포(spinal ganglion cell)와 같은 세포체가 큰 신경세포에 뚜렷하게 나타나며, 자율신경절

(autonomic ganglia) 신경원과 같은 작은 신경세포체에는 세포질에 산재되어 있는 아주 작은 염기호성의 점모양의 구조로 관찰된다. 니슬소체가 염기호성으로 뚜렷하게 나타나는 이유는 과립형질내세망 **리보솜**에 있는 **리보핵산**(RNA) 때문이다.

**니슬**소체는 축삭(axon)이 시작되는 부분인 축삭둔덕(axon hillock)에는 존재하지 않는다.

보통의 H-E 염색이나 **니슬**염색에서 핵 주변에는 염색이 잘 안된 부분(perinuclear halo)이 나타나며, 은(silver)을 사용한 특수염색에서는 가는 소관이 망상으로 배열된 구조가 관찰된다. 이는 **골지**복합체(Golgi complex)이며 전자현미경에서는 소포(vesicle), 소관(tubule), 소낭(saccule)이 핵 쪽으로 볼록한 층판(lamella)를 이루고 있는 구조로 관찰된다.

신경세포에는 **미토콘드리아**(mitochondria)도 잘 발달되어 있으나 광학현미경하에서는 잘 관찰되지 않으며 용해소체(lysosome)도 있으나 역시 광학현미경에서는 관찰되지 않는다.

세사성세포소기관(filamentous cell organelle)에는 다른 세포의 미세소관(microtubule)과 같은 구조인 신경소관(neurotubule)과 중간세사(intermediate filament)의 범주에 속하는 신경세사(neurofilament), 그리고 미세사(microfilament)가 있다. 신경세포를 환원된 은으로 염색하면 핵주위부와 돌기의 내부에 신경원섬유(neurofibril)가 나타난다. 광학현미경에서 나타나는 이 신경원섬유는 신경세사(neurofilament)가 모여 다발(bundle)을 이루는 구조가 관찰되는 것이라고 알려져 있다.

세포질포함물(cytoplasmic inclusion)에는 주로 색소과립(pigment granule)이 있으며 이 중 대표적인 것은 **리포푹신**과립(lipofuscin granule)과 **멜라닌**과립(melanin granule)이다. **리포푹신**과립은 나이가 많을 수록 증가하는 황갈색의 과립이며 **멜라닌**과립은 **도파민**(dopamine)이나 **노어에피네프린**(norepinephrine)을 신경전달물질(neurotransmitter)로 함유한 신경원에서 나타나는 과립으로 흑색질(substantia nigra)과 청색반점(locus ceruleus)에 있는 신경원의 세포체에서 관찰된다.

신경세포의 돌기에는 축삭과 가지돌기가 있다. 가지돌기는 일반적으로 세포체의 연장이라고 생각되고 있으며 축삭은 특수하게 분화된 독특한 구조라고 생각된다. 가지돌기의 근위부(proximal portion) 즉, 큰줄기(main trunk)에는 **니슬**소체가 있으나, 축삭과 축삭이 시작되는 축삭둔덕(axon hilloxk)에는 **니슬**소체가 없고 단지 **미토콘드리아**와 소량의 무과립형질내세망(s-ER) 및 세사성소기관(세포골격)만이 존재한다. 축삭의 종말부는 팽대되어 종말팽대(boutons terminaux)를 형성하는 것이 일반적이며, **시냅스**(synapse, 연접)의 **시냅스**이전부분(presynaptic portion)이 된다. 이 부위에는 신경전달물질을 함유한 **시냅스**이전소포(presynaptic vesicle)가 있는 것이 특징적이다. 축삭과 가지돌기의 차이점은 표 9-2와 같다.

**시냅스**(synapse, 연접)는 하나의 신경세포와 다른 신경세포가 만나 자극을 전달하는 구조이며, 자극을 전달하는 쪽인 **시냅스**이전부분(presynaptic portion)과 자극을 받는 쪽인 **시냅스**이후부분(postsynaptic portion) 사이에 10 nm 정도의 좁은 **시냅스**틈새(synaptic cleft)가 있는 형태로 나타난다. **시냅스**는 축삭과 가지돌기, 축삭과 세포체, 축삭과 축삭, 가지돌기와 가지돌기, 세포체와 세포체 사이에 모두 있을 수 있다.

**시냅스**는 미세한 구조이기 때문에 광학현미경에서는 잘 관찰되지 않는다.

신경세포는 자극을 받아들이고 이를 종합하여 반응으로 전환시키기 위해 흥분성(excitability)과 전도성(conductivity)이라는 두 가지 특징을 가지고 있다. 흥분성이란 외부 또는 내부의 변화에서 오는 여러 종류의 자극을 전기적인 임펄스로 바꿀 수 있는 성질을 말한다. 신경세포는 또한 생성된 임펄스를 세포의 다른 부분으로 확산시킬 수 있으며, 다른 신경세포로 전달해 줄 수도 있다. 이를 전도성이라고 한다.

표 9-2. 축삭(axon)과 가지돌기(dendrite)의 차이점

<table>
<tr><th colspan="3"></th><th>축삭(axon)</th><th>가지돌기(dendrite)</th></tr>
<tr><td rowspan="10">형태학적 차이</td><td colspan="2">수</td><td>한 세포에 하나</td><td>하나 이상 대부분 여러 개</td></tr>
<tr><td colspan="2">길이</td><td>짧은 축삭(200 ㎛ 이하)도 있으나 긴 것은 사람에서는 거의 1 m에 이른다.</td><td>비교적 짧으며 700 ㎛를 넘는 것은 거의 없다.</td></tr>
<tr><td colspan="2">직경</td><td>직경은 근위부와 원위부 모두 일정하며 근위부인 기시분절(initial segment)은 오히려 직경이 작고, 원위단인 종말팽대는 직경이 더 크다.</td><td>근위부의 직경은 크고 원위부로 갈수록 작아진다.</td></tr>
<tr><td rowspan="2">분지상태</td><td>분지각</td><td>곁가지(collateral branch)와 줄기(trunk)가 이루는 각이 직각에 가깝다.</td><td>곁가지와 줄기가 이루는 각이 예각이다.</td></tr>
<tr><td>분지장소</td><td>세포체로부터 먼 쪽에서 가지를 내는 경향이 있다.</td><td>대부분 세포체의 가까이에서 분지된다.</td></tr>
<tr><td colspan="2">니슬소체</td><td>축삭형질(axoplasm)과 세포체의 축삭둔덕(axon hillock)에는 니슬소체가 없다.</td><td>근위부 큰줄기(main trunk)의 가지돌기형질(dendroplasm)에는 니슬소체가 있다.</td></tr>
<tr><td colspan="2">가지돌기가시</td><td>없다.</td><td>있는 경우가 있다.</td></tr>
<tr><td colspan="2">수초</td><td>수초에 의해 싸여 있는 경우가 있다.</td><td>수초에 의해 싸여 있지 않다.</td></tr>
<tr><td rowspan="2">염색성</td><td>골지방법</td><td>신속골지(Rapid Golgi)방법에 의해서만 잘 나타난다.</td><td>모든 골지 방법의 변법에 쉽게 나타난다.</td></tr>
<tr><td>환원은방법</td><td>가지돌기보다 은에 대한 친화력이 강하다.</td><td>축삭돌기보다 옅게 염색된다.</td></tr>
<tr><td>기능상의 차이</td><td colspan="2">전도방향</td><td>주로 축삭종말 쪽</td><td>주로 세포체 쪽(수용)</td></tr>
</table>

신경**임펄스**는 세포 안쪽과 바깥쪽의 **이온**의 농도차를 이용해서 일어난다. 신경원 내부의 **칼륨**(potassium) 농도는 세포외액에 비해 20배 정도 높으며, 반대로 **나트륨**(sodium)의 농도는 세포 바깥쪽이 안쪽에 비해 10배 정도 높다. 세포막은 **칼륨**에 대한 투과성이 매우 높으므로 농도차에 의해 세포 바깥쪽으로 확산되어 나가려는 경향이 있으며, 이러한 과정에 의해 양전하(positive charges)는 세포막의 바깥쪽에 축적되고, 세포 내부에 있는 세포막을 투과하지 못하는 거대분자(macromolecule)의 음전하(negative charge)에 의해 균형이 이루어져 세포막의 안쪽에는 주로 음전하가 많고 바깥쪽에는 양전하가 많아 전위차가 크게 된다. 이러한 상태를 안정막전위(resting membrane potential)라고 하며 세포 내부는 바깥쪽에 비해 90 mV 정도 낮다. 이러한 농도차는 **에너지원**으로 **아데노신**삼인산(ATP)을 사용하여 안쪽의 **나트륨 이온**과 바깥쪽의 **칼륨 이온**을 교환하는 $Na^+/K^+$ 운반 **아데노신**삼인산 가수분해효소($Na^+/K^+$-ATPase)에 의해 유지된다.

신경원과 근세포의 형질막에는 특수한 **이온**(주로 **나트륨**과 **칼륨**)을 선택적으로 투과시키는 **채널**(ion channel)이 있으며 자극을 받으면 먼저 **나트륨 채널**이 열리게 되고 **나트륨 이온**이 세포 안으로 들어오게 된다. 이에 따라 세포막의 안쪽에 양전하가 많아지며 이것이 어떠한 문턱값(역치 threshold)를 넘으면 모든 **나트륨 채널**이 열려 세포막 안과 밖의 전위차가 거의 없어지게 된다. 이러한 현상을 탈분극(depolarization)이라고 하며, 탈분극이 일어나면 이번에는 **칼륨 채널**이 열리게 된다. 이 **채널**이 열림에 따라 **칼륨**은 세포 바깥쪽으로 나오고 막전위는 원래의 상태로 돌아오게 되며, 이 과정에서 크기(amplitude)와 기간(duration)이 항상 같은 **활동전위**(action potential)가 생성된다. 이 활동전위를 신경**임펄스**(nerve impulse)라고 하며, 신경**임펄스**는 세포막을 따라 전달된다. 즉, 어떠한 특정한 부분에 일어났던 탈분극은 그 부위에서 뿐만이 아니라 세포막을 따라 확산되어 그 인접한 부분도 탈분극시켜 이 부분에도 활동전위가 생성된다. 이것은 일정한 크기의 빠른 전기적 신호가 되어 축삭종말 쪽으로 전파된다.

**시냅스**의 **시냅스**이전부분인 축삭종말에 도달한 신경**임펄스**는 **시냅스**소포(synaptic vesicle)에 있는 신경전달물질(neurotransmitter)을 **시냅스**틈새(synaptic cleft)로 방출하고, 신경전달물질은 **시냅스**이후세포막에 있는 수용체(receptor)와 결합한다. 이러한 결합에 의해 세포막의 **나트륨 채널**이 열리게 되고, 이에 따라 탈분극현상이 일어나게 되며, **시냅스**이후세포에 **임펄스**가 생성된다. 이러한 방법으로 신경**임펄스**는 계속 신경세포를 따라 전도(conduction)된다.

**시냅스**이후세포막에는 **클로라이드 채널**(chloride channel)과 같은 음**이온 채널**도 있으며 이 **채널**이 열리게 되면 세포 내부에 음전하가 더 많아져 과분극(hyperpolarization) 현상이 일어난다. 이는 신경**임펄스**를 생성하기 위한 문턱값에 도달할 때까지 필요한 양**이온**의 양이 많아진다는 것을 의미한다. 따라서 이러한 **채널**을 열게 하는 신경전달물질은 억제성신경전달물질(inhibitory neurotransmitter)이라고 한다. 억제성신경전달물질의 대표적인 예로는 **감마아미노부티르**산($\gamma$-aminobutyric acid, GABA)이 있다.

## 신경세포의 분류 (Classification)

신경원은 돌기의 수에 따라 돌기가 하나만 있는 단극신경원(unipolar neuron), 돌기가 두개인 두극신경원(bipolar neuron), 돌기가 처음에는 하나로 나오지만 곧 두개로 나누어지는 거짓단극 신경원(pseudounipolar neuron), 돌기가 세 개 이상인 다극신경원(multipolar neuron)으로 나누어진다. 대부분의 신경원은 다극신경원이며, 단극신경원은 신경조직이 처음 분화될 때를 제외하고는 거의 관찰할 수 없다. 두극신경원은 일부 감각수용기(sensory receptor)에서 관찰할 수 있다. 거짓단극신경원은 척수신경절(spinal ganglion, dorsal root ganglion)과 같은 감각신경절(sensory ganglion)에 특징적인 신경원이다.

또한 축삭의 길이에 따라 축삭이 매우 긴 **골지** I형 신경원(Golgi type I neuron, 긴축삭다극신경원)과 축삭이 짧은 **골지** II형 신경원(Golgi type II neuron, 짧은축삭다극신경원)으로 분류하기도 한다. **골지** II 형 신경원은 주로 중간신경원(interneuron)의 역할을 한다.

가지돌기의 유형에 따른 분류도 있어 어느 부위에서나 관찰되는 특징이 없는 형태의 신경원은 동형신경원(isodendritic neuron)이라고 하고, 일정한 부위에서 전형적으로 관찰되는 신경원은 이형신경원(allodendritic neuron), 독특한 형태를 하고 있어 가지돌기의 형태만으로 세포가 있는 부위를 알 수 있는 경우는 특수신경원(idiodendritic neuron)이라고 분류하기도 한다.

표 9-3. 신경원의 분류

(1) 돌기(process)의 수에 따라
  1. 단극신경원(unipolar neuron)
  2. 거짓단극신경원(pseudounipolar neuron)
  3. 두극신경원(bipolar neuron)
  4. 다극신경원(multipolar neuron)

(2) 축삭의 길이에 따라
  1. **골지**II형 신경원(Golgi type I neuron)
  2. **골지**II형 신경원(Golgi type II neuron)

(3) 가지돌기의 유형에 따라
  1. 동형신경원(isodendritic neuron)
  2. 이형신경원(allodendritic neuron)
  3. 특수신경원(idiodendritic neuron)

## 신경아교세포 (Neuroglial Cell)

신경아교세포는 중추신경아교세포와 말초신경아교세포로 나누어진다.

중추신경아교세포는 신경세포와 같이 돌기가 있는 것이 특징적이나 축삭과 가지돌기의 구별은 없다. H-E 염색이나 **니슬**염색 등 보통의 염색에서는 대부분 핵만이 명확하게 나타나며 세포질은 희미하게 나타나고 돌기는 전혀 나타나지 않는다. 중추신경아교세포에는 별아교세포, 희소돌기아교세포, 미세아교세포, 뇌실막세포가 있다.

**별아교세포**(astrocyte)는 가늘고 긴 돌기가 매우 많은 세포이다. 신경세포체 주위(회색질 gray matter)의 별아교세포는 돌기가 비교적 굵어 원형질이 돌기 내부에 많기 때문에 **원형질성 별아교세포**(protoplasmic astrocyte)라고 하며 신경세포돌기가 밀집된 부위(백색질 white matter)에는 돌기가 얇아 섬유 형태로 나타나기 때문에 **섬유성별아교세포**(fibrous astrocyte)라고 한다.

핵은 타원형이며 포상핵이고 핵소체는 뚜렷하지 않다. 세포체의 세포질은 매우 적다. 돌기는 **카할**(Ramon y Cajal)의 금승홍법(gold-sublimate method)에 의해 뚜렷하게 염색되며 **골지**방법에 의해서도 나타나는 경우가 있다. 돌기의 일부는 혈관의 벽에 닿아 있는 경우가 있으며 이를 **혈관돌기**(perivascular feet)라고 한다.

**희소돌기아교세포**(oligodendrocyte, oligodendroglia)는 별아교세포에 비해 돌기의 수가 적으며 돌기는 역시 특수한 방법(**오르테가** 방법 del Rio Hortega's method)에 의해 염색된다. 신경세포체 주위에 있는 희소돌기아교세포는 **신경원주위 위성세포**(perineuronal satellite cell)라고도 하며 신경세포돌기 주위에 있는 희소돌기아교세포는 다발사이세포(interfascicular cell)라고도 한다.

핵은 둥글며 이질염색질이 많아 염기호성으로 짙게 염색된다. 세포체의 세포질은 별아교세포에 비해 약간 크고 뚜렷하게 염색되는 편이다.

희소돌기아교세포는 중추신경계통에서 축삭을 둘러싸는 수초(myelin)를 형성하는 세포이다.

**미세아교세포**(microglia)도 특수한 방법으로 염색해야 그 돌기까지 확실하게 나타나며, 아교세포질은 적고 돌기의 숫자도 적다. 핵은 한 쪽이 함입된 타원형이며, 이질염색질이 많아 염기호성으로 짙게 염색된다. 미세아교세포는 중추신경계통에서는 유일하게 중배엽에서 기원되는 세포로 일종의 **큰포식세포**(macrophage)라고 믿어지고 있으나 변성(degeneration)되는 신경아교세포 또는 희소돌기아교세포의 변형이라는 주장도 있다.

**뇌실막세포**(ependymal cell)는 중추신경계통 뇌실계(ventricular system)의 내면을 덮는 일종의 상피세포로, 핵은 둥글고 세포질에는 보통의 세포에서 관찰되는 세포소기관들과 별아교세포질에 있는 아교세사(gliofilament)와 유사한 세사가 나타난다. 표면에는 미세융모(microvilli)가 있다.

뇌척수액(cerebrospinal fluid, CSF)을 형성하는 맥락얼기(choroid plexus)의 상피세포인 **맥락상피세포**(choroid epithelial cell)와 기저표면에 긴 돌기가 있는 **띠모양뇌실막세포**(tanycyte)도 뇌

실막세포의 한 변형이다.

말초신경아교세포에는 말초신경의 축삭을 둘러싸고 있는 **슈반**세포(Schwann cell, 신경초세포 neurilemma cell)와 신경절(ganglion)의 신경세포체를 둘러싸는 **신경절아교세포**(capsular cell, satellite cell)가 있다. **슈반**세포는 말초신경계통에서 수초(myelin)를 형성하는 세포이다.

## 수 초 (Myelin)

신경세포의 축삭(axon)은 말초신경계통에 있어서는 **슈반**세포에 의해 둘러싸여 있고 중추신경계통에서는 희소돌기아교세포(oligodendrocyte)에 의해 둘러싸여 있다.

축삭을 둘러 싸는 **슈반**세포 자체는 신경초(neurilemma, sheath of Schwann)라고 한다. **슈반**세포와 희소돌기아교세포의 세포막은 특수하게 분화되어 축삭을 여러겹으로 둘러 싸며, 이와 같이 축삭을 둘러싸고 있는 특수하게 분화된 여러 겹의 **슈반**세포의 세포막구조를 수초라고 한다. 모든 축삭이 수초에 싸여 있는 것은 아니며, 수초에 의해 싸여 있는 축삭은 유수신경섬유(myelinated nerve fiber, 수초신경섬유)라 하고 수초에 의해 싸여 있지 않은 축삭은 무수신경섬유(unmyelinated nerve fiber, 무수초신경섬유)라고 한다.

수초는 그 성분이 세포막이므로 지질단백질(lipoprotein)로 구성되어 있으며 지방에 친화력이 있는 사산화**오스뮴**(osmium tetroxide, $OsO_4$, **오스뮴**산 osmic acid)과 **룩솔패스트블루**(luxol fast blue)에 염색되며, 중크롬산**칼륨**(potassium dichromate)을 포함한 특수 고정액(fixatives)으로 매염(mordanting)하면 **헤마톡실린**(hematoxylin)에도 염색(**바이게르트** 수초염색 Weigert's myelin stain)된다.

축삭은 매우 길므로 축삭은 길이로 배열된 수많은 **슈반**세포에 의해 싸여 있다. 따라서 하나의 **슈반**세포에서 형성된 수초는 축삭의 일부분만을 둘러싸고 있으며, 다음 **슈반**세포의 수초는 그 다음 부분의 축삭을 둘러싸고 있다. 인접한 두 수초 사이에는 수초에 의해 싸여 있지 않은 간격이 있으며, 이 간격 부위를 **랑비어**마디(Ranvier's node, 신경섬유마디)라고 한다. 또한 하나의 **랑비어**마디와 그 다음 마디 사이는 마디사이분절(internodal segment)이라고 하며 하나의 마디사이분절의 수초는 하나의 **슈반**세포에 의해 형성된다. 중추신경계통에도 **랑비어**마디가 있으며 하나의 마디사이분절은 희돌기아교세포의 돌기에 의해 형성된다.

각 마디사이분절의 수초에는 쐐기 모양의 염색되지 않는 부분이 사선 방향으로 나타나며 이를 **슈미트-란터만**틈새(cleft of Schmidt-Lantermann, 수초틈새)라고 한다. 이 구조는 **슈반**세포의 세포질의 일부가 수초 쪽으로 들어와 형성된 구조라고 추측된다. 중추신경계통의 수초에는 수초틈새가 없다.

유수신경섬유의 수초의 두께는 축삭에 따라 다르며, 대체로 축삭의 직경과 마디사이분절의 길이(internodal length)에 비례한다. 말초신경계통의 무수신경섬유의 축삭은 **슈반**세포에 의해 싸여 있으나, 중추신경계통의 무수신경섬유는 희소돌기아교세포에 싸여 있지 않다.

수초는 신선한 상태(fresh state)에서는 광택이 있는 백색으로 관찰된다. 말초신경(peripheral nerve)에는 유수신경섬유가 많이 있으므로 육안으로 희게 보이며, 중추신경계통의 백색질(white matter)에도 유수신경섬유가 많기 때문에 육안으로는 세포체가 많은 회색질(gray matter)에 비해 희게 보이므로 백색질이라는 명칭으로 불리우게 되었다.

* 유수신경섬유(myelinated nerve fiber)는 활동전위의 신속한 전도(conduction)를 위해 형태적으로 적응된 구조이다. 그 표면의 대부분은 수초로 구성된 절연층(insulating layer)으로 싸여 있으며, **랑비어**마디(node of Ranvier) 부분만 세포외환경에 노출되어 있다. **랑비어**마디의 축삭형질막에는 나트륨과 칼륨 채널들이 집중되어 있고, 마디사이분절(internode)의 축삭형질막에는 이러한 채널들이 거의 없다. 따라서 활동전위는 한 **랑비어**마디에서 다음 마디로 빠르게 전도되며 이를 도약전도(saltatory conduction)라고 한다. 활동전위의 전도속도는 무수신경섬유에서는 1초에 0.6～2 m 이며, 유수신경섬유에서는 1초에 1～100 m 로 유수신경섬유에서 매우 빠르게 전달된다.

## 신경계통의 구성 (Organization of nervous system)

신경계통은 **중추신경계통**과 **말초신경계통**으로 나누어지며 중추신경계통에는 **뇌**(brain)와 **척수**(spinal cord)가 속하고 나머지 부분은 말초신경계통이다.

중추신경계통 내부에는 신경원의 세포체가 많이 모여 있는 부위가 있고 돌기 특히 축삭이 많이 모여 있는 부위가 있다. 세포체가 주로 있는 부위는 육안으로는 회색으로 보이기 때문에 **회색질**(gray matter)이라고하며, 돌기가 주로 있는 부위는 수초에 싸인 수초축삭(myelinated axon)이 많이 있기 때문에 육안으로는 흰색으로 보이므로 백색질(white matter)이라고 한다.

회색질 내에서도 형태와 기능이 같은 세포체가 모여 있는 부위를 **핵**(nucleus)이라고 하며, 백색질에서도 기능이 같은 신경섬유의 다발을 **전도로**(tract)라고 한다.

중추신경계통에서 회색질은 내부에 위치하고 있으며 백색질은 주변에 위치하고 있다. 대뇌반구(cerebral hemisphere)와 소뇌(cerebellum)에는 회색질이 백색질의 주변에 위치하고 있어 이를 **피질**(cortex)이라고 한다. 이 경우 백색질은 수질(medulla, medullary center)이 된다. 수질의 내부에 있는 원래의 회색질은 대뇌에서는 **기저핵**(basal ganglia), 소뇌에서는 **심부핵**(deep nuclei)

이 된다.

말초신경계통에는 신경세포의 세포체는 거의 없고 대부분 축삭(axon)과 그 부속구조들로 구성되어 있다. 하나의 축삭과 이를 둘러싼 수초(myelin)를 각각의 신경섬유(individual nerve fiber)라고 하며, 수초에 의해 싸여있지 않은 축삭은 그 자체가 하나의 신경섬유이다. 말초신경을 싸고 있는 수초는 말초아교세포의 하나인 **슈반**세포(Schwann cell)에 의해 형성된다. 여러 개의 유수신경섬유와 무수신경섬유가 모여 신경섬유의 다발을 형성한다. 이러한 신경섬유의 다발이 육안으로 관찰되는 신경(nerve)이다.

신경은 비교적 두꺼운 결합조직 막인 **신경외막**(epineurium)에 싸여 있으며, 각각의 신경섬유는 매우 미세한 결합조직 막인 **신경섬유막**(endoneurium)에 의해 싸여 있다. 신경은 보통 매우 많은 신경섬유로 구성되어 있어 다시 몇 개의 신경섬유 다발로 나누어지며 이와 같은 신경섬유다발(nerve fiber bundle)은 신경다발막(perineurium)에 의해 서로 구분된다.

말초신경계통에도 신경세포의 세포체가 약간은 존재하며 이를 신경절(ganglion)이라고 한다. 신경절에는 신경원과 신경원을 둘러싸고 있는 위성세포(satellite cell)라는 신경아교세포가 있다.

## 신경섬유의 분류(Classification of nerve fiber)

신경섬유는 그 기능 성분에 따라 운동신경섬유(motor nerve fiber)와 감각신경섬유(sensory nerve fiber)로 나누어진다. 또한 외피(integument), 골격근(skeletal muscle), 근막(fascia), 힘줄(tendon)등에 분포하는 체신경섬유(somatic nerve fiber)와 내장(viscera)에 주로 분포하는 **자율신경섬유**(autonomic nerve fiber)로도 나눌 수 있다.

신경섬유를 그 직경에 따라 분류할 수도 있다. 이 경우 신경섬유의 직경은 축삭(axon)과 수초(myelin)을 포함한 직경이다. 신경섬유는 직경이 큰 쪽에서부터 순서대로 A, B, C 섬유로 분류한다. 이 중 C 섬유는 무수신경섬유이고 B 섬유는 수초가 얇은 유수신경섬유로 신경절이전자율신경섬유(preganglionic autonomic fiber)와 내장구심성섬유(visceral afferent fiber)가 여기에 속한다. A 섬유는 수초가 두꺼운 유수신경섬유로 다시 A$\alpha$, A$\beta$, A$\gamma$, A$\delta$ 섬유로 나누어진다.

골격근과 힘줄에 분포하는 감각신경섬유는 I 군, II 군, III 군, IV 군으로도 분류한다. I 군은 A$\alpha$, II 군은 A$\beta$ , III 군은 A$\delta$ 섬유에 해당되며 IV 군은 C 섬유에 해당된다.

체운동신경섬유(somatic motor nerve fiber)에는 $\alpha$-운동신경섬유($\alpha$-motor fiber)와 $\gamma$-운동섬유($\gamma$-motor fiber)가 있다. $\alpha$-운동신경섬유는 감각신경섬유의 I군과 같이 가장 두꺼운 신경섬유이며 골격근의 방추외근세포(extrafusal muscle fiber)에 분포하고, $\gamma$-운동섬유는 골격근의 신경근육방추(neuromuscular spindle) 내의 방추내근세포(intrafusal muscle fiber)에 분포한다.

자율신경계통의 원심성성분(efferent component)은 신경절이전신경원과 신경절이후신경원의 두 신경원으로 구성되어 있으며, 이 중 신경절이전신경원의 원심성섬유인 신경절이전자율신경섬유(autonomic preganglionic nerve fiber)는 B섬유로 얇은 유수신경섬유이며 신경절이후자율신경섬유(autonomic postganglionic nerve fiber)는 무수신경섬유로 C 섬유 즉, IV 군의 범주에 속한다.

신경섬유의 직경과 그 신경섬유의 전도속도(conduction velocity)와는 매우 밀접한 연관이 있어 신경섬유의 직경이 클수록 전도속도가 빠르다.

표 9-4. 직경에 따른 신경섬유의 분류

| 군<br>(group) | | 직경<br>㎛ | 전도속도<br>m/sec | 예<br>(example) |
|---|---|---|---|---|
| Aα | Group I | 12～20 | 70～120 | α-운동섬유<br>신경근육방추의 고리나선[일차]신경종말<br>(annulospiral or primary ending, Ia)<br>신경힘줄방추(Golgi tendon organ)의 구심성섬유(Ib) |
| Aβ | Group II | 5～12 | 30～70 | 신경근육방추의 꽃술모양[이차]신경종말<br>(flower-spray or secondary ending)<br>대부분의 피막신경종말(encapsulated nerve ending)의 구심성섬유 |
| Aγ | | 3～6 | 15～30 | γ-운동섬유 |
| Aδ | Group III | 2～5 | 12～30 | 비교적 굵은 직경의 온도수용기(thermoceptors)와 통각수용기(nociceptors) |
| B | | 〈 3 | 3～15 | 신경절이전자율신경섬유<br>내장구심성섬유 |
| C | Group IV | 0.1～1.5 | 0.5～2 | 작은 직경의 온도수용기, 통각수용기<br>신경절이후자율신경섬유 |

## 말초신경 종말(Peripheral nerve endings)

말초신경계통에 있어서 신경세포돌기의 종말 즉, 축삭종말은 자극의 수용기(receptor) 또는 이와 연결된 구조와 근육세포(muscle cell) 등 **효과기**(effector)와 연결된 부분으로 나눌 수 있다. 특수하게는 신경근육방추(neuromuscular spindle, muscle spindle)에서와 같이 수용기와 효과기가 동일한 구조 내에 있는 경우도 있다.

수용기는 주위에 특별한 구조가 없이 끝나는 **자유신경종말**(free nerve ending)과 특수한 구조를 이루며 끝나는 **신경종말소체**(terminal corpuscle)로 나눌 수 있다. 신경종말소체는 다시 결합조직으로 이루어진 피막(capsule)에 싸여 있는 피막신경종말(encapsulated nerve ending)과 피막에 의해 싸여 있지 않은 **무피막신경종말**(unencapsulated nerve ending)로 나누어진다. 자유신경종말은 대체적으로 무수신경섬유의 종말일 경우가 많으며, 신체의 어느 부위에나 존재한다. 털(hair)과 연관된 털주머니종말(ending in hair follicle)도 일종의 자유신경종말이다. 결합조직피막에 싸여 있는 피막신경종말에는 **마이스너촉각소체**(Meissner's corpuscle), **파치니층판소체**(Vater-Pacini corpuscle, Pacinian corpuscle), **골지마쪼니 망울소체**(Golgi-Mazzoni corpuscle, Golgi Mazzoni's end bulb), **루피니소체**(Ruffini ending), **크라우제소체**(Krause ending) 등이 있다. 대부분의 무피막신경종말은 축삭종말부위가 크게 팽대되어 있고, 그 위에 특수한 수용기세포(receptor cell)가 있다. 무피막신경종말에 속하는 수용기로는 피부의 **메르켈소체**(Merkel's tactile disk)와 내이(inner ear)의 I형 털세포(type I hair cell)를 둘러싸고 있는 전정신경종말(vestbular nerve ending)이 대표적인 예이다.

**신경근육방추**(neuromuscular spindle)와 **신경힘줄방추**(neurotendinous spindle, Golgi tendon organ)도 피막에 싸여 있으므로 피막신경종말에 속한다.

효과기인 골격근(skeletal muscle)으로 자극을 전달하는 구조인 **신경근육종말**(neuromuscular ending)은 대표적인 운동종말(motor ending)이다. 또한 평활근(smooth muscle cell)이나 샘세포(gland cell)에 자극을 전달하는 자율신경종말도 있으며, **자율신경종말**은 평활근이나 샘세포의 주위에 **시냅스틈새**(synaptic cleft)와 같은 특수한 구조가 없이 팽대되어 끝난다.

신경근육방추는 효과기도 되며 이곳으로 들어가는 원심성섬유(efferent fiber)는 방추신경근육종말(fusimotor ending)을 형성한다.

## 신경조직의 염색(Staining of Nervous Tissue)

다른 조직의 세포와는 달리 신경조직을 구성하는 신경세포와 신경아교세포는 한가지 방법으로 염색해서는 세포 또는 세포의 구성요소 모두가 다 나타나지 않는다. 또한 돌기가 매우 길기 때문에 한 평면에서 신경세포 전체의 형태를 다 관찰할 수는 없다. 그러므로 신경조직의 구조를 이해하기 위해서는 반드시 몇 가지의 다른 염색 방법을 이용하여 그 결과를 종합하여야 한다.

그러므로 신경조직의 구성요소들이 각각 다른 염색방법에 의해 나타나는 양상을 알아 두어야 한다(표 9-5).

표 9-5. 신경조직의 염색방법

| 염색방법 | 염색시약 | 관찰되는 신경조직의 구성요소 |
|---|---|---|
| H-E 염색 | 헤마톡실린(hematoxylin)과 에오신(eosin) | 신경세포체, 신경아교세포의 핵 및 세포질의 일부, 혈관, 림프관, 결합조직 |
| **니슬** 염색<br>(Nissl stain) | 염기성 아닐린 염료(메틸렌블루 methylene blue, 타이오닌 thionin, 크레실 바이올렛 cresyl violet 등) | 신경세포체, 특히 니슬소체, 신경아교세포의 핵, 혈관, 림프 관, 결합조직 |
| **골지**방법<br>(Golgi's silver impregnation method) | 크롬염(chromatic salt)과 질산은(silver nitrate) 또는 염화수은 (mercury chloride) | 신경세포체와 돌기(단 전체 신경세포의 10% 이하만이 염색), 신경아교세포, 혈관의 일부 |
| 수초염색<br>(myelin stain) | 1. 사산화 오스뮴(오스뮴산, osmium tetroxide) 또는 룩솔패스트 블루(luxol fast blue)와 같은 지방염료<br>2. 중크롬산칼륨(potassium dichromate)으로 매염(mordanting) 후 헤마톡실린(hematoxylin) | 수초(myelin) |
| 환원은염색<br>(reduced silver method) | 질산은(silver nitrate) 처리 후 환원제(hydroquinon, formalin 등)로 환원 | 신경원섬유(neurofibril) |
| **카할**(Ramon y Cajal)의 금승홍법(gold sublimate method) | 염화금(gold chloride)과 염화수은(mercury chloride) | 별아교세포(원형질성별아교세포와 섬유성별아교세포) |
| **리오 오르테가**(del Rio Hortega)의 탄산은(silver carbonate) 방법 | 탄산은(silver carbonate) | 별아교세포, 희소돌기아교세포 및 미세아교세포(방법의 변형에 따라) |

**전자현미경** 표본에서는 신경조직의 모든 요소가 나타나게 되나, 단지 아주 적은 부분 만이 관찰되기 때문에 신경조직의 삼차원적인 구조를 자세하고 정확하게, 그리고 포괄적으로 이해하기 위해서는 여러 가지 방법에 의해서 나타난 광학현미경 소견과 전자현미경 소견을 함께 공부해야 한다.

## 실습 9-가. 신경세포체(Nerve cell body)

신경세포(nerve cell)는 세포체(cell body)와 돌기(process)로 구성되어 있으며 보통의 염색(H-E 염색, 니슬염색)으로는 세포체만이 염색된다.

신경세포체는 대부분 중추신경계통에 위치하며 말초신경계통에서는 신경절(ganglion)에만 위치한다. 중추신경계통에서도 회색질(gray matter) 부위에 주로 위치한다.

[표본] 척수(*spinal cord*), H., 클뤼버-바레라염색(Klüver-Barrera stain)-전각(앞뿔)세포(*anterior horn cell*)

척수의 전각세포는 직경이 100 ㎛ 정도인 큰 신경원으로 크고 둥근 진염색질형의 핵과 뚜렷한 핵소체 그리고 핵주위부의 뚜렷한 니슬소체가 특징적이다.

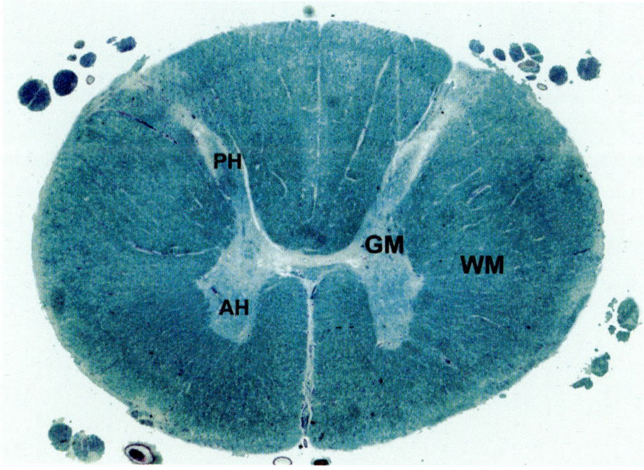


×40

WM : 백색질(white matter) GM : 회색질(gray matter)
AH : 전각(anterior horn) PH : 후각(posterior horn)

저배율 소견

표본은 척수의 가로단면을 니슬염색한 것이다. 신경조직의 내부에는 부위마다 다르기는 하지만 돌기(신경섬유 nerve fiber)가 매우 많으며 세포체는 상대적으로 적다. 니슬염색은 주로 세포체를 염색하기 때문에 전체적으로는 옅게 염색되므로 현미경관찰을 하기 전에 슬라이드에서 육안으로 조직을 확인한 다음, 조직 부위를 재물대의 중앙에 놓고 관찰을 시작하는 것이 좋다.

가로단면에서 척수는 주로 세포체로 구성된 회색질(gray matter)이 중앙에 H자 모양으로 있고 그 주위를 주로 신경섬유로 구성된 백색질(white matter)이 싸고 있는 구조로 관찰된다.

H자 형으로 나타나는 회색질에서 척수의 전면 쪽으로 돌출된 구조는 전각(anterior horn)이라고 하고 후면 쪽으로 돌출된 구조는 후각(posterior horn)이라고 한다. 척수 전각에는 상당히 큰 다극신경원(multipolar cell)인 전각세포의 핵과 핵주위부가 관찰된다.

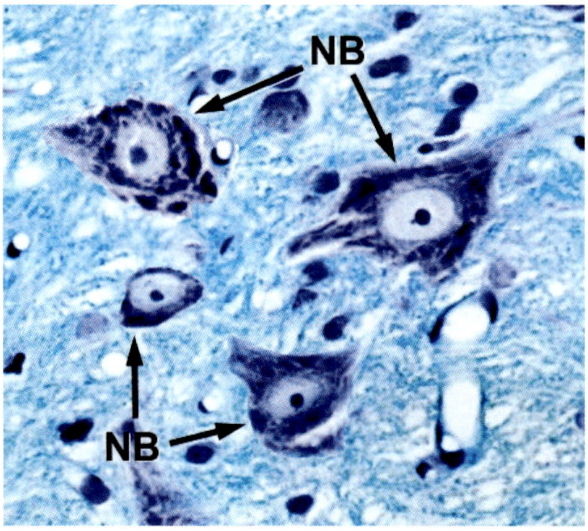


×400

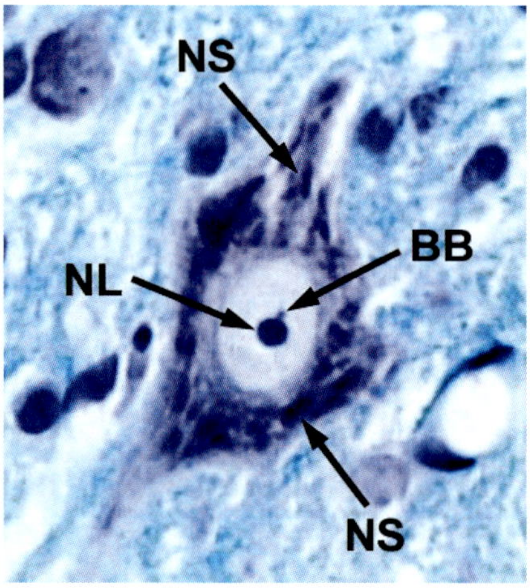


×800

NB : 신경세포체(nerve cell body)
NL : 핵소체(nucleolus)
NS : 니슬소체(Nissl substance)
BB : 바소체(Barr body)

고배율 소견

(1) 전각세포(anterior horn cell)

가. 핵(nucleus) :

핵은 크고 뚜렷하며 대체적으로 세포체의 중앙부에 위치해 있다. 뚜렷한 하나의 핵소체가 핵의 중앙에 위치해 있으며 염색질은 진정염색질(euchromatin)이 많아 옅게 염색된다.

* 여성의 경우 바소체(Barr body)가 관찰될 수 있다. 이는 발생과정 중 X 염색체 하나가 불활성화(inactivation)되어 나타나는 구조로 사람의 경우에는 막의 주위 또는 핵소체 부근에 작은 점상의 이질염색질(heterochromatin)로 관찰된다.

나. 핵주위부(perikaryon)

니슬소체: 염기성아닐린염료(basic aniline dye; 타이오닌 thionine, 메틸렌 블루 methylene blue, 톨루이딘 블루 toluidine blue 등)에 의해 염기호성으로 염색되는 세포질소기관이다. 니슬소체의 미세구조는 형질내세망(endoplasmic reticulum)의 표면에 리보솜(ribosome)이 부착되어 형성된 과립형질내세망(r-ER)이다. 형질내세망의 수조(cisternae)는 평행하게 배열되어 있고, 핵주위부 전체에 분산되어 있는 것이 아니라 부분 부분에 밀집되어 있으므로 세포질에 얼룩무늬와 같이 나타난다. 니슬소체가 염기호성으로 염색되는 이유는 리보솜에 리보핵산(RNA)이 많이 함유되어 있고 이것이 염기성 염료에 친화력이 있기 때문이다.

니슬소체는 핵주위부 뿐만이 아니라 가지돌기의 근위부(proximal portion)에서도 관찰된다.

니슬소체는 축삭이 매우 긴 골지 I형 세포(긴축삭다극세포)에 잘 발달되어 있어 척수의 전각세포나 척수신경절세포(spinal ganglion cell, dorsal root ganglion cell), 대뇌의 거대피라미드세포(giant pyramidal cell) 등에서 뚜렷하게 나타나고, 작은 신경원에서는 핵주위부에 산재되어 있는 미세한 염기호성의 과립으로 나타난다.

축삭둔덕(axon hillock): 축삭이 시작되는 부분의 핵주위부로 이 부위에는 니슬소체가 없다.

나머지 핵주위부는 잘 염색되지 않으며 세포의 경계도 명확하지 않은 편이다.

(2) 기타세포

전각세포의 주위에 전각세포의 핵보다는 작고 핵소체보다는 약간 큰 핵들이 관찰된다. 이 핵은 대부분 신경아교세포의 핵이다(실습 9-마. 중추신경아교세포의 H-E 염색소견 참조).

이러한 구조들 외에는 대부분이 염색되지 않는 공간으로 관찰된다. 그러나 이 공간들은 세포외기질(extracellular matrix)이 아니고 염색되지 않은 돌기들이 위치한 곳이다. 중추신경계통에 있어 세포외기질은 상피에서와 같이 매우 적으며 이는 신경계통이 상피와 같은 외배엽성구조이기 때문으로 추측된다.

## 실습 9-나. 신경세포체와 돌기

신경세포 전체의 형태를 관찰하기 위해서는 골지의 금속도금(metallic impregnation) 방법이 유일한 수단이다. 그러나 모든 세포가 다 염색되어 나타나는 것은 아니며, 보통의 경우 전체 신경원의 1 % 정도만이 나타난다. 그 대신 나타난 신경세포는 세포체와 돌기가 모두 나타난다.

이 때 세포체의 핵과 소기관은 거의 나타나지 않으며 가끔 신경아교세포와 혈관의 일부가 나타나는 경우가 있다.

* **골지**(Gogi)의 금속도금(metallic impregnation) 방법은 보통의 염색과 같이 세포의 한 요소와 결합되어 색이 나타나는 것이 아니라, 은(silver nitrate)이나 수은(mercury chloride)과 같은 중금속으로 세포의 표면을 도금하는 것과 같이 둘러 싸는 것이다. 그러므로 이러한 방법은 영어로는 염색(stain)이라고 하지 않고 'impregnation'이라 하며 일본에서는 은으로 세포에 도금을 한다는 뜻의 도은법(鍍銀法)이라는 용어를 사용한다.

[표본] 척수(*spinal cord*), 골지-콕스방법(Golgi-Cox method), 흰쥐(rat)

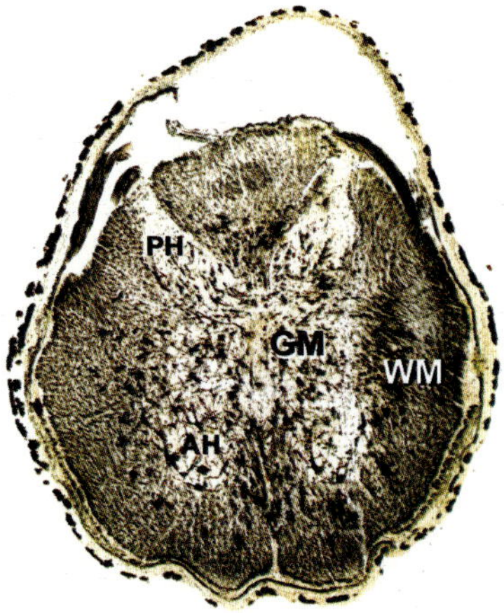


×40

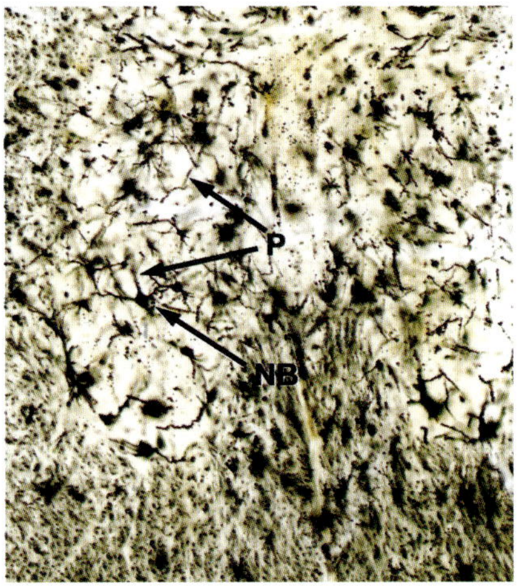


×100

WM : 백색질(white matter)
AH : 전각(anterior horn)
NB : 신경세포체(nerve cell body)
GM : 회색질(gray matter)
PH : 후각(posterior horn)
P : 신경세포 돌기(process)

저배율 소견

**골지-콕스**방법은 골지방법의 변형 중에서는 상당히 많은 수의 신경원이 나타나는 방법(전체 신경원의 10 % 정도)이다. 저배율에서는 세포체가 많은 중앙 H 자 형태의 회색질(gray matter)과 돌기가 많은 주위의 백색질(white matter)이 잘 구분되어 관찰된다.

회색질을 고배율로 관찰하면 신경원 전체의 형태를 관찰할 수 있다. 신경원은 세포체도 다른 세포보다 큰 것이 많고 돌기를 포함시키면 더욱 크기 때문에 세포체와 돌기를 모두 관찰할 수 있는 **골지**방법으로 염색된 표본은 두껍게 (통상 100 ㎛ 정도) 박절한다. 그러므로 저배율에서는 초점이 잘 맞지만 고배율에서는 잘 맞지 않으므로 미동나사를 조금씩 움직이면서 돌기의 형태를 추적해야 한다.

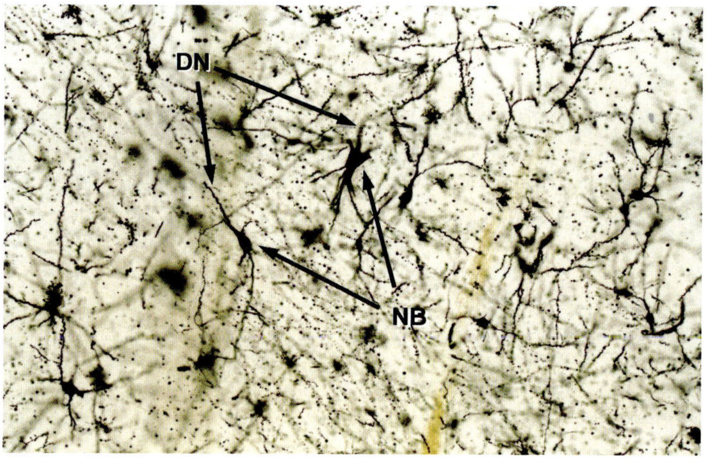


×200
NB : 신경세포체(nerve cell body) DN : 가지돌기(dendrite)

고배율 소견

세포체는 전체가 검게 착색되며 다극신경원(multipolar neuron)에서는 여러 방향으로 분지되는 가지돌기(dendrite)가 많이 관찰된다. 대부분의 신경원은 다극신경원이다. 축삭과 세포체와의 연결부위는 잘 관찰되지 않으며, 세포체와 연결된 대부분의 돌기는 가지돌기이다. 백색질에 나타나는 돌기의 대부분이 축삭이며, 대부분 가로절단되어 나타난다.

가지돌기는 근위부는 두껍고 원위부는 얇으며 세포체 가까이에서 분지된다. 분지각은 예각을 이룬다. 가지돌기가시(dendritic spine)가 나타나는 경우도 있다.

축삭은 근위부나 원위부 모두 미세한 돌기로 관찰되며, 잘 분지되지 않고 분지각은 대체로 직각을 이룬다.

## 실습 9-다. 신경원섬유(neurofibril)

신경세포의 핵주위부(perikaryon)와 돌기의 세포질에는 여러 가지 종류의 세사성세포소기관 즉, 세포골격(cytoskeleton)이 있으며 신경소관(neurotubule)과 신경세사(neurofilament)가 대표적이다. 신경조직을 은(silver)으로 처리한 후, **하이드로퀴논**(hydroquinon)이나 **포르말린**(formalin) 등의 환원제(reducing agent)로 조직의 은을 환원시키면 미세한 섬유성 구조인 신경원섬유(neurofibril)가 관찰된다. 신경원섬유는 직경이 10 nm 정도로 광학현미경의 분해한계 이하인 신경세사의 다발에 은이 붙어 광학현미경에서 나타날 정도의 섬유형태로 나타나는 구조라고 추측된다.

[표본] 대뇌피질(*cerebral cortex*), 흰쥐(rat), 노니데즈환원은방법
(*Nonidez reduced silver method*)

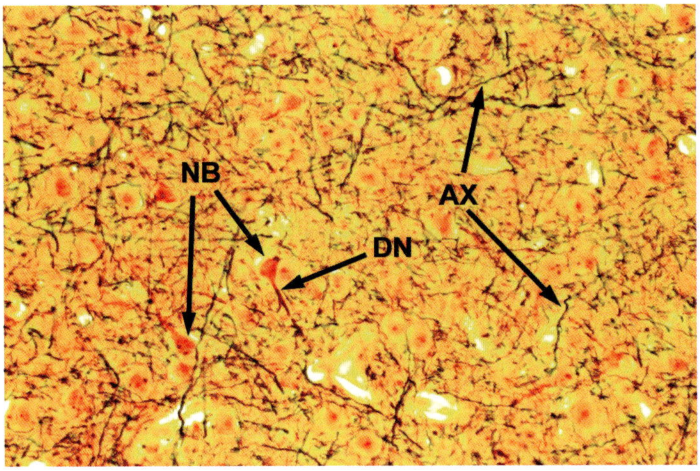


×100

NB : 신경세포체(nerve cell body)　AX : 축삭(axon)　DN : 가지돌기(dendrite)

저배율 소견

복잡하게 얽혀진 세포돌기가 관찰되며 세포체에서 보다는 돌기에 신경원섬유가 많이 나타난다. 축삭에는 신경원섬유의 밀도가 가지돌기보다 높기 때문에 축삭이 가지돌기에 비해 짙게 염색된다.

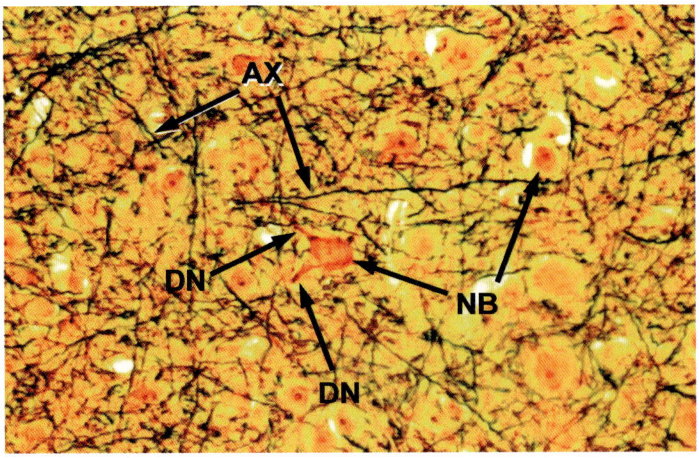


×400

NB : 신경세포체(nerve cell body)　AX : 축삭(axon)　DN : 가지돌기(dendrite)

고배율 소견

노니데즈환원은염색 표본에서 세포의 핵은 뚜렷하게 염색되지 않으며, 핵주위부는 갈색으로 염색된다. 돌기에는 흑갈색의 원섬유가 관찰된다. 짙게 염색되는 가는 돌기는 축삭이며, 이보다는 엷고 굵게 관찰되는 돌기는 가지돌기의 근위부이다. 신경세포돌기가 서로 그물같이 복잡하게 얽혀 있는 형태를 신경그물(neuropil)이라고 한다.

## 실습 9-라. 수초(myelin)

유수신경섬유(myelinated nerve fiber)는 슈반세포와 희소돌기아교세포(oligodendrocyte)의 세포막이 발생 도중 특수하게 분화되어 형성된 구조인 수초(myelin)에 의해 둘러싸여 있다. 수초의 구조를 자세히 관찰하기 위해서는 하나 하나 분리된 신경섬유(isolated nerve fiber)에서 관찰하는 것이 좋으며 절단된 표본에서는 세로절단 또는 가로절단된 신경섬유다발(nerve fiber bundle)의 구조가 관찰된다.

### 실습 9-라-(1) 분리된 신경섬유에서의 수초의 구조

[표본] 분리된 신경섬유, 좌골신경(*sciatic nerve*), 흰쥐(rat), 사산화오스뮴(*osmium tetroxide*)

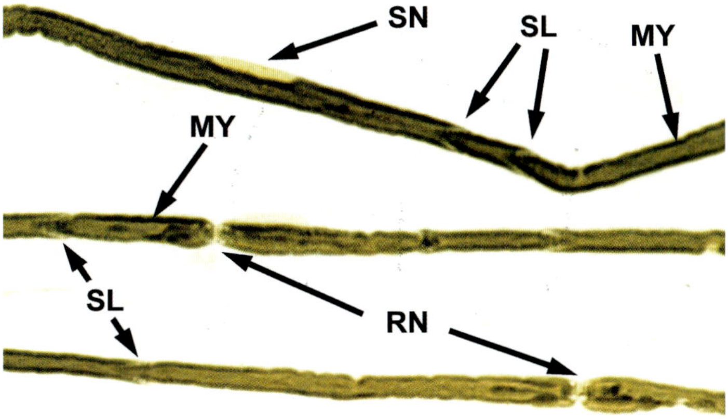


×800

RN : 랑비어마디(Ranvier's node) SN : 슈반세포핵(Schwann cell nucleus)
SL : 슈미트-란터만틈새(cleft of Schmidt-Lantermann) MY : 수초(myelin)

저배율 소견

분리된 신경섬유는 아주 가는 구조이므로 찾기가 쉽지 않다. 특히 다른 구조와 혼동되지 않아야 한다. 100× 정도에서는 속이 빈 긴 관상구조로 나타난다. 관상구조의 벽이 사산화오스뮴($OsO_4$)에 검은색으로 염색된 구조가 수초이며, 한 시야에 한 곳 또는 두 곳 정도 짧게 수초가 끊긴 듯이 관찰되는 부위가 랑비어마디(Ranvier's node, 신경섬유마디)이다. 두개의 인접한 랑비어마디 사이를 마디사이분절(internodal segment)이라고 한다.

고배율 소견

관상구조로 나타나는 신경섬유의 내부는 수초에 비해 매우 옅게 나타나며 이 부위에는 축삭이 위치하고 있다. 랑비어마디 부위에는 관상구조가 끊어진 듯한 형태로 나타난다. 마디 주위의 수초는 마디사이분절 중간부의 수초에 비해 직경이 일정하지 않으며 약간 구형으로 팽창된 듯한 형태로 관찰된다.

수초의 중간에 쐐기 모양의 염색되지 않는 슈미트-란터만틈새(Schmidt-Lantermann's cleft, 수초틈새)가 관찰되며 슈반세포의 핵이 관찰되기도 한다.

## 실습 9-라-B. 절단면에서의 수초의 형태

[표본] 경골신경(*tibial nerve*), H., 톨루이딘 블루(toluidine blue)

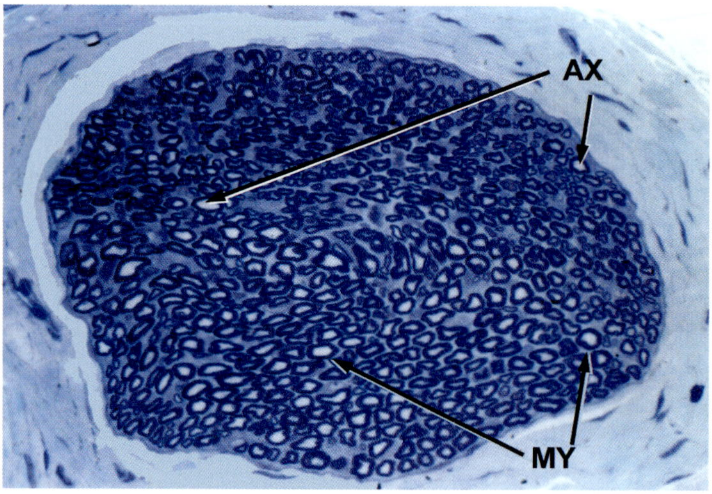


×400

AX : 축삭(axon)　　MY : 수초(myelin)

신경(nerve)은 수많은 유수신경섬유(myelinated nerve fiber, 수초신경섬유)와 무수신경섬유(unmyelinated nerve fiber, 무수신경섬유)로 구성되어 있다. 전자현미경 관찰을 위한 초박절편 과정에서 **톨루이딘 블루**(toluidine blue)로 염색하면 수초가 짙게 염색된다. 또한 수초는 지질단백질로 구성되어 있기 때문에 **룩솔 패스트 블루**(luxol fast blue), 사산화**오스뮴**($OsO_4$) 등 지방을 염색하는 염료로 염색하면 뚜렷하게 염색된다.

유수신경섬유는 중앙의 축삭(axon)은 염색되지 않고 이를 둘러 싸는 수초(myelin)만 검게 염색되어 고리 모양으로 나타난다. 유수신경섬유의 사이에는 유수신경섬유의 수보다도 많은 무수신경섬유가 있지만 광학현미경에서는 구별되지 않는다.

## 실습 9-마. 중추신경아교세포의 H-E 염색소견

H-E 염색에서 뇌실막세포(ependymal cell)를 제외한 중추신경아교세포는 핵만이 명확하게 나타나며 돌기는 전혀 나타나지 않는다. 세포의 크기는 대부분 신경세포보다 작으며 세포질도 적고 세포소기관도 적다. 신경세포와는 달리 백색질과 회색질 어디에서나 관찰된다.

[표본] 연수(*medulla oblongata*), H., H-E

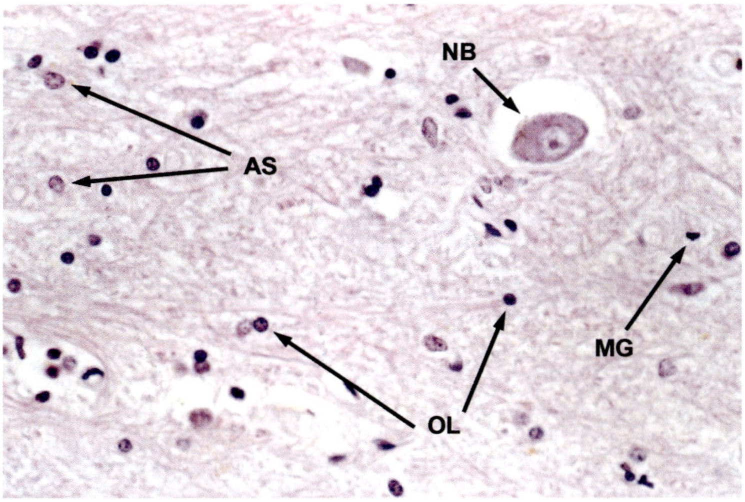


×400

AS : 별아교세포(astrocyte)
MG : 미세아교세포(microglia)
OL : 희소돌기아교세포(oligodendrocyte)
NB : 신경세포체(neuronal cell body)

저배율 소견

H-E 염색 표본에서는 신경세포의 세포체와 신경아교세포의 세포체들이 관찰된다. 세포체의 사이에는 신경세포와 신경아교세포의 돌기들이 복잡하게 얽혀 신경그물(neuropil)을 형성하며, 약한 산호성을 띤 불규칙한 구조로 나타난다.

중추신경아교세포 중 **별아교세포**(astrocyte), **희소돌기아교세포**(oligodendrocyte), **미세아교세포**(microglia)는 그 핵의 모양으로 어느 정도 구분할 수 있으며 **뇌실막세포**(ependymal cell)는 핵, 세포질이 모두 명확하고 뇌실(ventricle)과 중심관(central canal)의 벽에서만 나타나기 때문에 쉽게 구별할 수 있다.

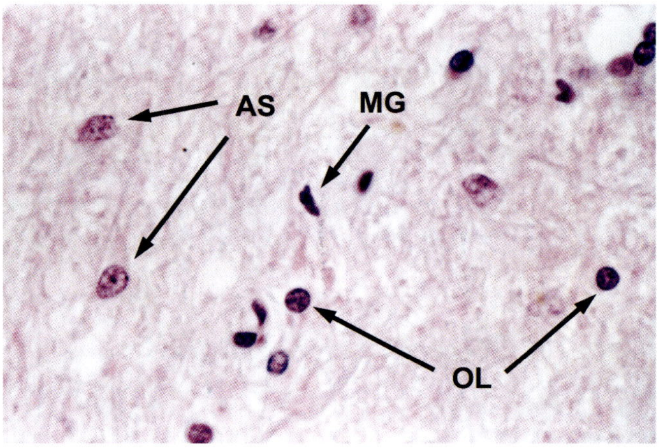


×800

AS : 별아교세포(astrocyte) MG : 미세아교세포(microglia)
OL : 희소돌기아교세포(oligodendrocyte)

고배율 소견

(1) **별아교세포**(astrocyte)

별아교세포의 핵은 대부분 타원형이나 절단되는 면에 따라서는 원형으로 나타나는 경우도 있다. 세 종류의 아교세포의 핵 중에서는 가장 크고 핵질은 염색이 잘 안되며 중간 중간에 이질염색질이 과립상으로 나타나 핵의 형태가 감자(potato)와 유사하게 보인다. 핵소체는 뚜렷하지 않으며, 세포질은 거의 구별할 수 없을 정도로 적고 옅게 염색된다.

(2) **희소돌기아교세포**(oligodendrocyte)

핵은 대부분이 원형이며 별아교세포의 핵보다는 작고 미세아교세포의 핵보다는 크다. 핵질에는 이질염색질이 많아 짙게 염색된다. 핵소체는 뚜렷하지 않다.

세포질은 별아교세포에 비해서는 뚜렷하게 관찰되나 적고 명확하지 않은 편이다.

(3) 미세아교세포(microglia)

핵은 가장 작으며 가늘고 길쭉하다. 이질염색질이 많아 짙게 염색된다. 세포질도 적고 명확하지 않다. 다른 신경아교세포와 같이 돌기가 많긴 하지만 광학현미경에서는 나타나지 않는다. 이 세포는 정상 성인조직에서는 불활성화되어 있지만 염증(inflammation) 또는 퇴행성변화(degenerative change)가 일어났을 경우에는 손상부위에서 매우 많이 나타난다. 세 종류의 신경아교세포 중에서 가장 드물게 관찰되며 혈관 주위에서 비교적 많이 발견된다.

[참고표본] 신경아교세포의 돌기

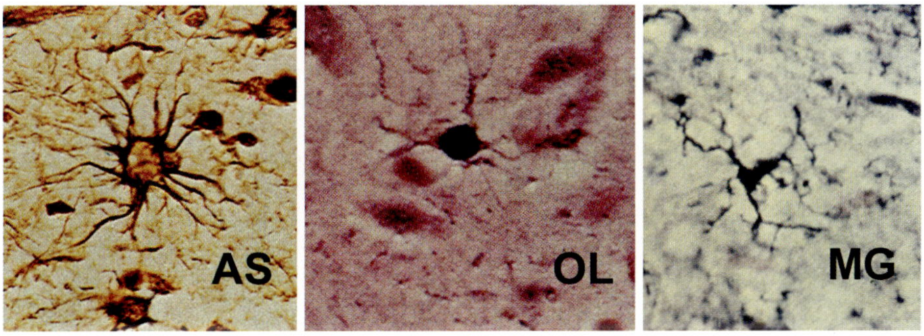


×500 ×500 ×500

AS : 별아교세포(astrocyte) OL : 희소돌기아교세포(oligodendrocyte) MG : 미세아교세포(microglia)

신경세포와 같이 신경아교세포의 돌기도 은(silver nitrate, 질산은), 금(gold chloride, 염화금), 수은(mercury chloride, 염화수은) 등의 중금속염을 적절히 사용하여 신경조직을 착색시키면 신경아교세포의 돌기도 명확하게 나타난다.

**별아교세포**에는 수많은 가늘고 긴 돌기가 있다. **회색질**에 있는 별아교세포의 돌기는 비교적 굵어 원형질이 돌기 내부에 많기 때문에 **원형질성별아교세포**(protoplasmic astrocyte)라고 하며, **백색질**의 별아교세포는 섬유형태의 미세한 돌기가 많기 때문에 **섬유성별아교세포**(fibrous astrocyte)라고 한다. 돌기의 일부는 혈관의 벽에 닿아 있어 이를 **혈관돌기**(perivascular feet)라고 하며, 일부는 연질막(pia mater)에 닿아 있어 연질막돌기(subpial process)라고 한다.

**희소돌기아교세포**의 돌기의 수는 별아교세포에 비해서는 적으나 절대수는 비교적 많은 편이며 혈관돌기는 없다. 돌기의 끝부분은 축삭을 둘러싸는 수초를 형성한다. 세포체는 둥글며 세 가지 신경아교세포 중에서는 가장 뚜렷한 편이다.

**미세아교세포**는 희소돌기아교세포에 비해서도 돌기의 수가 적고, 세포체는 타원형 또는 가늘고 길쭉한 초승달모양으로 나타난다.

## 실습 9-바. 말초신경(Peripheral nerve)

말초신경은 축삭과 이를 둘러싼 수초 및 수초를 형성하는 **슈반**세포로 구성된 신경섬유(nerve fiber)가 모여 신경섬유의 다발을 이룬 구조이다. 하나의 신경섬유는 신경섬유막(endoneurium)에 의해 둘러싸여 있고 여러개의 신경섬유가 모여 이루어진 신경다발(nerve bundle)은 신경다발막(perineurium)에 의해 싸여 있다. 말초신경 전체는 신경외막(epineurium)에 의해 싸여 있다.

[표본] 신경혈관다발(*neurovascular bundle*), H., H-E, 가로단면

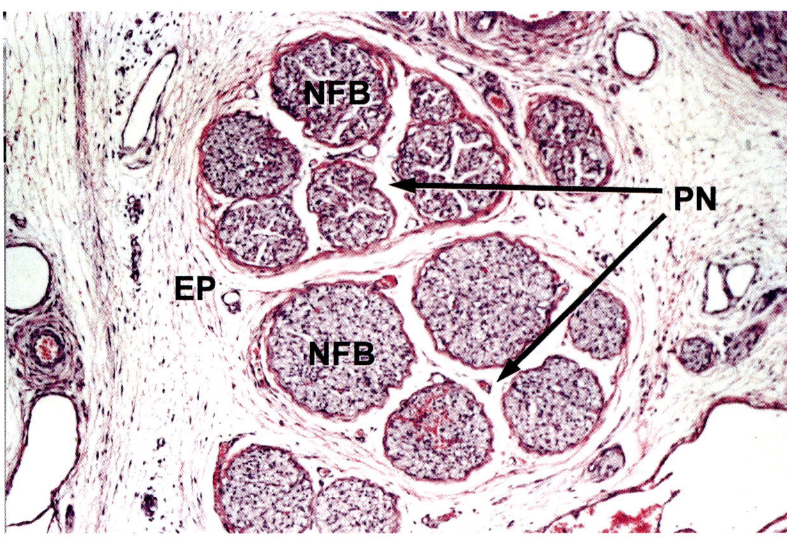


×100

NFB : 신경섬유다발(nerve fiber bundle) EP : 신경외막(epineurium) PN : 신경다발막(perineurium)

저배율 소견

가로단면에서 신경 전체는 대체적으로 원형이며 대부분 혈관(동맥과 정맥)과 함께 신경혈관다발(neurovascular bundle)을 이룬다. 바깥쪽의 두꺼운 결합조직은 신경외막(epineurium)이라고 하며, 신경의 내부에는 무수히 많은 가로절단된 신경섬유가 있다. 신경은 다시 몇 개의 섬유다발로 나누어진다. 이 섬유다발 역시 결합조직으로 싸여 있으며 이를 신경다발막(perineurium)이라고 한다. 신경섬유다발 안에서는 작은 핵들이 관찰되며 이는 **슈반**세포의 핵이다. 섬유다발 사이의 신경다발막과 다발 내부에서는 혈관(blood vessel)이 관찰된다.

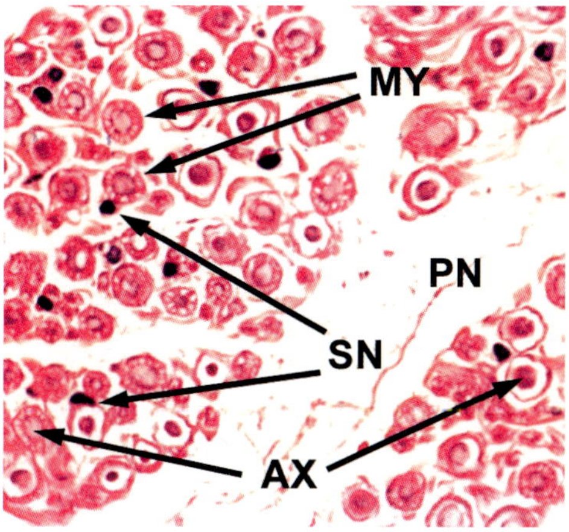


가로단면 ×800

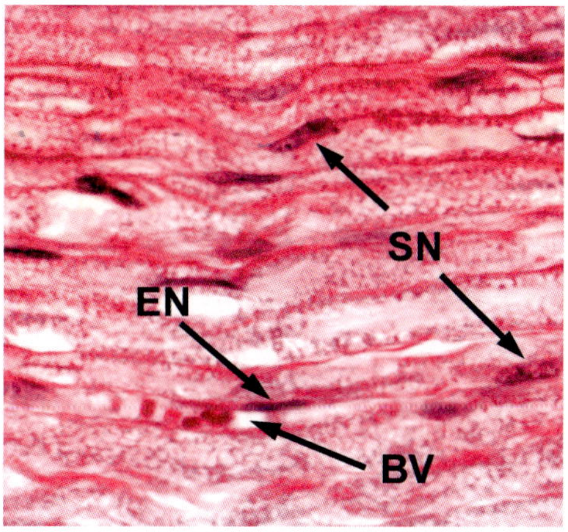


세로단면 ×800

AX : 축삭(axon) MY : 수초(myelin) SN : 슈반세포핵(nucleus of Schwann cell)
PN : 신경다발막(perineurium) BV : 혈관 EN : 내피세포핵(endothelial cell nucleus)

고배율 소견

(1) 신경섬유 - 축삭과 수초

축삭(axon)은 신경섬유의 중앙에 원형 구조로 관찰된다. 축삭은 약한 산호성이다. 수초(myelin)는 축삭을 둘러싸고 있다. 수초의 성분은 지질단백질(lipoprotein)이므로 H-E 염색에서는 거의 염색되지 않는다. 따라서 가로단면에서 수초는 고리 모양으로 축삭을 둘러싼 희미한 부분으로 나타난다. 수초 내에는 약간 염색이 된 줄모양의 구조(신경**케라틴**그물 neurokeratin network)가 축삭의 중심을 향해 방사상으로 배열되어 있는 형태로 나타나는 경우도 있다.

(2) 슈반세포(Schwann cell)

**슈반**세포는 축삭 사이에 진하게 염색되는 뚜렷한 핵이 있는 세포이다. 신경섬유다발(nerve fiber bundle) 내에 나타나는 세포핵은 대부분이 **슈반**세포의 핵이다. 핵의 형태는 대체적으로 타원형이나 절단면에 따라서는 원형으로 나타나기도 한다. 세포질은 거의 관찰할 수 없다.

(3) 기타 세포

신경에 있는 세 종류의 결합조직막에는 섬유모세포(fibroblast)가 있으며 특수염색을 하면 비만세포(mast cell)와 큰포식세포(macrophage)도 관찰된다. 혈관에는 내피세포(endothelial cell), 혈관주위세포(pericyte), 그리고 평활근세포(smooth muscle cell)가 관찰된다.

## 실습 9-사. 신경절(Ganglion)

중추신경계통 이외에도 신경세포체(nerve cell body)가 모여 있는 부위가 있으며 이를 신경절(ganglion)이라고 한다. 척수 후근(posterior root, 뒤뿌리)에 있는 후근신경절(dorsal root ganglion, 척수신경절 spinal ganglion)과 뇌신경(cranial nerve)의 신경절(뇌신경절 cranial ganglion), 척추 주위와 각 장기에 분포하는 자율신경절(autonomic ganglion) 등이 있다.

[표본] 후근신경절(*dorsal root ganglion*), 흰쥐(rat), Nissl

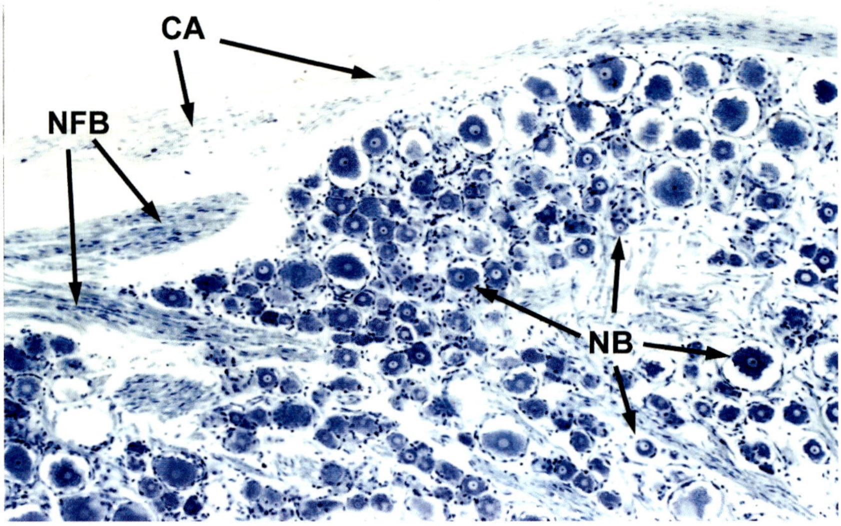


×100

CA : 신경절 피막(capsule)
NFB : 신경섬유다발(nerve fiber bundle)
NB : 신경세포체(nerve cell body)

저배율 소견

후근신경절은 결합조직 피막(connective tissue capsule)에 의해 싸여 있으며 다양한 크기의 신경세포체(nerve cell body, neuronal soma)가 관찰된다. 신경세포체 주위에는 신경세포를 둘러싼 작은 세포(피막세포 capsular cell 또는 위성세포 satellite cell)가 관찰된다. 후근신경절로 들어오는 척수 후근(posterior root)의 신경섬유다발(nerve fiber bundle)도 볼 수 있으며 신경절 내부에서도 신경섬유를 관찰할 수 있다. 신경섬유 사이에서는 슈반세포(Schwann cell)가 관찰된다.

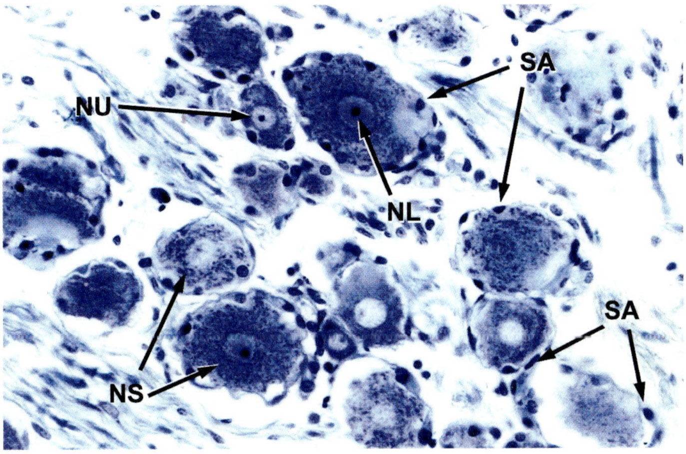


×800

NU : 신경세포핵(nerve cell nucleus)
NL : 신경세포 핵소체(nucleolus)
NS : 니슬소체(Nissl substance)
SA : 위성세포(satellite cell)

고배율 소견

(1) 신경세포체(neuronal cell body)

후근신경절 신경세포체의 크기는 다양하지만 대체로 큰 세포와 작은 세포의 두 종류로 나눌 수 있다. 큰 세포의 축삭은 유수신경섬유이며 촉각(touch sensation)이나 고유감각(proprioception)을 전달한다. 작은 세포의 축삭은 무수신경섬유가 많으며 통각(pain sensation)이나 온도감각(temperature sensation)을 전달한다.

후근신경절의 신경세포는 세포체가 둥근 형태로 나타나며, 핵은 크고 둥글며 뚜렷한 하나의 핵소체가 있고 진정염색질이 많은 소포상핵이다. 니슬소체는 척수 전각세포와 같은 큰 신경원에 비해서는 뚜렷하지 않고 세포질에 산재되어 있는 작은 염기호성의 과립상 구조로 관찰된다.

(2) 신경절아교세포(피막세포 capsular cell, 위성세포 satellite cell)

신경세포를 둘러싸고 있는 작은 세포로 신경세포의 피막(capsule)을 형성하기 때문에 피막세포(capsular cell) 또는 별을 둘러싼 위성과 같은 형태로 나타나기 때문에 위성세포(satellite cell)라고 한다. 세포질은 거의 관찰되지 않으며 핵은 둥근 편이며 이질염색질이 많아 진하게 염색된다.

(3) 슈반세포(Schwann cell)

신경세포의 사이에는 신경절로 들어오거나 나가는 신경섬유가 있으며 이러한 신경섬유를 둘러싸는 슈반세포가 존재한다. 슈반세포는 다른 부위의 슈반세포와 같이 핵은 진하게 염색되며 대체로 타원형이다. 세포질은 거의 관찰되지 않는다. 신경절아교세포에 비해서는 약간 큰 편이다.

## [참고] 말초신경종말 (Peripheral nerve ending)

1) 마이스너소체(Meissner's corpuscle, 촉각소체)

**마이스너소체**는 피부(skin)의 진피(dermis) 특히 손가락 끝부분(fingertip), 발바닥(sole), 외생식기(external genitalia) 등에 많으며, 두 부위를 구별할 수 있는 촉감(discriminative touch sensation)을 주로 받아들인다고 알려져 있는 피막신경종말(encapsulated nerve ending)이다.

[표본] 피부(*skin*), 진피(*dermis*), H., H–E

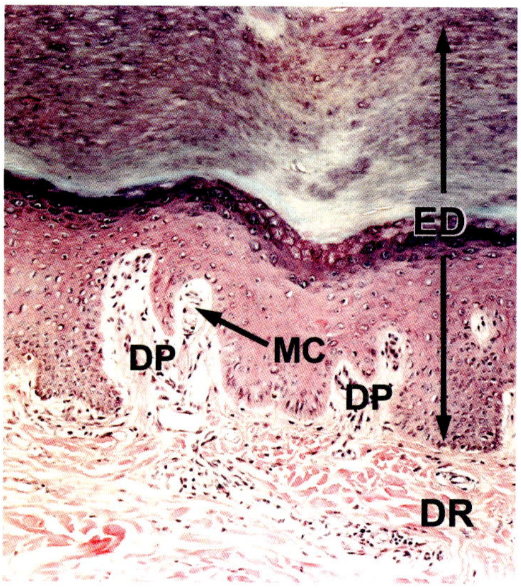


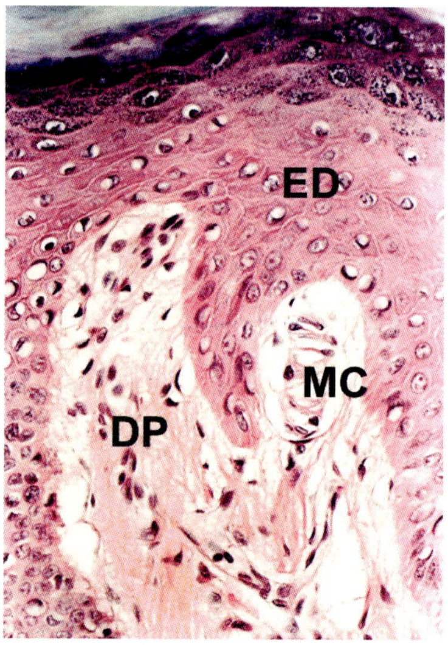


MC : **마이스너소체**(Meissner's corpuscle)
ED : 표피(epidermis)
DP : 진피유두(dermal papilla)
DR : 진피(dermis)

피부의 상피층인 표피(epidermis) 아래에 결합조직층인 진피(dermis)가 있고, 진피의 표층부는 표피 쪽으로 돌출되어 진피유두(dermal papilla)를 형성한다.

진피유두에는 촉각소체가 위치해 있으며 보통의 H-E 염색에서 신경종말은 잘 관찰되지 않고 결합조직으로 구성된 피막만이 관찰된다. 피막의 형태는 타원형이며 장축은 피부 표면에 수직방향이다. 피막을 이루는 세포는 섬유모세포(fibroblast)이며 섬유는 주로 아교섬유(collagen fiber)이다. 세포와 섬유의 방향은 대체적으로 장축과 수직방향이다.

2) 파치니층판소체(Pacinian corpuscle)

**파치니**소체는 길이가 1~4 mm 정도 되는 상당히 큰 피막신경종말(encapsulated nerve ending)로 결합조직피막에 의해 싸여 있으며 피부의 심층(deep layer of skin), 인대(ligament), 관절주머니(joint capsule), 장막(serous membrane), 일부 내장(viscera) 등에서 관찰된다.

[표본] 피부(*skin*), H., H-E

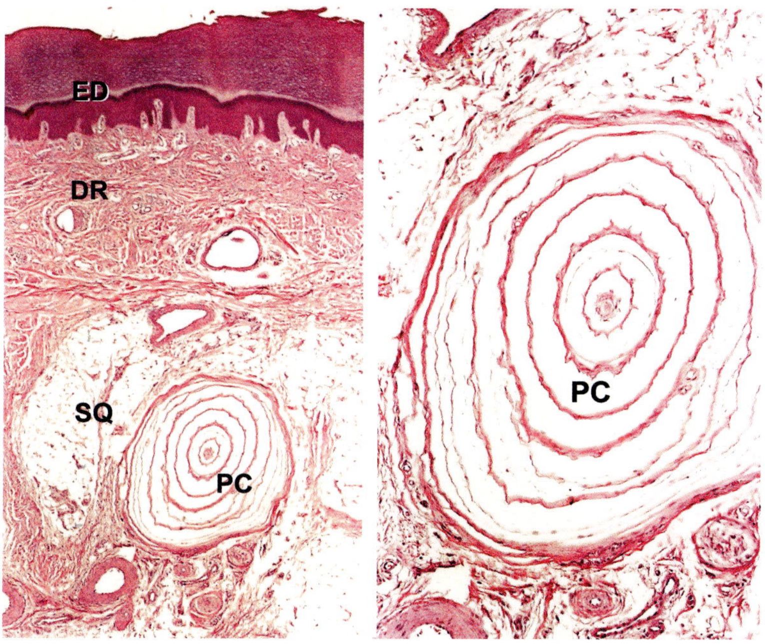


×40 ×100

PC : **파치니**소체(Pacinian corpuscle)
SQ : 피하조직(subcutaneous tissue)
ED : 표피(epidermis)
DR : 진피(dermis)

**파치니**소체의 형태는 마치 양파와 같은 모양으로 중앙의 신경종말이 위치하는 부분을 납작한 섬유모세포(fibroblast)들과 결합조직섬유(connective tissue fiber)로 구성된 미세한 피막(capsule)이 동심원상으로 배열되어 싸고 있으며 이 사이에 조직액(tissue fluid)이 있는 구조이다.

3) 신경근육방추(Neuromuscular spindle)

신경근육방추는 길이가 0.5～7 mm, 중앙부의 직경이 100～200 ㎛ 정도인 방추형의 구조로, 근섬유의 주행방향과 평행하게 위치하며, 보통의 골격근세포보다 작은 골격근세포와 이를 싸고있는 결합조직피막으로 구성되어 있다. 신전반사(stretch reflex)를 통해 근의 장력(muscle tone)을 조절하는 기능을 하며, 구심성신경섬유와 원심성신경섬유가 함께 분포하여 수용기(receptor)와 효과기(effector)의 역할을 함께 수행한다.

방추 내에는 보통의 골격근세포(방추외근세포 extrafusal muscle fiber)보다 작은 **방추내근세포**(intrafusal muscle fiber)가 있고, 이는 다시 근세포 중앙부에 핵이 여러개 모여 핵주머니(nuclear bag)를 이루는 **핵주머니근세포**(nuclear bag fiber)와 핵이 일렬로 배열된 사슬 형태의 **핵사슬근세포**(nuclear chain fiber)로 나누어진다.

방추 내의 구심성신경섬유는 Ia군에 속하는 **고리나선신경종말**(annulospiral nerve ending)이 두 가지 방추내근세포의 중앙부를 각각 나선상으로 여러번 둘러싸고 있으며, IIa 군에 속하는 꽃술모양신경종말(flower-spray nerve ending)은 주로 핵사슬근세포의 양측 끝부분에 분포한다. **원심성신경섬유**는 척수(spinal cord)의 전각세포(anterior horn cell) 중 작은 세포인 $\gamma$-운동신경원($\gamma$-motor neuron)의 축삭이며 핵주머니섬유와 핵사슬근세포에 분포한다.

신경근육방추는 결합조직으로 이루어진 두 겹의 피막으로 싸여 있으며 **외피막**(outer capsule)은 신경다발막(perineurium)의 연속으로 방추외근세포의 근다발막(perimysium)에 부착되어 있다. **내피막**(inner capsule)은 납작한 섬유모세포로 구성되어 있고, 내·외피막의 사이에는 조직액을 함유한 공간(capsular space)이 존재한다.

[표본] 골격근(*skeletal muscle*), H., H-E

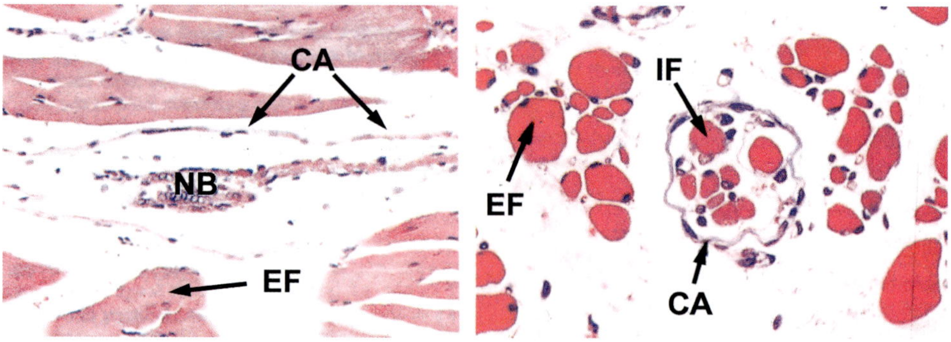


세로단면, ×40

가로단면, ×100

NB : 핵주머니근세포(nuclear bag fiber)
CA : 피막(capsule)

IF : 방추내근세포(intrafusal muscle fiber)
EF : 방추외근세포(extrafusal muscle fiber)

보통의 근세포의 근다발막 부위에 결합조직으로 구성된 비교적 뚜렷한 피막(capsule)이 관찰되며, 그 안에는 직경이 작은 방추내근세포가 있다. 세로절단된 경우에는 근세포의 중앙부에 매우 많은 핵이 밀집되어 있는 핵주머니근세포(nuclear bag fiber)와 핵이 일렬로 늘어서 있는 핵사슬근세포(nuclear chain fiber)를 구별할 수 있다. 신경섬유는 특수한 염색을 해야지만 관찰할 수 있다.

4) 신경근육종말(Neuromuscular junction, myoneural junction)

척수 전각(spinal anterior horn) 또는 뇌줄기(brain stem)의 $\alpha$-운동신경원($\alpha$-motor neuron)이 보통의 골격근세포에 분포하는 신경원으로, 이 세포의 축삭종말이 골격근세포 가까이 근접되면서 수초가 없어지고 종말부가 팽대되어 특징적인 형태의 신경근육종말(neuromuscular junction, N-M junction, myoneural junction, 종말판 motor end plate)을 형성한다. 신경근육종말은 골격근을 움직이게 하는 구조로 이 종말이 없으면 골격근세포는 운동을 할 수 없으며, 근세포도 크기가 작아지게(위축 atrophy) 된다.

[표본] 골격근(*skeletal muscle*), 흰쥐, 랑비어염화금염색(Ranvier's gold chloride stain)

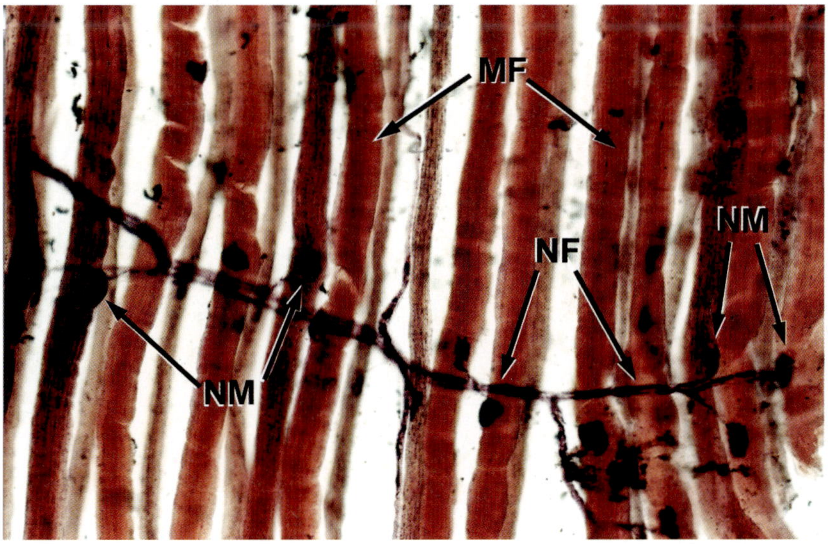


×200

NF : 신경섬유(nerve fiber) MF : 골격근세포(skeletal muscle cell)
NM : 신경근육종말(neuromuscular junction, 신경종말판 motor end plate)

**랑비어**방법(Ranvier's method)은 신경근육종말을 염색하기 위해서 가장 흔히 사용되는 방법으로 염화금(gold chlorid)으로 염색한 후 개미산(formic acid)으로 환원하는 방법이다.

세로로 배열된 골격근세포 위를 가로방향으로 지나가는 구조가 신경섬유이며 가늘고 짙게 염색된다. 여기에서 분지된 신경섬유가 골격근세포 위에서 신경근육종말을 형성하며 종말부는 짙게 염색되는 두꺼운 구형의 구조로 관찰된다.

# 10 림프계통 (Lymphatic (Lymphoid) System)

**림프**계통은 주로 **림프**조직으로 구성되어 있는 장기(가슴샘 thymus, **림프**절 lymph nodes, 비장 spleen)와 다른 장기 또는 조직에 산재해 있는 **림프**조직을 포괄하는 명칭으로 기능적으로는 몸의 방어기능을 맡는 **면역계통**(immune system)의 중추를 담당하고 있다. 최근에와서 항원의 인지(antigen recognition), 항체의 형성(antibody production), 세포면역(cellular immunity) 등 면역학적 기전에 대한 이해가 깊어짐에 따라 **림프**계통의 생물학적, 임상적 중요성은 더욱 강조되고 있다.

## 림프조직 (Lymphatic or Lymphoid tissue)

**림프**조직의 **세포성분**은 주로 **림프**구(lymphocyte)를 비롯한 큰포식세포(macrophage), 형질세포(plasma cell) 등 면역기능을 담당하는 세포로 구성되어 있으며, **세포사이물질**의 **섬유성분**은 주로 세망세포(reticular cell)에서 형성되는 세망섬유(reticular fiber)로 구성된 일종의 세망조직(reticular tissue)이다. 전통적으로는 특수결합조직의 혈구형성조직(hemopoietic tissue)의 하나로 골수(bone marrow)의 골수조직(myeloid tissue)과 같이 분류되어 있다.

표 10-1. 결합조직의 전통적인 분류

- 고유결합조직(connective tissue proper)
- 특수결합조직(specialized connective tissue)
  - 연골조직(cartilage)
  - 뼈조직(bone)
  - 혈액(blood)
  - 혈구형성조직(hemopoietic tissue)
    - 골수조직(myeloid tissue)
    - **림프**조직(lymphoid or lymphatic tissue)

**림프**조직 세포성분의 대부분을 차지하는 **림프**구(lymphocyte)는 처음에는 혈구형성조직에서 기원되지만 곧 다른 장기(가슴샘과 **파브리시우스**주머니상동기관)로 이동하여 분열, 성숙과정을 거치며, 항원자극에 따른 분열도 골수가 아닌 **림프**기관에서 일어나므로 골수에서만 성숙, 분열하는 다른 혈구세포와는 서로 다른 계통이라고 할 수 있다. 또한 골수모양조직의 기능은 혈구의 형성이고 **림프**조직의 기능은 면역기능이므로, 현재에는 **림프**조직을 혈구형성조직의 하나로 보기 보다는 특수결합조직의 한 독립된 부분으로 분류하고 있다.

**림프**조직의 세포성분에는 **림프구**(lymphocyte), **큰포식세포**(macrophage), **형질세포**(plasma cell), **세망세포**(reticular cell), **항원제공세포**(antigen presenting cell) 등이 있으며, 이들은 대부분이 **자유세포**(wandering cell)로 **세망섬유**(reticular fiber)와 **세망세포**(reticular cell)로 이루어진 **세망**(reticulum)에 의해 지지되어 있다.

## 림프기관(Lymphatic organ)과 림프계통(Lymphatic system)

**림프**기관이란 장기의 성분이 주로 **림프**조직으로 되어 있는 기관으로 **림프절**(lymph node), **비장**(spleen), **가슴샘**(thymus)이 이에 속한다.

사람을 포함한 포유류에는 없지만 조류(aves)의 총배설강(cloaca) 부위에 있는 **파브리시우스주머니**(bursa of Fabricius)도 **림프**기관의 일종이다.

**림프**조직은 **림프**기관이 아닌 다른 장기에도 있으며, 특히 소화관(diagestive tract) 등 관상장기(tubular organ)의 벽(wall)에도 있다. 관상장기는 배자(embryo)의 장(gut)과 연관되어 있기 때문에 **장과 연관된 림프조직**(gut associated lymphoid tissue, GALT)이라고 하며 소화관의 점막고유층(lamina propria)에 위치해 있다. **편도**(tonsil), **파이어소절**(Peyer's patch) 등도 일종의 GALT 이다.

**림프**계통(lymphatic or lymphoid system)이란 **림프**기관과 관상장기의 GALT, 기타 다른 장기에 있는 **림프**조직을 모두 포함하는 포괄적인 용어로 기능적으로는 신체의 방어를 담당하는 면역계통에 해당된다.

## 림프구(Lymphocyte)

**림프**구는 **림프**조직의 기본세포로 핵은 둥글고 세포의 중앙에 위치한다. 핵이 세포의 대부분을 차지하고 있으며 이질염색질이 많아 짙게 염색된다. 세포질에는 과립백혈구에서 볼 수 있는 특수과립(specific granule)이 없고, 약간의 **아주르**호성과립(azurophilic granule)이 있으며, 리보솜(ribosome)이 있어 이의 양에 따라 여러 단계의 염기호성(basophilia)을 나타낸다.

**림프**구는 기능과 기원에 따라 T **림프구**(T lymphocyte, T 세포)와 B **림프구**(B lymphocyte, B 세포)로 분류한다.

이 두 종류의 **림프**구는 모두 골수의 혈구모세포(stem cell)에서 기원되나 계속 골수에서 분화, 성숙되지 않고 T **림프구**는 **가슴샘**(thymus)으로 가서 분화되며 B **림프구**는 조류에서는 **파브리시우스 주머니**에서 분화된다. 사람을 포함한 포유류에서는 '**파브리시우스**주머니상동기관 bursaanalogue'이라고 하며 현재에는 골수 bone marrow 로 믿어지고 있다. 출생 후 가슴샘은 점차 퇴화되며, 성숙한 T **림프**구는 **림프**절에서는 **곁피질**(deep cortex, paracortical area)에, 비장에서는 **림프성동맥주위집**(periarterial lymphatic sheath)에 주로 위치하거나 혈액 또는 림프액 속을 순환하다가 외부에서 들어온 항원(antigen, Ag)을 만나면 활성화되어 세포독성세포(cytotoxic T cell, killer cell), 도움세포(helper T cell), 억제세포(suppressor T cell), 기억세포(memory cell) 등으로 분화하여 면역반응을 수행한다. B **림프**구는 **림프**절과 비장에서는 **림프소절**(lymph nodule)에 위치하며 일부는 혈액 또는 **림프**액 속을 순환하다가 항원을 만나면 **형질세포**(plasma cell)로 분화되어 항체(antibody)를 형성한다. 일부는 기억세포가 되어 다음에 같은 항원을 만나게 되면 바로 항원-항체 반응을 일으킨다. 이 두 가지 **림프**구는 보통의 혈액염색 방법에서는 구분할 수 없으며, 두 **림프**구에 특이한 표면표지물질(surface marker)을 면역학적 또는 면역조직화학적으로 염색하여 구별할 수 있다.

B **림프**구와 T **림프**구 이외에 이 두 세포를 나타내는 표지물질이 없는 **림프**구인 **자연살해세포**(natural killer cell, NK cell)가 있다. 이 세포의 주기능은 **바이러스**에 감염된 세포를 죽이는 것으로 그 전에 활성화가 필요하지 않다. **림프**구는 **림프**계통에서 생성되어 작용하는 여러 종류의 **사이토카인**(cytokine)을 통해 염증과 종양에 대한 방어, 세포 성장, 창상 치유 등 다양한 기능을 한다. **림프**구에서 생성되는 **사이토카인**을 **림포카인**(lymphokine)이라고 하며, **림프**구를 포함하는 백혈구에 작용하는 **사이토카인**을 **인터류킨**(interleukin)이라고 한다.

## 항원제공세포(Antigen Presenting Cell)

항원제공세포는 이종단백질인 항원을 포식하고 이를 용해소체에서 부분적으로 분해하여 분해된 물질 즉, 항원을 세포 표면에 부착시켜 이를 **림프**구에 제공하여 **림프**구를 활성화 할 수 있는 세포로 **림프**기관의 T세포 의존구역(T cell dependent zone)에 있는 깍지낀세포(interdigitating cell)와 T세포 비의존구역에 있는 소절가지돌기세포(follicular dendritic cell, 가지돌기세포 dendritic cell), 가슴샘의 상피성세망세포(epithelial reticular cell), 큰포식세포(macrophage), 표피(epidermis)의 **랑거한스**세포(Langerhans cell), 장상피(intestinal epithelium)의 M세포(M cell) 등이 여기에 속한다.

## 림프조직의 기본구조

**림프**조직은 지지조직인 **세망**(reticulum)에 **림프**구를 비롯한 자유세포들이 밀집되어 있는 형태로 나타난다. **림프**조직은 형태학적으로 **산재성림프조직**(diffuse lymphatic tissue)과 **소절성림프조직**(nodular lymphatic tissue)으로 나누어진다.

### 세망(Reticulum)

세망은 **림프**조직과 골수모양조직의 자유세포를 지지해주는 역할을 하는 조직이다. 보통의 경우, **세망조직**은 세망섬유와 이를 생산하는 결합조직 기원의 세망세포로 구성되어 있어 **섬유성세망**(fibrous reticulum)이라고 한다. 가슴샘에서는 상피조직 기원의 세망세포와 이 세포의 세포질돌기(cytoplasmic process)들이 서로 연결되어 그물구조를 이루며 이를 **세포성세망**(cellular reticulum)이라 한다.

**세망세포**(reticular cell)는 섬유성세망이나 세포성세망을 형성하는 세포로, 핵은 크고 진정염색질이 많으며 하나 또는 두개의 핵소체가 있다. 세포질은 약한 산호성이고 세포질 내에는 많은 미세사(microfilament)의 다발이 존재하며, 여러개의 세포질돌기(cytoplasmic process)가 있다. 세망섬유를 생산하여 섬유성세망을 형성하는 세포는 중간엽조직에서 기원하는 세포로 **섬유성세망세포**(fibrous reticular cell)라고 하며, 가슴샘의 세포성세망을 형성하는 세포는 상피조직에서 기원하는 세포로 **상피성세망세포**(epithelial reticular cell)라고 한다.

### 산재성림프조직(Diffuse lymphatic tissue)

**림프**조직 중 세포 집단이 뚜렷한 구형(spherical) 또는 소절상(nodular)의 구조를 형성하지 않고 산재되어 있는 경우이다.

### 소절성림프조직(Nodular lymphatic tissue)

**림프**소절(lymph nodule)이라고도 하며 **림프**조직세포의 집단이 뚜렷한 구형의 구조를 형성하는 경우를 말한다.

**일차림프소절**(primary lymph nodule)은 구형의 세포집단이 거의 균일한 세포들로 이루어진 경우이며 **이차림프소절**(secondary lymph nodule)*은 구형의 세포집단 안에 옅게 염색되는 동심원상의 세포집단인 종자중심(germinal center)이 형성된 구조이다.

**종자중심**(germinal center)에는 세포의 밀도가 종자중심을 둘러싸고 있는 부위에 비해 낮다. 세포성분으로는 B **림프**구가 많으며 도움세포(helper cell)로 생각되는 약간의 T **림프**구와 큰포식세포(macrophage), 세망세포, 항원제공세포의 일종인 가지돌기세포(dendritic cell, 소포가지돌기세포 follicular dendritic cell), 형질세포(plasma cell) 등이 있다. 이 부분은 면역반응시 B **림프**구가 형질세포로 변형(transformation)되는 장소로 항원이 침입하지 않은 상태의 **림프**소절에는 종자중심이 없다.

* 종자중심(germinal center)을 이차**림프**소절과 동의어로 쓰는 경우도 있다.

## 실습 10-가. 림프절 (Lymph node)

**림프**절은 치밀불규칙결합조직으로 구성된 피막(capsule)에 의해 싸여 있으며, 전체적인 모양은 한 쪽이 오목한 강낭콩 모양이다. 오목한 면(concave surface)에는 피막이 두꺼워져 형성된 문(hilum)이 있어 이 부위로 혈관이 출입한다. 또한 피막에서는 결합조직으로 구성된 얇은 지주(trabeculae)가 장기의 안쪽으로 뻗어 있다.

**림프**절로 들어오는 **림프**관은 볼록한 면(convex surface)을 통해 들어 오고(수입**림프**관 afferent lymphatic vessel), **림프**절 내부에서는 내강이 넓어져 **림프**동(lymph sinus)을 형성하며, 문(hilum)을 통해 바깥으로 나간다(수출**림프**관 efferent lymphatic vessel). 수입**림프**관에는 판막이 있어 **림프**액의 역류를 방지한다. 혈관은 문을 통해 들어온 후 다시 문을 통해 나간다.

**림프**절의 내부는 문을 포함한 내부의 **수질**(medulla)과 이를 둘러싸는 **피질**(cortex)로 나눌 수 있으며, 수질은 주로 **수질동**(medullary sinus)과 수질동 사이에 있는 산재성**림프**조직인 **수질끈**(medullary cord)으로 구성되어 있다. **피질**은 대체로 **종자중심**(germinal center)이 있는 **림프소절**(lymphatic nodule)과 **림프**소절 사이의 산재성**림프**조직, 그리고 수질쪽의 **곁피질**(paracortex, deep cortex) 및 **림프동**(피막하동 subcapsular sinus 과 소절주위피질동 cortical sinus)으로 구성되어 있다.

**곁피질**에는 주로 T **림프**구가 있으며, 동물에서 태생기에 가슴샘(thymus)을 제거하면 이 부분의 **림프**구가 없어지기 때문에 곁피질을 가슴샘의존구역(thymus dependent zone)이라고도 한다.

[표본] 림프절(*lymph node*), H., H-E

저배율 소견

**림프**절의 바깥쪽은 **피막**(capsule)으로 싸여 있으며 오목한 면에는 피막이 두꺼워져 형성된 **문**(hilum)이 관찰된다. 문 부분에는 비교적 큰 혈관과 수출**림프**관(efferent lymphatic vessel)의 내강이 나타난다. 문의 주위에는 지방조직도 나타나는 경우가 있다. 피막에서는 **림프**절의 내부로 짧은 지주(trabecula)가 뻗어 있다.

**림프**절의 내부 실질(parenchyme)에서는 세포가 밀집되어 있는 **피질**(cortex)과 세포의 집단이 원통형으로 얽혀 있는 형태로 나타나는 **수질**(medulla)이 관찰된다. 피질의 바깥쪽에는 소절성**림프**조직(nodular lymphatic tissue)인 **림프소절**(lymph nodule)이 있고, 피질의 안쪽에는 산재성**림프**조직(diffuse lymphatic tissue)인 **곁피질**(paracortex, deep cortex)이 관찰되며, 수질의 **림프**조직과는 뚜렷한 경계없이 이어진다.

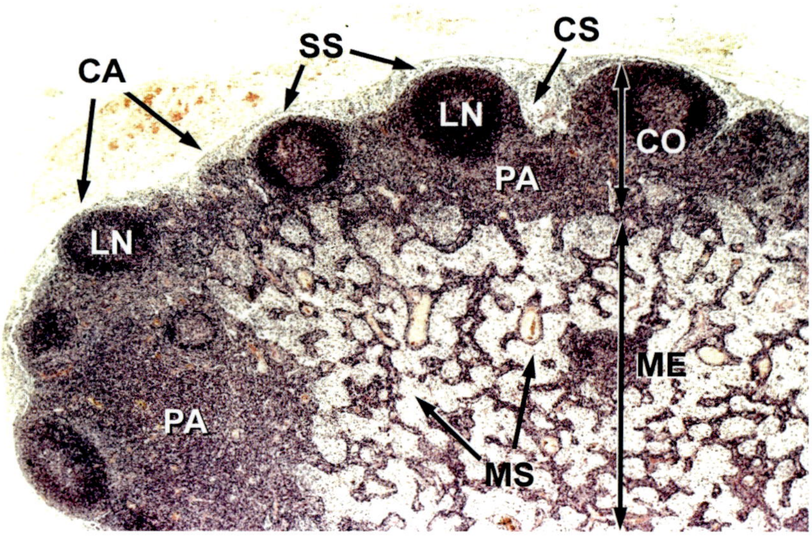


×40

CA : 피막(capsule)
ME : 수질(medulla)
CS : 피질동(cortical sinus)
LN : **림프**소절(lymph nodule)
CO : 피질(cortex)
SS : 피막하동(subcapsular sinus)
MS : 수질동(medullary sinus)
PA : 곁피질(paracortex, deep cortex)

피막의 바로 아래, 피막과 피질 사이에는 세포가 약간 있는 내강(lumen)이 있다. 이 내강은 수입**림프**관(afferent lymphatics)이 모여서 형성된 구조로 **피막하동**(subcapsular sinus)이라고 한다. 이와 같이 **림프**관이 넓어져 형성된 공간을 **림프**동(lymphatic sinus)이라고 하며 **림프**절에는 피막하동, 피질동(cortical sinus), 수질동(medullary sinus)이 있다.

피질에는 지주(trabecula)의 양옆을 따라 **림프**동이 있으며, 이를 **피질동**(cortical sinus), 또는 **지주주위동**(peritrabecular sinus)이라고 한다.

수질에서는 불규칙하게 얽혀 있는 띠 모양의 밀집된 세포집단인 수질끈(medullary sinus)과 그 사이에 있는 세포밀도가 낮은 **수질동**(medullary sinus)을 구별할 수 있다.

수입**림프**관(afferent lymphatics)은 피막의 볼록한 면 쪽으로 들어와 피막하동(subcapsular sinus)으로 이어지며, 피막하동은 피질동(cortical sinus)으로 이어지고, 피질동은 수질동(medullary sinus)으로 이어져 수출**림프**관(efferent lymphatics)이 되어 나간다. 이 과정에서 **림프** 속에 있는 항원(antigen)은 **림프**절의 **림프**조직에서 걸러져 면역반응을 일으키게 된다.

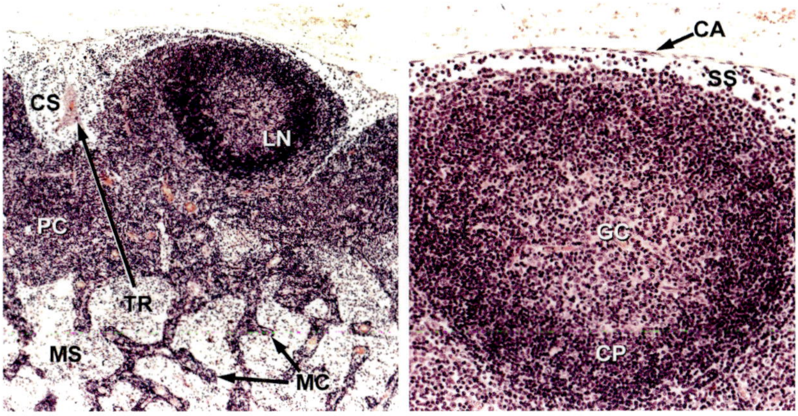


×100 ×200

CS : 피질동(cortical sinus)
LN : 림프소절(lymph nodule)
PC : 곁피질(paracortex)
TR : 지주(trabecula)
MS : 수질동(medullary sinus)
CA : 피막(capsule)
SS : 피막하동(subcapsular sinus)
GC : 종자중심(germinal center)
CP : 관(cap)
MC : 수질끈(medullary cord)

고배율 소견

(1) 피막(Capsule), 지주(Trabecula), 피막하동(Subcapsular sinus)

**피막**은 치밀불규칙결합조직이며 약한 산호성으로 염색되는 아교섬유의 다발과 그 사이에 있는 섬유모세포(fibroblast)로 구성되어 있다. 지주 역시 치밀불규칙결합조직이며 피질쪽으로 들어가 있다. 피막에는 수입**림프**관(afferent lymphatic vessel)의 내강이 나타나기도 한다.

피막의 바로 아래에는 피막하동(subcapsular sinus)이 관찰되며 지주가 나오는 곳에서는 지주의 옆에서 피질동(cortical sinus, 지주주위동 peritrabecular sinus)으로 이어진다. 피막하동은 **림프**절의 가장자리를 따라서 위치해있기 때문에 가장자리동(marginal sinus)이라고도 한다. 피막하동은 내강이 넓어진 **림프**관이며 공간으로 나타나는 부분에는 **림프**액(lymph)이 차 있고, 공간 속에 나타나는 세포는 **림프**구를 비롯한 무과립백혈구가 대부분이다.

(2) 피질(Cortex)의 외부(Outer portion)

소절성**림프**조직인 구형의 **림프**소절이 위치하고 있으며, **림프**소절 사이에는 산재성**림프**조직인 **림프소절사이림프조직**(internodular lymphatic tissue)이 있다. **림프**소절 사이 특히 지주(trabecula)를 따라서는 **림프**동이 관찰된다. 이를 **소절주위피질동**(cortical sinus, peritrabecular sinus)이라고 한다.

**림프**소절에는 대부분 **종자중심**(germinal center)이 존재한다. 종자중심에는 세포의 밀도가 낮으며, 작은**림프**구에 비해 큰**림프**구(large lymphocyte)와 중간**림프**구(medium sized lymphocyte)가 상대적으로 많고, 분열하는 세포가 흔히 관찰된다. 사람에서 종자중심에서 피막 쪽으로는 더 세포의 밀도가 낮아 밝게 보이므로 이 부위를 밝은부분(light region)이라고 하며, 수질 쪽으로는 세포의 밀도가 더 높아 약간 어둡게 나타나므로 이 부분을 어두운부분(dark region)이라고 한다. 밝은부분의 바깥쪽에는 작은**림프**구(small lymphocyte)들이 밀집되어 상현달 모양의 관(cap)을 이룬다.

* 종자중심은 조류에서 태아기에 **파브리시우스**주머니(bursa of Fabricius)를 절제하면 나타나지 않으며 사람에서도 선천성 질환인 면역**글로불린**결핍증(agammaglobulinemia)의 경우에는 발달되지 않는다. 또한 염증질환(inflammatory disease)이 있을 경우에는 종자중심이 크게 발달한다. 그러므로 종자중심은 B **림프**구가 형질세포(plasma cell)로 분화되는 장소이며 이 부분에 많은 큰**림프**구와 중간**림프**구는, B **림프**구가 형질세포로 분화되는 중간 단계의 세포인 면역모세포(immunoblast)로 추측된다.

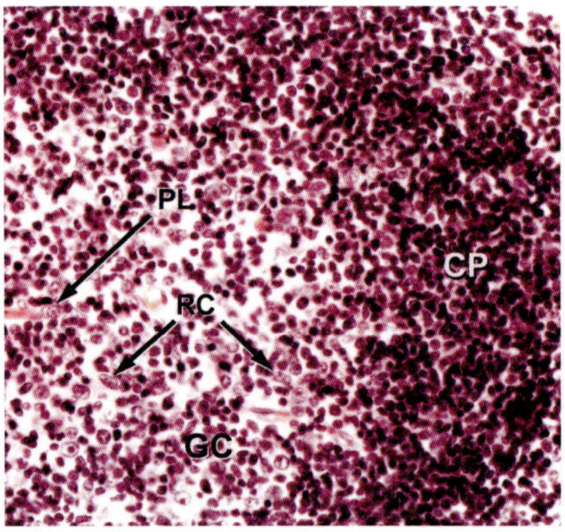


×400

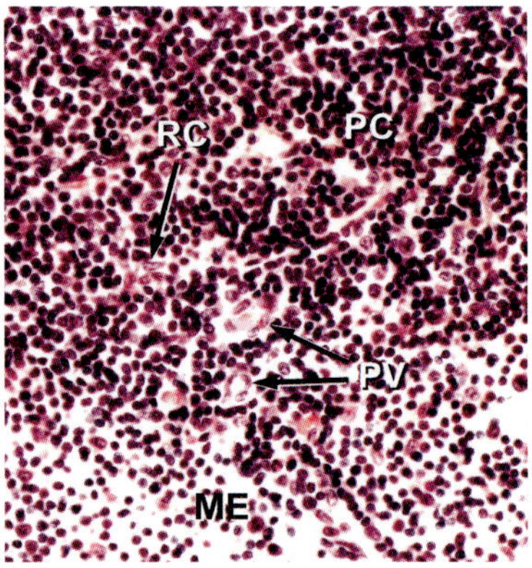


×400

CP : 관(cap)
GC : 종자중심(germinal center)
PL : 형질세포(plasma cell)
RC : 세망세포(reticular cell)

PC : 곁피질(paracortex)
ME : 수질(medulla)
PV : 모세혈관이후소정맥 (postcapillary venule)

(3) **곁피질**(Paracortex, Paracortical area, Deep cortex)

곁피질의 세포의 밀도는 피질의 외부에 비해 낮은 편이며, 대부분이 작은**림프**구로 구성되어 있고 중간**림프**구, 큰**림프**구, 큰포식세포 등은 적다. 이 부분에는 **모세관이후소정맥**(postcapillary venule, **키큰내피소정맥** high endothelial venule)이 존재하며 이 혈관의 내피세포(endothelial cell)는 다른 혈관과는 달리 **단층입방상피**(simple cuboidal epithelium)이다.

* 곁피질(paracortex, deep cortical zone)은 T **림프**구가 모여있는 장소이며, 실험동물에서 태생기에 가슴샘(thymus)을 절제하면 이 부분은 발달되지 않는다. 사람에서도 가슴샘이 선천적으로 없는 경우(선천성무가슴샘증 congenital thymic aplasia)에는 발달되지 않는다. 그러므로 **림프**절의 곁피질은 가슴샘의존구역(thymus dependent area)이라고도 한다.

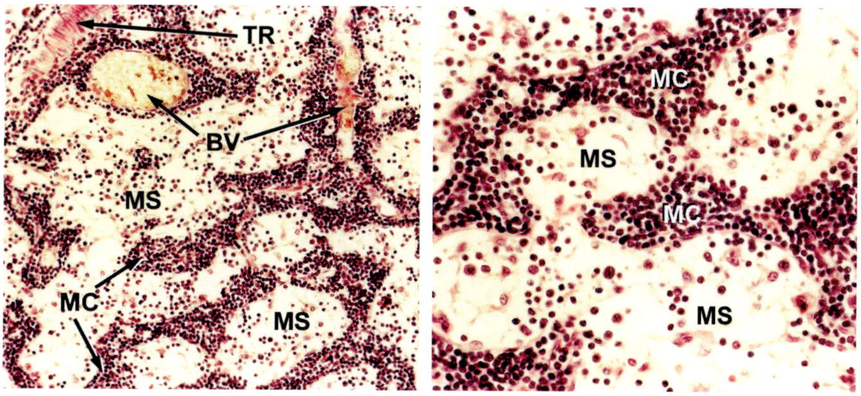


×400 ×400

MS : 수질동(medullary sinus)
TR : 지주(trabecula)
MC : 수질끈(medullary cord)
BV : 혈관(blood vessel)

(4) 수질(Medulla)

**수질끈**(medullary cord)은 수질에서 세포가 밀집된 부분으로 작은**림프**구와 큰포식세포, 형질세포 등의 자유세포가 세망섬유(reticular fiber)와 세망세포(reticular cell)로 구성된 세망(reticulum)에 의해 지지되어 있는 산재성**림프**조직(diffuse lymphatic tissue)이다. 수질끈의 내부에서는 혈관도 흔히 관찰되며, 지주(trabecula)의 일부가 나타나는 경우도 있다.

**수질동**(medullary sinus)은 수질끈 사이에 있는 공간으로 작은**림프**구와 다른 혈구세포가 관찰된다. 수질동의 직경은 매우 크며 내피세포 사이에서는 큰포식세포(macrophage)가 흔히 관찰된다.

## 실습 10-나. 비장(spleen)

비장은 **림프**절에 비해서는 매우 큰 기관이며 **림프**절이 **림프**액 내의 이물질을 거르는 기관이라면, 비장은 혈액내의 이물질을 거르는 기관이라고 할 수 있다.

**림프**절과 같이 **피막**(capsule)에 의해 싸여 있으며 피막이 두꺼워져 형성된 문(hilum)이 있고 피막에서 실질 쪽으로 이어진 치밀결합조직인 **비장지주**(splenic trabecula)가 있다.

비장의 실질은 **비장수질**(splenic pulp)이라 하며 **적색수질**(red pulp)과 **백색수질**(white pulp)로 나누어진다. 적색수질은 **소정맥동**(splenic sinusoid, venous sinus)과 **비장끈**(splenic cord of Billroth)으로 구성되어 있고, 백색수질은 **림프소절**(lymph nodule)과 **림프성동맥주위집**(periarterial lymphatic sheath, PALS)으로 구성되어 있다.

비장의 **림프**조직은 백색수질과 비장끈이며, 백색수질의 **림프**소절은 소절성**림프**조직이고 적색수질은 산재성**림프**조직이다.

비장의 순환은 매우 중요하며 혈관이 있는 부위에 따라 혈관의 명칭이 달라진다. **비장동맥**(splenic artery)은 비장의 문으로 들어와 피막과 비장지주 속에서 **지주동맥**(trabecular artery)이 되며, 비장의 실질로 나올 경우에는 항상 백색수질의 **림프**성동맥주위집(periarterial lymphatic sheath)에 싸여 이의 중앙에 있게 된다. 이를 **중심동맥**(central artery)이라고 한다.

중심동맥이 적색수질로 나오면 여러 개의 소동맥으로 나누어지기 때문에 그 모양이 마치 붓 끝의 털이 갈라지는 것처럼 보인다 하여 이를 붓털소동맥(penicillar arteriole)이라 한다. 붓털소동맥의 끝부분은 **림프**구와 큰포식세포 등 **림프**조직의 세포로 구성된 **슈바이거-자이델**집(sheath of Schweigger-Seidel)에 의해 싸이게 되어 **타원소동맥**(elliptical arteriole or sheathed arteriole)이라고 하며 짧은 **종말모세혈관**(terminal capillary)을 거쳐 **소정맥동**(venous sinus)이 된다. 정맥동의 혈액은 **적색수질정맥**(vein of the red pulp)으로 들어가며, 적색수질정맥은 비장지주 내부로 들어가 **지주정맥**(trabecular vein)이 되고, 피막을 거쳐 문으로 **비장정맥**(splenic vein)이 되어 나온다.

비장의 소정맥동의 벽에는 많은 큰포식세포가 있어 혈액내의 이물질이나 노화된 적혈구를 포식(phagocytosis)한다. 특히 종말모세혈관의 혈액은 소정맥동으로 바로 들어가기도 하지만(폐쇄순환 closed circulation), 소정맥동 주위의 **림프**조직으로 들어갔다가 다시 소정맥동으로 들어가기도 한다(개방순환 open circulation). 이 과정에서 혈액 내의 이물질은 항원으로 인지되어 면역 반응이 일어나게 된다.

비장에서도 B **림프**구는 **림프**소절의 종자중심(germinal center)과 관(cap)에 주로 위치하며, T **림프**구는 **림프**성동맥주위집(periarterial lymphatic sheath, PALS)에 주로 있어 비장에서 가슴샘의존구역(thymus dependent zone)은 **림프**성동맥주위집이 된다.

[표본] 비장(*spleen*), H., H-E

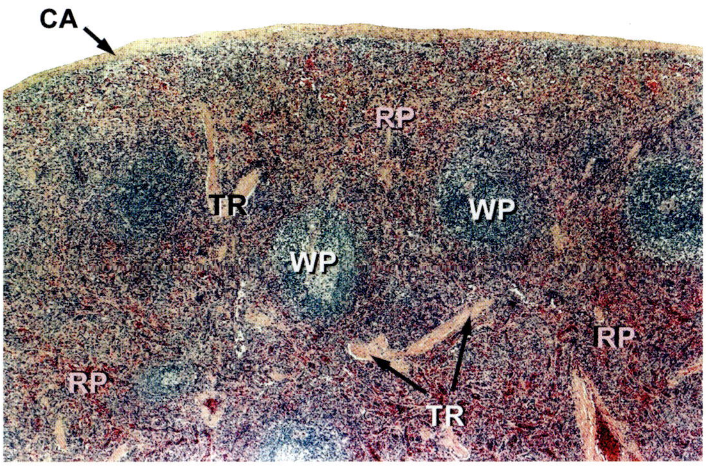


×40

CA : 피막(capsule)　　TR : 지주(trabecula)
WP : 백색수질(white pulp)　　RP : 적색수질(red pulp)

저배율 소견

비장의 바깥쪽은 두꺼운 결합조직성 **피막**(capsule)에 의해 싸여 있으며, 피막에서 비장수질(splenic pulp) 쪽으로 이어져 있는 많은 **비장지주**(splenic trabecula)를 관찰할 수 있다. 비장지주는 **림프**절의 지주보다 크고 많으며 그 밀도도 높다. 비장지주 내에는 많은 혈관의 내강이 관찰된다.

비장수질에는 세포가 밀집된 **림프**조직인 **백색수질**(white pulp)과 주로 소정맥동으로 구성된 **적색수질**(red pulp)이 뚜렷이 구분되어 관찰된다. 백색수질과 적색수질은 **림프**절의 피질과 수질처럼 분리되어 있는 구조가 아니라, 비장수질 내부에 혼재되어 있다. 적색수질 소정맥동의 내강에 적혈구가 있는 경우에는 저배율에서 적색수질 부분이 붉은 색으로 보이기도 한다. 신선한 비장을 잘라 그 단면을 육안으로 보았을 경우, 이 부분은 적혈구가 많아 붉은 색으로 보이므로 적색수질이라는 명칭이 붙었고, 백색수질에는 백혈구가 많아 흰 색으로 보이므로 백색수질이라는 명칭이 붙었다.

고배율 소견

(1) 피막(Capsule)과 비장지주(Trabecula)

피막은 두꺼운 치밀불규칙결합조직으로 구성되어 있다. 바깥 표면은 장막(serous membrane)

으로 싸여 있어 중피(mesothelium)와 약간의 성긴결합조직층이 관찰된다. 피막 중 장막을 제외한 부분을 섬유막(fibrous layer)이라고도 하며 대부분은 아교섬유와 섬유모세포로 구성되어 있고 평활근세포(smooth muscle cell)도 가끔 발견된다. 특수 염색을 하면 약간의 탄력섬유(elastic fiber)도 관찰된다.

비장지주 역시 치밀불규칙결합조직으로 구성되어 있으며, 내부에서는 지주동맥(trabecular artery)과 지주정맥(trabecular vein)이 흔히 관찰된다.

피막과 비장지주의 섬유성분은 실질의 세망조직과는 달리 제 I 형 아교질로 구성된 아교섬유이다.

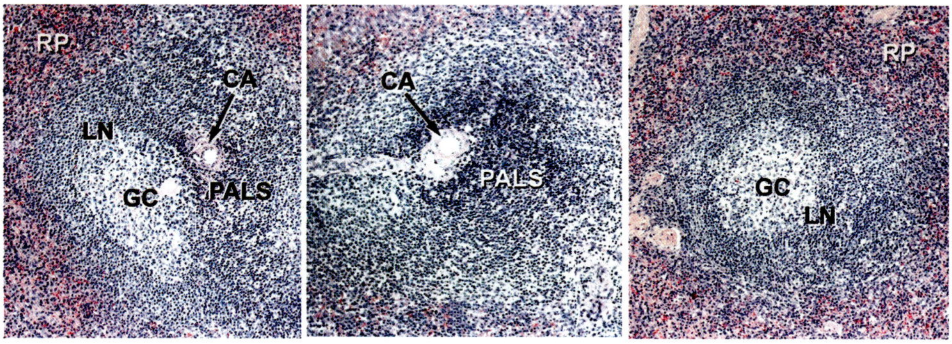


×100 ×100 ×100

CA : 중심동맥(central artery) PALS : 동맥주위림프집(periarterial lymphatic sheath)
LN : **림프**소절(lymph nodule) GC : 종자중심(germinal center) RP : 적색수질(red pulp)

(2) **백색수질**(White pulp)

백색수질은 표본에서는 전체적으로 원형 또는 타원형으로 관찰되며, **림프소절**(lymph nodule)과 **림프성동맥주위집**(periarterial lymphatic sheath, PALS)으로 구성되어 있다.

**림프**소절은 소절성**림프**조직으로 중앙에는 **종자중심**(germinal center)이 있으며, 종자중심 주위의 **림프**조직은 **림프**성동맥주위집(PALS)과 뚜렷한 경계 없이 이어진다. **림프**성동맥주위집은 **중심동맥**(central artery)을 싸고 있는 원통형의 **림프**조직으로 **림프**구들이 균일하게 밀집되어 있는 형태로 관찰된다.

입체적으로는 원통형의 **림프**성동맥주위집(PALS)에 구형의 **림프**소절(lymph nodule)이 연결되어 있는 형태로 나타난다. 따라서 **림프**성동맥주위집과 **림프**소절이 함께 절단된 경우, 중심동맥(central artery)은 중앙에서 한쪽으로 치우쳐 위치하게 된다(그림 왼쪽). **림프**성동맥주위집(PALS)만 절단된 경우에는 중앙에 중심동맥이 있고 **림프**성동맥주위집이 이를 둘러싸고 있는 형태로 나타난다(그림 중앙). **림프**소절(lymph nodule)만 절단된 경우에는 중앙에 종자중심이 있고 중심동맥은 관찰되지 않는다(그림 오른쪽).

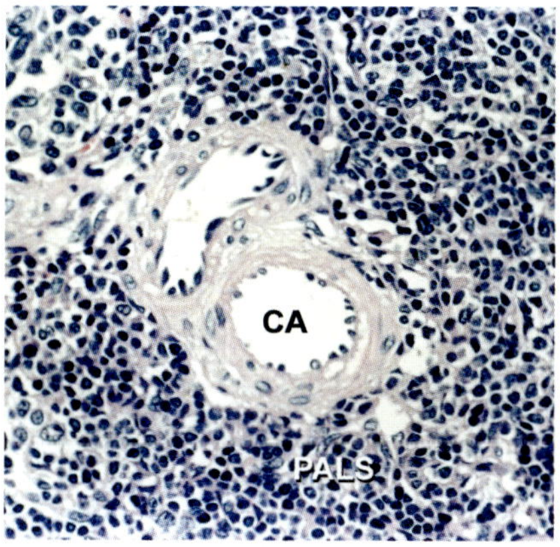


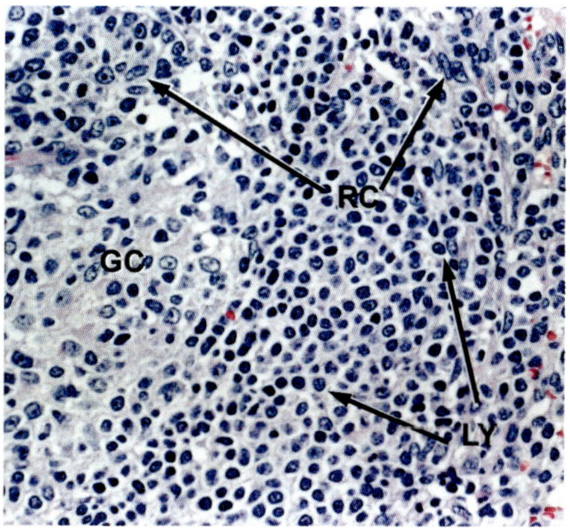


×400 ×400

CA : 중심동맥(central artery) PALS : 동맥주위림프집(periarterial lymphatic sheath)
GC : 종자중심(germinal center) LY : **림프**구(lymphocyte) RC : 세망세포(reticular cell)

(3) **적색수질**(Red pulp)

적색수질은 비장끈(splenic cord of Billroth)과 **소정맥동**(venous sinus)으로 구성되어 있다. 소정맥동의 직경은 35~40 ㎛로 넓으며, 내강에서는 적혈구와 백혈구 외에 약간의 큰포식세포가 발견된다.

비장끈은 소정맥동 사이에 있는 산재성**림프**조직으로 세망세포, 큰포식세포, **림프**구, 형질세포 등이 관찰된다.

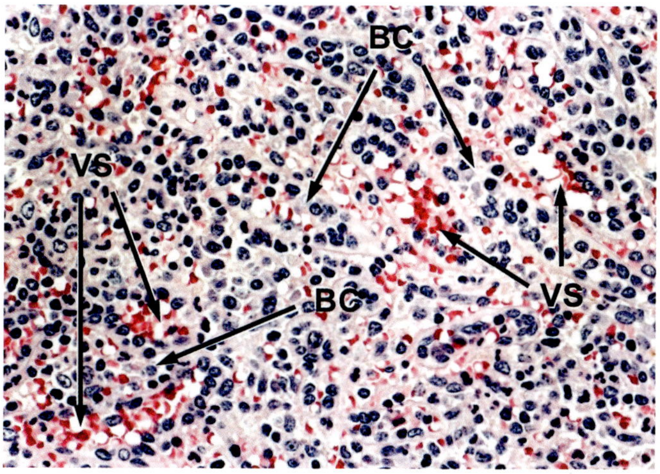


적색수질(red pulp), ×400
VS : 정맥동(venous sinus) BC : 비장끈(splenic cord of Billroth)

## 실습 10-다. 가슴샘(Thymus)

가슴샘 역시 피막(capsule)으로 싸여 있으며, 피막에서 **소엽사이중격**(interlobular septum)이 나와 가슴샘을 직경 0.2~2 mm의 **소엽**(lobule)들로 나누어 준다.

* 지주(trabecula)가 더욱 발달하여 서로 분지, 연결되어 장기를 여러 개의 소단위(소엽)로 나눌 경우에는 이를 중격(septa) 또는 소엽사이중격(interlobular septa)이라 한다.

각각의 **소엽**은 **림프**구 계통의 세포가 밀집되어 있는 **피질**(cortex)과 세포의 밀도가 낮은 중앙부의 **수질**(medulla)로 나누어진다. 대부분의 경우 수질의 한쪽은 중격(septa)에 닿아 있다. 가슴샘의 세망(reticulum)은 상피조직 기원의 상피성세망세포(epithelial reticular cell)의 세포질돌기(cytoplasmic process)로 구성된 **세포성세망**(cellular reticulum)이다.

가슴샘은 태아기의 혈구형성조직에서 형성된 **림프**모세포가 혈관을 타고 이동해와서 T **림프**구로 분화되는 기관이다. 태어날 때 가슴샘의 크기는 몸에 비해 상대적으로 가장 크며, 사춘기(puberty)까지는 약간씩 자라지만 그 이후에는 점차 퇴화된다. 퇴화(involution)는 피질의 **림프**구가 줄어드는 것으로부터 시작되어 이에 의해 생긴 공간이 점차 지방세포로 대체된다. 수질에서는 **가슴샘소체**(thymic corpuscle of Hassall)가 점차 커지며 숫자도 약간 증가한다.

* **림프**기관 중 완전히 분화된 **림프**구가 존재하는 **림프**절과 비장을 말초**림프**기관(peripheral lymphatic organ)이라고 하고 **림프**구가 형성되는 가슴샘과 조류의 **파브리시우스**주머니, 그리고 골수를 중추**림프**기관(central lymphatic organ)이라고 부르기도 한다.

### [표본] 가슴샘(*thymus*), H., 신생아(newborn), H-E

저배율 소견

가슴샘 전체를 싸고 있는 피막(capsule)과 여기에서 나오는 결합조직중격 즉, **소엽사이중격**(interlobular septa)이 소엽(lobule)을 나누어 준다.

소엽에서는 세포가 밀집되어 짙은 염기호성으로 관찰되는 바깥쪽의 **피질**(cortex)과 세포의 밀도가 낮으며 산호성으로 관찰되는 **수질**(medulla)을 구분할 수 있다.

고배율 소견

(1) 피질(Cortex)

가슴샘세망세포(thymic reticular cell), 즉 상피성세망세포로 이루어진 세포성세망의 사이에 무수히 많은 **림프**구가 관찰된다.

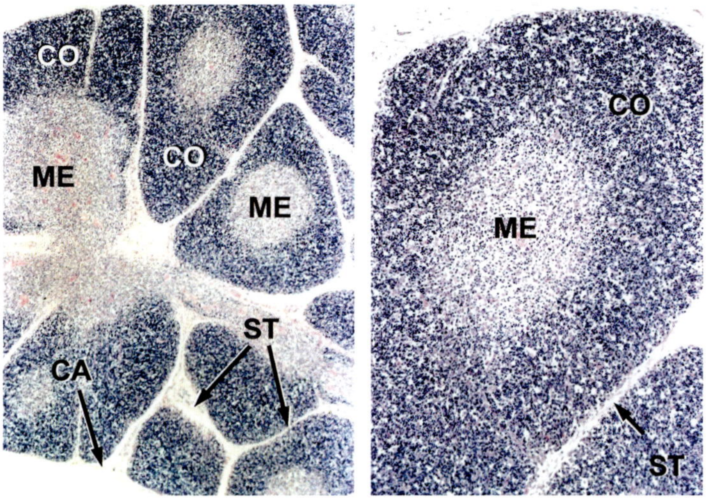


×40 ×100

CO : 피질(cortex) ME : 수질(medulla) CA : 피막(capsule) ST : 중격(septa)

피질의 주변부에는 큰**림프**구와 분열하는 세포가 많으며, 심부(deep portion)에는 작은**림프**구가 대부분이다. **아포토시스**(apoptosis) 과정을 거쳐 죽는 **림프**구들이 매우 많이 관찰된다. 상피성세망세포(epithelial reticular cell)는 상당히 크기가 크며 열게 염색된다. 피질 주변부와 혈관 주위에 비교적 많이 존재한다.

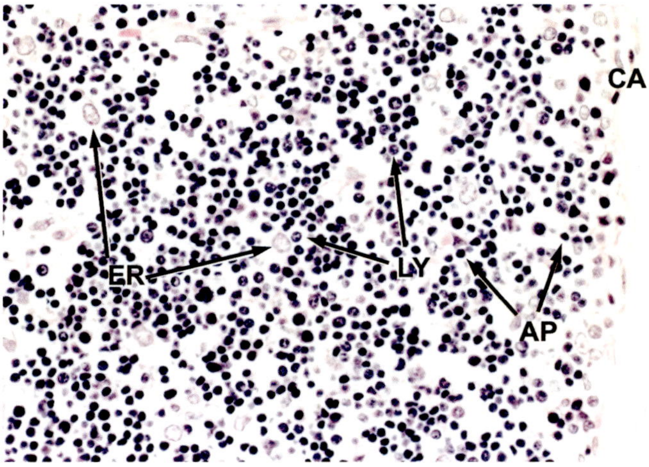


×400

CA : 피막(capsule) ER : 상피성세망세포(epithelial reticular cell)
LY : **림프**구(lymphocytes) AP : **아포토시스**과정의 **림프**구(apoptotic lymphocytes)

(2) **수질**(Medulla)

수질에는 세망세포가 많으며 **림프**구는 적다. 혈관 근처에서는 형질세포, 산호성백혈구, 비만세포(특수 염색시), **멜라닌**세포(melanocyte) 등이 관찰되기도 한다.

이 부분에는 **가슴샘소체**(**하살소체** thymic corpuscle of Hassall)라는 특수한 구조가 관찰된다. 가슴샘소체는 상피성세망세포로 구성되어 있으며, 중앙에 세포질이 부종현상(swelling)을 보이거나 괴사(necrosis) 또는 용해(lysis)된 세포를 중심으로 주변세포가 밀집되어 서로를 나선상으로 둘러싸고 있는 형태로 관찰된다.

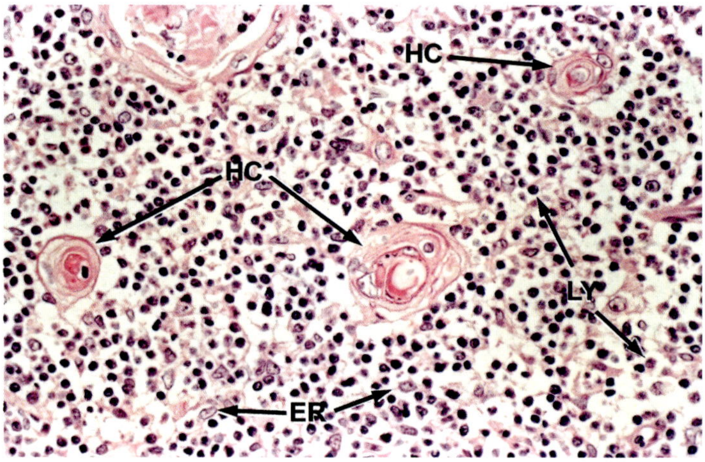


×400

HC : **하살**소체(Hassall's corpuscle) LY : **림프**구(lymphocytes)
ER : 상피성세망세포(epithelial reticular cell)

## 실습 10-라. 장과 연관된 림프조직(Gut associated lymphoid tissue)

**림프**기관들은 모두 결합조직으로 구성된 피막에 의해 싸여 있는 단독장기(solitary organ)이나, 피막이 없는 **림프**조직(unencapsulated lymphatic tissue)이 원시장(primitive gut)에서 형성된 관상장기(tubular organ)의 벽에도 일부 존재한다. 이를 **장과 연관된 림프조직**(gut associated lymphatic tissue, GALT)이라고 하며, 소화관(digestive tract), 호흡관(respiratory tract), 비뇨생식관(genitourinary tract)에서 관찰된다. 특히 외부물질이 들어오기 쉬운 소화관과 호흡관에는 **림프**조직이 잘 발달되어 있다.

장과 연관된 **림프**조직의 형태 역시 보통의 **림프**조직과 같이 산재성**림프**조직(diffuse lymphatic tissue)과 소절성**림프**조직(nodular lymphatic tissue), 그리고 집합소절(aggregated nodule)로 나눌 수 있다.

위에서 **소절성림프조직**은 **단독소절**(solitary nodule)을 말하며 **집합소절**이란 여러 개의 큰 단독소절과 이를 연결하는 산재성**림프**조직으로 형성된 조직을 말한다. 집합소절의 예로는 회장(ileum)의 **파이어**소절(folliculi lymphatici aggregati, Peyer's patch)과 충수(appendix)의 **림프**조직, 그리고 편도(tonsil) 등을 들 수 있다.

[표본] 구개편도(*palatine tonsil*), H., H-E

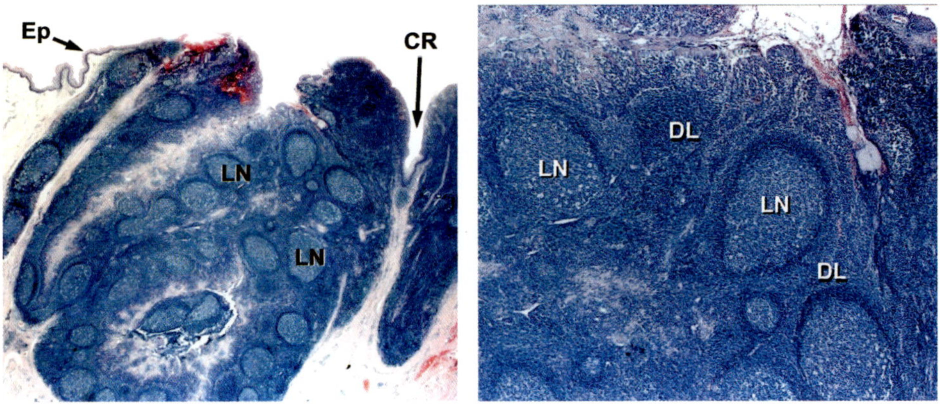


×40 ×100

Ep : 상피(epithelium)
CR : 편도움(tonsillar crypt)
LN : **림프**소절(lymph nodule)
DL : 산재성**림프**조직(diffuse lymphatic tissue)

저배율 소견

편도는 어느 정도는 피막(capsule)에 의해 싸여 있지만 완전히 싸여 있지는 않고, 소화관과 호흡관의 벽 속에 위치하므로 독립된 장기로 분류하지 않는다. 편도는 구강과 후두, 식도와의 사이에 여러 개가 있으며, 이 중에서 구개편도(palatine tonsil)가 가장 크다.

구개편도가 위치하는 부위의 상피는 구강(oral cavity)의 상피로 중층편평상피(stratified squamous epithelium)이다. 저배율에서는 상피와 그 아래부분에 위치하는 **림프**조직이 관찰되며, 상피에서 아래쪽으로 내려가는 **편도움**(tonsillar crypt)이 나타난다. 편도움의 상피 역시중층편평상피이다.

고배율 소견

**림프소절**의 형태는 **림프**절의 **림프**소절(실습 10-가)과 거의 동일하지만 편도는 항원의 침입을 많이 받는 부위이기 때문에 거의 모든 **림프**소절에는 **종자중심**(germinal center)이 있고 매우 크다. 사람에서 종자중심은 상피쪽의 밝은부분(light region)으로 구성되어 있다. 밝은부분의 바깥 상피쪽에는 작은**림프**구가 밀집되어 형성된 짙게 염색되는 관(cap)이 있다.

종자중심의 내부에는 큰**림프**구와 중간**림프**구가 많이 관찰되며, 분열하는 세포들도 흔히 관찰된다. 편도는 이물질을 가장 많이 받아드리는 부위이기 때문에 대부분의 경우 종자중심이 크고 잘 발달되어 있다.

## 참고 : 림프기관 또는 조직의 진단

**림프**기관은 대부분이 **림프**조직으로 구성되어 있고 또한 소절성**림프**조직이 두드러지게 나타나기 때문에 서로 혼동되는 경우가 있다. 이를 빠르고 정확하게 감별하기 위해서는 다음과 같은 순서로 관찰하는 것이 좋다.

(1) 먼저 저배율로 피막(capsule)을 확인한다.

피막이 있는 경우는 **림프**기관(lymphatic organ)으로 **림프**절, 비장, 가슴샘 중의 하나이며 피막이 없는 경우에는 바깥쪽의 상피를 확인한다.

**상피**가 **중층편평상피**이고 **림프**소절이 많고 서로 연결되어 있으면 **편도**(tonsil)이며, **상피**가 **단층원주상피**인 경우 융모(villi)를 확인할 수 있으면 소장으로 **파이어소절**(Peyer's patch)일 가능성이 높고, 융모가 없고 내강이 좁은 경우는 **충수돌기**(appendix vermiformis)일 가능성이 크다.

(2) 지주(trabecula)와 중격(septa)을 확인한다.

가) 가슴샘(Thymus)

**중격**(septum)이 있고 **소엽**(lobule)으로 나누어지면 **가슴샘**이며, 이 경우 소엽의 수질에서 **가슴샘소체**(thymic corpuscle of Hassall)를 확인하면 확실한 진단이 된다.

나) 비장(Spleen)

중격이 없고 **지주**(trabecula)가 있으면 지주의 밀도가 높은 장기가 **비장**(spleen)이고 지주가 별로 잘 관찰되지 않는 경우가 **림프**절(lymph node)이다. 지주에서 혈관의 내강을 찾으면 비장일 가능성이 더 높아진다. 비장을 확인하기 위해서는 **백색수질**(white pulp)에서 **중심동맥**(central artery)을 찾고 **적색수질**(red pulp)을 확인하면 된다.

다) 림프절(Lymph node)

**림프**절에서는 피질에만 **림프**소절(lymph nodule)이 있는지를 확인하고 피막하동(subcapsular sinus)을 확인하면 된다.

| 실 험 보 고 서 | | | | 담당교수 |
|---|---|---|---|---|
| 학 년 | 번 호 | 이 름 | 작성 년 월 일 | |
| | | | | |

제목 :

표본 :

제목 :

표본 :

| 실험보고서 | | | | 담당교수 |
|---|---|---|---|---|
| 학 년 | 번 호 | 이 름 | 작성 년 월 일 | |
| | | | | |

제목 :

표본 :

제목 :

표본 :

<table>
<tr><td colspan="4">실 험 보 고 서</td><td>담당교수</td></tr>
<tr><td>학 년</td><td>번 호</td><td>이 름</td><td>작성 년 월 일</td><td rowspan="2"></td></tr>
<tr><td></td><td></td><td></td><td></td></tr>
</table>

제목 :

표본 :

제목 :

표본 :

<table>
<tr><td colspan="4">실험보고서</td><td>담당교수</td></tr>
<tr><td>학 년</td><td>번 호</td><td>이 름</td><td>작성 년 월 일</td><td rowspan="2"></td></tr>
<tr><td></td><td></td><td></td><td></td></tr>
</table>

제목 :

표본 :

제목 :

표본 :

| 실 험 보 고 서 | | | | 담당교수 |
|---|---|---|---|---|
| 학 년 | 번 호 | 이 름 | 작성 년 월 일 | |
| | | | | |

제목 :

표본 :

제목 :

표본 :

<table>
<tr><th colspan="4">실 험 보 고 서</th><th>담당교수</th></tr>
<tr><td>학 년</td><td>번 호</td><td>이 름</td><td>작성 년 월 일</td><td rowspan="2"></td></tr>
<tr><td></td><td></td><td></td><td></td></tr>
</table>

제목 :

표본 :

제목 :

표본 :

<table>
<tr><td colspan="4">실 험 보 고 서</td><td>담당교수</td></tr>
<tr><td>학 년</td><td>번 호</td><td>이 름</td><td>작성 년 월 일</td><td rowspan="2"></td></tr>
<tr><td></td><td></td><td></td><td></td></tr>
</table>

제목 :

표본 :

제목 :

표본 :

<table>
<tr><td colspan="4">실 험 보 고 서</td><td>담당교수</td></tr>
<tr><td>학 년</td><td>번 호</td><td>이 름</td><td>작성 년 월 일</td><td rowspan="2"></td></tr>
<tr><td></td><td></td><td></td><td></td></tr>
</table>

제목 :

표본 :

제목 :

표본 :

# 실 험 보 고 서

| 학 년 | 번 호 | 이 름 | 작성 년 월 일 | 담당교수 |
|---|---|---|---|---|
| | | | | |

제목 :

표본 :

제목 :

표본 :

<table>
<tr><td colspan="4">**실 험 보 고 서**</td><td>담당교수</td></tr>
<tr><td>학 년</td><td>번 호</td><td>이 름</td><td>작성 년 월 일</td><td rowspan="2"></td></tr>
<tr><td></td><td></td><td></td><td></td></tr>
</table>

제목 :

표본 :

제목 :

표본 :

<table>
<tr><td colspan="4">실 험 보 고 서</td><td>담당교수</td></tr>
<tr><td>학 년</td><td>번 호</td><td>이 름</td><td>작성 년 월 일</td><td rowspan="2"></td></tr>
<tr><td></td><td></td><td></td><td></td></tr>
</table>

제목 :

표본 :

제목 :

표본 :

<table>
<tr><td colspan="4">실 험 보 고 서</td><td>담당교수</td></tr>
<tr><td>학 년</td><td>번 호</td><td>이 름</td><td>작성 년 월 일</td><td rowspan="2"></td></tr>
<tr><td></td><td></td><td></td><td></td></tr>
</table>

제목 :

표본 :

제목 :

표본 :

<table>
<tr><td colspan="4">실 험 보 고 서</td><td>담당교수</td></tr>
<tr><td>학 년</td><td>번 호</td><td>이 름</td><td>작성 년 월 일</td><td rowspan="2"></td></tr>
<tr><td></td><td></td><td></td><td></td></tr>
</table>

제목 :

표본 :

제목 :

표본 :

| 실 험 보 고 서 | | | | 담당교수 |
|---|---|---|---|---|
| 학 년 | 번 호 | 이 름 | 작성 년 월 일 | |
| | | | | |

제목 :

표본 :

제목 :

표본 :

| 실 험 보 고 서 | | | | 담당교수 |
|---|---|---|---|---|
| 학 년 | 번 호 | 이 름 | 작성 년 월 일 | |
| | | | | |

제목 :

표본 :

제목 :

표본 :

<table>
<tr><td colspan="4">실 험 보 고 서</td><td>담당교수</td></tr>
<tr><td>학 년</td><td>번 호</td><td>이 름</td><td>작성 년 월 일</td><td rowspan="2"></td></tr>
<tr><td></td><td></td><td></td><td></td></tr>
</table>

제목 :

표본 :

제목 :

표본 :

| 실 험 보 고 서 | | | | 담당교수 |
|---|---|---|---|---|
| 학 년 | 번 호 | 이 름 | 작성 년 월 일 | |
| | | | | |

제목 :

표본 :

제목 :

표본 :

<table>
<tr><td colspan="4">실 험 보 고 서</td><td>담당교수</td></tr>
<tr><td>학 년</td><td>번 호</td><td>이 름</td><td>작성 년 월 일</td><td rowspan="2"></td></tr>
<tr><td></td><td></td><td></td><td></td></tr>
</table>

제목 :

표본 :

제목 :

표본 :

<table>
<tr><td colspan="4">실 험 보 고 서</td><td>담당교수</td></tr>
<tr><td>학 년</td><td>번 호</td><td>이 름</td><td>작성 년 월 일</td><td rowspan="2"></td></tr>
<tr><td></td><td></td><td></td><td></td></tr>
</table>

제목 :

표본 :

제목 :

표본 :

<table>
<tr><td colspan="4">실 험 보 고 서</td><td>담당교수</td></tr>
<tr><td>학 년</td><td>번 호</td><td>이 름</td><td>작성 년 월 일</td><td rowspan="2"></td></tr>
<tr><td></td><td></td><td></td><td></td></tr>
</table>

제목 :

표본 :

제목 :

표본 :

| 실 험 보 고 서 | | | | 담당교수 |
|---|---|---|---|---|
| 학 년 | 번 호 | 이 름 | 작성 년 월 일 | |
| | | | | |

제목 :

표본 :

제목 :

표본 :

<table>
<tr><td colspan="4">실 험 보 고 서</td><td>담당교수</td></tr>
<tr><td>학 년</td><td>번 호</td><td>이 름</td><td>작성 년 월 일</td><td rowspan="2"></td></tr>
<tr><td></td><td></td><td></td><td></td></tr>
</table>

제목 :

표본 :

제목 :

표본 :

# 실 험 보 고 서

| 학 년 | 번 호 | 이 름 | 작성 년 월 일 | 담당교수 |
|---|---|---|---|---|
| | | | | |

제목 :

표본 :

제목 :

표본 :

| 실 험 보 고 서 | | | | 담당교수 |
|---|---|---|---|---|
| 학 년 | 번 호 | 이 름 | 작성 년 월 일 | |
| | | | | |

제목 :

표본 :

제목 :

표본 :

<table>
<tr><td colspan="4">실 험 보 고 서</td><td>담당교수</td></tr>
<tr><td>학 년</td><td>번 호</td><td>이 름</td><td>작성 년 월 일</td><td rowspan="2"></td></tr>
<tr><td></td><td></td><td></td><td></td></tr>
</table>

제목 :

표본 :

제목 :

표본 :

# 실 험 보 고 서

| 학 년 | 번 호 | 이 름 | 작성 년 월 일 | 담당교수 |
|---|---|---|---|---|
| | | | | |

제목 :

표본 :

제목 :

표본 :

<table>
<tr><td colspan="4">실 험 보 고 서</td><td>담당교수</td></tr>
<tr><td>학 년</td><td>번 호</td><td>이 름</td><td>작성 년 월 일</td><td rowspan="2"></td></tr>
<tr><td></td><td></td><td></td><td></td></tr>
</table>

제목 :

표본 :

제목 :

표본 :

# 실 험 보 고 서

| 학 년 | 번 호 | 이 름 | 작성 년 월 일 | 담당교수 |
|---|---|---|---|---|
| | | | | |

제목 :

표본 :

제목 :

표본 :

<table>
<tr><td colspan="4">실 험 보 고 서</td><td>담당교수</td></tr>
<tr><td>학 년</td><td>번 호</td><td>이 름</td><td>작성 년 월 일</td><td rowspan="2"></td></tr>
<tr><td></td><td></td><td></td><td></td></tr>
</table>

제목 :

표본 :

제목 :

표본 :

| 실 험 보 고 서 | | | | 담당교수 |
|---|---|---|---|---|
| 학 년 | 번 호 | 이 름 | 작성 년 월 일 | |
| | | | | |

제목 :

표본 :

제목 :

표본 :

# 실 험 보 고 서

| 학 년 | 번 호 | 이 름 | 작성 년 월 일 | 담당교수 |
|---|---|---|---|---|
| | | | | |

제목 :

표본 :

제목 :

표본 :

<table>
<tr><td colspan="4">실 험 보 고 서</td><td>담당교수</td></tr>
<tr><td>학 년</td><td>번 호</td><td>이 름</td><td>작성 년 월 일</td><td rowspan="2"></td></tr>
<tr><td></td><td></td><td></td><td></td></tr>
</table>

제목 :

표본 :

제목 :

표본 :

| 실 험 보 고 서 | | | | 담당교수 |
|---|---|---|---|---|
| 학 년 | 번 호 | 이 름 | 작성 년 월 일 | |
| | | | | |

제목 :

표본 :

제목 :

표본 :

| 실 험 보 고 서 | | | | 담당교수 |
|---|---|---|---|---|
| 학 년 | 번 호 | 이 름 | 작성 년 월 일 | |
| | | | | |

제목 :

표본 :

제목 :

표본 :

<table>
<tr><td colspan="4">실 험 보 고 서</td><td>담당교수</td></tr>
<tr><td>학 년</td><td>번 호</td><td>이 름</td><td>작성 년 월 일</td><td rowspan="2"></td></tr>
<tr><td></td><td></td><td></td><td></td></tr>
</table>

제목 :

표본 :

제목 :

표본 :

| 실 험 보 고 서 | | | | 담당교수 |
|---|---|---|---|---|
| 학 년 | 번 호 | 이 름 | 작성 년 월 일 | |
| | | | | |

제목 :

표본 :

제목 :

표본 :

<table>
<tr><td colspan="4">실 험 보 고 서</td><td>담당교수</td></tr>
<tr><td>학 년</td><td>번 호</td><td>이 름</td><td>작성 년 월 일</td><td rowspan="2"></td></tr>
<tr><td></td><td></td><td></td><td></td></tr>
</table>

제목 :

표본 :

제목 :

표본 :

# 실 험 보 고 서

| 학 년 | 번 호 | 이 름 | 작성 년 월 일 | 담당교수 |
| --- | --- | --- | --- | --- |
| | | | | |

제목 :

표본 :

제목 :

표본 :

# 색인 · 찾아보기

# INDEX

박경아 연세의대 해부학교실 교수
이원택 연세의대 해부학교실 주임교수
박승화 건국의대 해부학교실 부교수
이종은 연세의대 해부학교실 교수
정호삼 한양의대 해부학교실 교수

**조직학 실습**
– 총론 –

정가 23,000원

2001년 4월 20일 3판 1쇄 발행
2008년 3월 20일 3판 2쇄 발행
2011년 2월 10일 3판 3쇄 발행
2015년 3월 10일 3판 4쇄 발행

저 자 : 박경아 · 이원택 · 박승화
이종은 · 정호삼

발 행 자 : 최 병 진

발 행 처 : 도서출판 **고려의학**
(136-023) 서울 성북구 성북로9길 1 보문빌딩3층
Tel. 765-0333, 0337
Fax. 743-2288

등록번호 : 제 1-519호 1978. 6. 29.

**ISBN 978-89-7043-632-6**